QUANKE HULI JINENG YU
LINCHUANG YINGYONG

全科护理技能与临床应用

主编 刘　辉　蔚婷婷　付海珍　马征夏
孙　楠　张雪君　张晨芳　赵丛丛

上海科学技术文献出版社
Shanghai Scientific and Technological Literature Press

图书在版编目（CIP）数据

全科护理技能与临床应用 / 刘辉等主编 .-- 上海：
上海科学技术文献出版社,2023
ISBN 978-7-5439-8892-7

Ⅰ.①全⋯　Ⅱ.①刘⋯　Ⅲ.①护理学　Ⅳ.① R47

中国国家版本馆CIP数据核字（2023）第135012号

组稿编辑：张　树
责任编辑：王　珺
封面设计：宗　宁

全科护理技能与临床应用

QUANKE HULI JINENG YU LINCHUANG YINGYONG

主　编：刘　辉　蔚婷婷　付海珍　马征夏　孙　楠　张雪君　张晨芳　赵丛丛
出版发行：上海科学技术文献出版社
地　　址：上海市长乐路746号
邮政编码：200040
经　　销：全国新华书店
印　　刷：山东麦德森文化传媒有限公司
开　　本：787mm×1092mm 1/16
印　　张：19.25
字　　数：508 千字
版　　次：2023年8月第1版　2023年8月第1次印刷
书　　号：ISBN 978-7-5439-8892-7
定　　价：198.00 元

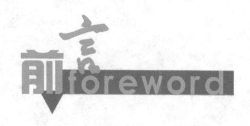

前言 foreword

　　护理学是一门自然科学和社会科学相结合的综合性应用学科，是研究护理现象及其发生发展规律的学科，其任务是促进健康、预防疾病、恢复健康、减轻痛苦。随着生命科学和现代科技的飞速发展，临床医学的研究成果不断更新，新理论、新技术、新方法如雨后春笋。在这种时代背景下，护理学需要不断适应当今医学模式的变化与发展，临床护理工作者也需要随着现代医疗科技的发展不断丰富和更新自己的知识。为了应对这种时代需求，培养临床护理人员发现问题、分析问题、解决问题的能力，编者编写了《全科护理技能与临床应用》一书。

　　本书总结了现阶段临床常见疾病的护理重点，反映了现阶段护理领域发展的最新成果，实现了将护理基础理论与临床疾病相结合。在结构层次方面，本书首先介绍了护理学绪论、护理指标与临床护理技术；随后以临床科室为分类标准，介绍了神经内科、妇科、产科等科室的常见疾病；最后介绍了手术室护理。在内容方面，每种临床常见疾病按照病因、临床表现、治疗、护理评估、护理措施的顺序进行，重点介绍了疾病的护理评估和护理措施等方面，充分考虑了临床实践性和可操作性。本书的编写着眼于临床，以现代常见疾病的护理为中心，根据临床需求进行编写，理论联系实践，表述浅显易懂，适合各级医院临床护士及医学院校护理专业师生阅读使用。

　　由于编者编写时间仓促、编写水平有限，书中存在的疏漏和错误之处，敬请广大读者批评指正，以便后期再版时修正。

《全科护理技能与临床应用》编委会
2023 年 4 月

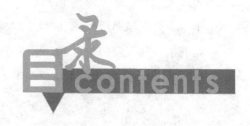

第一章

护理学绪论

第一节　护理学范畴

一、护理学的理论范畴

(一)护理学研究的对象

护理学的研究对象随学科的发展而不断变化。从研究单纯的生物人向研究整体的人、社会的人转化。

(二)护理学与社会发展的关系

护理学与社会发展的关系体现在研究护理学在社会中的作用、地位和价值,研究社会对护理学发展的促进和制约因素。如老年人口增多使老年护理专业得到重视;慢性疾病患者增多使社区护理迅速发展;信息高速公路的建成使护理工作效率得以提高,也使护理专业向着网络化、信息化迈出了坚实的步伐。

(三)护理专业知识体系

护理专业知识体系是专业实践能力的基础。自 20 世纪 60 年代后,护理界开始致力于发展护理理论与概念模式,并将这些理论用于指导临床护理实践,对提高护理质量、改善护理服务起到了积极作用。

(四)护理交叉学科和分支学科

护理学与自然科学、社会科学、人文科学等多学科相互渗透,在理论上相互促进,在方法上相互启迪,在技术上相互借用,形成许多新的综合型、边缘型的交叉学科和分支学科,从而在更大范围内促进了护理学科的发展。

二、护理学的实践范畴

(一)临床护理

临床护理服务的对象是患者,临床护理包括基础护理和专科护理。

1.基础护理

基础护理是指以护理学的基本理论、基本知识和基本技能为基础,结合患者生理、心理特点

1

和治疗康复的需求,满足患者的基本需要。如基本护理技能操作、口腔护理、饮食护理、病情观察等。

2.专科护理

专科护理是指以护理学及相关学科理论为基础,结合各专科患者的特点及诊疗要求,为患者提供护理。如各专科患者的护理、急救护理等。

(二)社区护理

社区护理是借助有组织的社会力量,将公共卫生学和护理学的知识与技能相结合,以社区人群为服务对象,对个人、家庭和社区提供促进健康、预防疾病、早期诊断、早期治疗、减少残障等服务,提高社区人群的健康水平。社区的护理实践属于全科性质,是针对整个社区人群实施连续及动态的健康服务。

(三)护理管理

护理管理是为了提高人们的健康水平,系统地利用护士的潜在能力、其他相关人员或设备、环境和社会活动的过程。护理管理是运用管理学的理论和方法,对护理工作的诸多要素(人、物、财、时间、信息等)进行科学地计划、组织、指挥、协调和控制,以确保护理服务正确、及时、安全、有效。

(四)护理研究

护理研究是推动护理学科发展,促进护理理论、知识、技能更新的有效措施。护理研究是用科学的方法探索未知,回答和解决护理领域的问题,直接或间接地指导护理实践的过程。护理研究多以人为研究对象。

(五)护理教育

护理教育是以护理学和教育学理论为基础,有目的地培养护理人才,以适应医疗卫生服务和护理学科发展的需要。护理教育分为基本护理教育、毕业后护理教育和继续护理教育三大类。基本护理教育包括中专教育、专科教育和本科教育;毕业后护理教育包括研究生教育、规范化培训;继续护理教育是对从事护理工作的在职人员提供以学习新理论、新知识、新技术、新方法为目的的终身教育。

(张雪君)

第二节　护理的概念

一、护理的定义

护理英文名为"nursing",原意为抚育、扶助、保护、照顾幼小等。自1860年南丁格尔开创现代护理新时代至今,护理的定义已经发生了深刻的变化。

南丁格尔认为"护理既是艺术,又是科学""护理应从最小限度地消耗患者的生命力出发,使周围环境保持舒适、安静、美观、整洁、空气新鲜、阳光充足、温度适宜,此外还有合理地调配饮食""护理的主要功能在于维护人们良好的状态,协助他们免于疾病,达到他们最高可能的健康水平。"

美国护理学家韩德森认为"护士的独特功能是协助患病的或者健康的人,实施有利于健康、健康的恢复或安详死亡等活动。这些活动,在个人拥有体力、意愿与知识时,是可以独立完成的,护理也就是协助个人尽早不必依靠他人来执行这些活动。"

美国护士协会(ANA)对护理的简明定义为"护理是诊断和处理人类对现存的和潜在的健康问题的反应。"此定义的内涵反映了整体护理概念。从1860年南丁格尔创立第一所护士学校以来,护理已经发展成为一门独立的学科与专业。护理概念的演变体现了人类对护理现象的深刻理解,是现代护理观念的体现。

护理是人文科学(艺术科学)和自然科学的结合。护理是护士与患者之间互动的过程。照顾是护理的核心。护理通过应用护理程序进行实践,通过护理科研不断提高。总体说来,护理起到了满足患者的各种需要,协助患者达到独立,教育患者,增进患者应对及适应的能力,寻求更健康的行为,达到完美的健康状态,为个人、家庭、群体以及社会提供整体护理的作用。

二、护理的基本概念

护理有4个最基本的概念,对护理实践产生重要的影响并起决定性的作用。它们是:①人;②环境;③健康;④护理。这4个概念的核心是人,即护理实践是以人为中心的活动。缺少上述任何一个要素,护理就不可能成为一门独立的专业。

(一)人的概念

人是生理、心理、社会、精神、文化的统一整体,是动态的又是独特的。根据一般系统理论原则,人作为自然系统中的一个次系统,是一个开放系统,在不断与环境进行能量、物质、信息的交换。人的基本目标是保持机体的平衡,也就是机体内部各次系统间和机体与环境间的平衡。

护理的对象是人,既包括个人、家庭、社区和社会4个层面,也包括从婴幼儿到老年的整个年龄段。

(二)环境的概念

人类的一切活动都离不开环境,环境的质量与人类的健康有着密切关系。环境是人类生存或生活的空间,包括与人类的一切生命活动有着密切关系的各种内、外环境。机体内环境的稳态主要依靠各种调节机制(如神经系统和内分泌系统的功能)以自我调整的方式来控制和维持。外环境可分为自然环境和社会环境。自然环境是指存在于人类周围自然界中的各种因素的总和,它是人类及其他一切生物赖以生存和发展的物质基础,如空气、水、土壤和食物等自然因素。社会环境是人为的环境,是人们为了提高物质和文化生活而创造的环境。社会环境中同样有危害健康的各种因素,如人口的超负荷、文化教育落后、缺乏科学管理、社会上医疗卫生服务不完善等。此外,与护理专业有关的环境还包括治疗性环境。治疗性环境是专业人员在以治疗为目的的前提下创造的一个适合患者恢复身心健康的环境。治疗性环境主要考虑两个主要因素:安全和舒适。考虑患者的安全,这就要求医院在建筑设计、设施配置以及治疗护理过程中预防意外的发生,如设有防火装置、紧急供电装置、配有安全辅助用具(轮椅、床栏、拐杖等)、设立护理安全课程等;此外,医院还要建立院内感染控制办公室,加强微生物安全性的监测和管理。舒适既来源于良好的医院物理环境(温度、湿度、光线、噪声等),也来源于医院内工作人员优质的服务和态度。

人类与环境是互相依存、互相影响、对立统一的整体。人类的疾病大部分由环境中的致病因素引起。人体对环境的适应能力,因年龄、神经类型、健康状况的不同而有很大的差别,所以健康的体魄是保持机体与外界环境平衡的必要条件。人类不仅需要有适应环境的能力,更要有能够认识环境和改造环境的能力,使两者处于互相适应和互相协调的平衡关系之中,使环境向着对人类有利的方向发展。

(三)健康的概念

健康不仅是没有躯体上的疾病,而且要保持稳定的心理状态和具有良好的社会适应能力以及良好的人际交往能力。每个人对健康有不同的理解和感知。健康程度还取决于个人对健康、疾病的经历及个人对健康的认识存在的差别。健康和疾病很难找到明显的界限,健康与疾病可在个体身上并存。

(四)护理的概念

护理是诊断和处理人类对现存和潜在健康问题的反应。护理有利于增进健康、预防疾病,有利于疾病的早期发现、早期诊断、早期治疗,通过护理、调养达到康复。护理的对象是人,人是一个整体,其疾病与健康受着躯体、精神和社会因素的影响。因此,在进行护理时,必须以患者为中心,为患者提供全面、系统、整体的身心护理。

(张晨芳)

第三节　护理的理念

护理的理念是指护理人员对护理的信念、理想和所认同的价值观。护理的理念可以影响护理专业的行为及护理品质。随着医学模式的转变,护理改革不断深入以及人们对健康需求的不断提高,护理的理念也在不断更新和发展。

一、整体护理的理念

整体护理的理念,是以人为中心,以现代护理观为指导,以护理程序为基础框架,并且把护理程序系统化地运用到临床护理和护理管理中去的指导思想。在整体护理的理念指导下,护理人员应以服务对象为中心,根据其需要和特点,提供包含服务对象生理、心理、社会等多方面的深入、细致、全面的帮助和照顾,从而解决服务对象的健康问题。整体护理不仅要求护理人员要对人的整个生命过程提供照顾,还要关注健康-疾病全过程并提供护理服务;并且要求护理人员要对整个人群提供服务。可以说,整体护理进一步充实和改变了护理研究的方向和内容,同时拓展了护理服务的服务范围,也有助于建立新型的护患关系。

二、以人为本的理念

以人为本在本质上是一种以人为中心,对人存在的意义、人的价值以及人的自由和发展珍视和关注的思想。在护理实践中,体现在对患者的价值,即对患者的生命与健康、权利和需求、人格和尊严的关心和关注上。护理人员应该尊重患者的生命,理解患者的信仰、习惯、爱好、人生观、价值观,努力维护患者的人格和尊严,公正地看待每一位患者,维护患者合理的医疗保健权利,承认患者的知情权和选择权等。

三、优质护理服务的理念

优质护理是以患者为中心,强化基础护理,全面落实护理责任制,深化护理专业内涵,整体提升护理服务水平的护理理念。优质护理旨在倡导主动服务、感动服务、人性化服务,营造温馨、安全、舒适、舒心的就医环境,把爱心奉献给患者,为患者提供全程优质服务。称职、关怀、友好的态度,提供及时的护理,是优质护理的体现。患者对护士所提供的护理服务的满意程度是优质护理的一种评价标准。优质护理既是医院的一种形象标志,也是指导护士实现护理目标,取得成功的关键所在。

在卫生事业改革发展的今天,面对患者的多种需求,护理人员只有坚持优质护理服务理念,从人的"基本需要"出发,实行人性化、个性化的优质护理服务,力争技术上追求精益求精,服务上追求尽善尽美,信誉上追求真诚可靠,才能锻造护理服务品牌,不断提高护理服务质量,提高患者的满意度。

（王　健）

第二章

护 理 指 标

第一节 护 患 比

一、概述

护患比反映护理服务需求和护理人力的匹配关系。计算护患比,能够帮助管理者了解当前护理人力配备状况,进而建立一种以护理服务需求为导向的科学调配护理人力的管理模式,让需要照护的患者获得护理服务,保障患者的安全和护理服务质量。

二、指标的定义和意义

(一)指标定义

1.护患比

统计周期内当班责任护士人数与其负责照护的住院患者数量之比。

2.当班责任护士人数

统计期间内在岗直接看护患者的责任护士总人数,不包括治疗护士(配药护士)、办公班(主班)护士、护士长等其他岗位护士。

(二)指标的意义

患者护理结局的好坏,与护理人力的配备有直接关系。护患比反映护理服务的有效人力投入,反映执业护士直接照护患者数量情况,而护理人力的合理配置,是护理服务的规范化的基本保障,属于护理质量的结构指标。无论是从逻辑还是实证研究的结果上看,合理护理人力配备与护理质量密切相关。如护患比过高,代表每个护士照护患者数量增加,护士的护理工作量超负荷,将影响护理质量、患者结果及护理队伍稳定。患者安全隐患、医患矛盾、护理质量、护理人员因工作压力而离职等问题,都与护理人力配备不足密切相关。

然而,何为"合理",却一直困扰着国内的护理管理者。到目前为止,能够指引管理者配备护理人力的工具依旧十分缺乏。对于护理人力配置而言,我们也一直在探求以患者需要为导向的指标,"护患比"便是其中之一。国内有些医院已经开始探索使用这一指标进行护理人力的调配。本节通过研讨护患比的测算和应用方法,为管理者提供一种从完善人力配备出发提升护理质量的参考路径。

从护患比的定义可以看出,如果需要接受照护的患者数固定,提供护理服务的执业护士人数越多,护患比越高。例如,国家卫健委颁布的"三级医院评审标准"主张每个责任护士平均看护患者数量不超过 8 个。假定某个护理单元通过实践表明,当护患比达到 1:8 时,护理服务质量能够得到保障,那么,其他类似的护理单元若护患比低于此值,应当考虑增加护理人力的配置。再如,当管理者发现不同班次之间护患比的差异很大,夜班的护患比明显低于此值,则应根据患者护理工作量需求配备护士人数,达到合适护患比。

值得注意的是,不同护理单元收治的患者类型不同,所以,即便患者数量相同,护理工作量的差异可能很大。管理者应该监控全院各护理单元护患比情况,根据患者疾病严重程度和护理依赖度合理调配护理人员,必要时增加护士人数。同时,考量各护理单元、各班次患者护理需求的差异性,保持护士与患者的合适比例。重症监护病房(ICU)、母婴同室等收治危重患者等护理工作服务强度明显高于普通病房的护理单元,则需配备的护理人力也较多。故此,测量护患比时,可以计算一个医院各个时段平均的护患比,也可以根据管理的需要,计算不同护理单元、不同时段的护患比,如各护理单元护患比、白班护患比、夜班护患比等。

三、测量方法

(一)计算公式

平均每天护患比=1×(统计周期内每天各班次责任护士数之和/同期每天各班次患者数之和)。

"统计周期"是质量管理者关注的时间段,如某年、某月、某一天或某个班次等。其中,每个班次或每天"收治患者总数"包含统计时期始收治在院患者总数与新转入患者数之和,例如,该班次起始时点在院患者 20 人,到该班次结束,转出 2 人,转入 3 人,则"收治患者总人数"为 23 人。

(二)数据及来源

1.涉及的变量

统计周期、统计周期内收治者总人数及在岗责任护士人数。

2.数据来源及采集方式

某一班次及每一天在岗责任护士的总人数,通常可以从各专业临床科室护理单元排班表中获得;收治患者总人数可以从统计报表中获得。

四、指标的使用方法

从护理质量管理的角度出发,护患比至少可以应用于护理人力配置的预判和护理质量与护理人力配置关联推断这两个方面。无论应用在哪个方面,只要应用得当,都有助于一线护理服务规范、有序地开展,进而有助于防范护理不良事件的发生,提升护理质量。

(一)护理人力配置的预判

如前所述,护患比是一个引导管理者"基于患者的护理需要"配置护理人力的工具。管理者根据不同护理单元收治患者的情况,从患者安全出发,应当对这些护理单元最低并合理的护患比之"理论值"做到心中有数。管理者通过采集相关的变量信息,计算当前不同护理单元实际的护患比,与护患比的"理论值"对比,便可以预先判断护理单元人力配置是否恰当、尚可、不足、过多。继而,便可以考虑护理人力的增减和/或存量调配。即便短期内无法改进人力配置,至少让管理者明了潜在的风险。

事实上,每当护理对象发生显著变化时,管理者都可以通过护患比的计算来指引护理人力的配置。另外,管理者有必要定期分析各个护理单元护患比(有条件的医疗机构,甚至可以把护患比作为一个日常监测的指标),通过护患比的变化识别护理人力的配置是否合理,进而提前进行护理质量风险的预判,做好应对和预案,以保障患者的安全和护理质量。

(二)护理质量与护理人力配置关联的推断

当管理者同时掌握护理单元护患比和该护理单元其他护理质量指标的情况,或者同时掌握多个护理服务内容和强度相似的护理单元的这两类信息。那么,管理者就可以通过分析护患比与另外一个或几个护理质量指标值的关联,来推断护患比与其他护理质量指标的关联特性,甚至得出护患比与其他指标的关联规律(如护患比每提高 1%,某指标值升高或降低 2% 等)。

关联推断的方法,假定管理者除了护患比以外还掌握另一个护理质量结局指标的数值(图 2-1),随着护患比的增加,另一个指标值也随之增加,说明两者之间为正相关关系;如果随着护患比的增加,另一个指标值随之下降,说明两者之间为负相关关系;如果随着护患比的增加,另一个指标值并无显著的变化或变化趋势不明朗,说明两者之间无相关关系。如果分析结果发现护患比与某一护理结局指标关联密切,那么,一线护理人力配置的问题很可能就是导致这个不良事件的原因,管理者应当考虑通过人力调配进行质量改善。

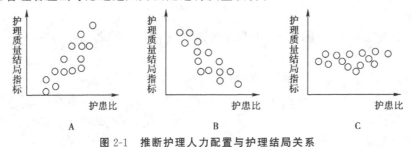

图 2-1 推断护理人力配置与护理结局关系

A.表示护理结局指标值与护患比呈正相关关系;B.表示护理结局指标值
与护患比呈负相关关系;C.表示护理结局指标值与护患比没有相关关系

可见,关联分析能够给管理者直接的证据,把通过关联分析获得的证据及时反馈给院长、护理部主任、科主任、护士长、人力资源部门或其他护理单元的决策者,有助于他们快速把握问题,有理有据地进行决策。

五、评述

护患比之所以能够作为护理质量的敏感指标,是因为患者能否获得与其病情相应的规范的护理服务,取决于有多少一线护理人员能够为患者提供服务。如若人手不足,护理服务的数量和质量都会大打折扣,继而有损患者的安全和护理结局。

世界上有些地区甚至对护患比进行了法律上的强制规定。例如,美国的加利福尼亚州早在1999 年就强制执行最低护患比,规定 ICU 的最少护患比为 1:2、分娩及产后综合病房为 1:3、儿科为 1:4、普通专科病房为 1:5(2008 年调整为 1:4)等。许多研究对加利福尼亚州强制执行最小护患比的政策进行了评估,结果发现此项政策的实施确实有助于降低护理不良事件和提升护士工作满意度。到 2010 年,美国已有 15 个州和哥伦比亚地区采用了这种"最低护患比"规定或者签署了相关法案。

　　澳大利亚的维多利亚州是另一个较早实行"最小护患比"制度的地区。初期,维多利亚州要求辖区内的公立医院最小护患比达到1∶4。到了2004年,在澳大利亚护士联盟的推动下,维多利亚州政府将最小护患比调整为"5∶20"。尽管从数值上看,5∶20＝1∶4,但在操作层面,政策调整后,护理单元的人力配备较过去灵活了。这是因为一个护理单元有多个护士时,有些护士护理患者病情严重,从绝对数量上看,这些护士人均护理的患者可能不到4个,而另一些护士护理的患者病情较轻,他们人均护理的患者可能超过4个。但只要从总体上看,这个护理单元不违反5∶20的护患比,便不会违规。因此,新的模式把护士人力配置的决定权交回给了病区管理者,使他们可以根据患者的病情和护士的能级情况来决定护士数量,再次强调了护理工作是一个团队的工作,护理工作是由整个病区的护理团队来共同承担的。

　　日本针对床位数计算出24小时内平均护士人数,还明确规定了夜班护士配置的最低比例。如果患者病情突然变化或有紧急入院等情况而引起护理工作量突然增加时,护理人员的呼叫制度可以保证迅速调集在家备班的护士前来补充;如果配置的护理人力超过了实际工作需要,也可随时安排部分上班护士回家,以减少当班的剩余人力。

　　目前,我国已经在三级医院评审时引入了护患比的概念,对三级医院提出了"每位责任护士照护患者不超过8人"的基本要求。

　　作为护理人力资源配置、护理质量结构性指标,国内更多地采用床护比指标,是把床位数量作为护理人员配置的最主要因素,国内大多数医疗机构实际开放床位比编制床位要多,因此床护比指标的床位计算应以实际开放床位为基数,但床护比并未考虑患者数量、病情变化需要,因此存在一定的人力配备局限性。国外更成熟的是评价护患比。护患比是以患者所需的护理工作量为主要因素的,护患比概念更合理化;护患比更符合国家卫健委提出的"每名责任护士平均负责患者数量不超过8例"的要求。无论是床护比或护患比进行护理人力资源的配备、评价,除与患者的病情、床位使用率有关外,还与病房的条件设施、相关配套设施,如配液中心、护理人员的工作效率及当地的风俗习惯等相关。

六、应用此指标可能遇到的问题和应对方法

(一)统计期间内收治患者总人数
(1)某统计时间点的住院患者人数。
(2)统计期间内收治患者总人次,包括转出、出院、收入患者人数。

(二)护士总人数的确定
统计期间内在岗看护患者的责任护士总人数。

(三)护患比的评价频次
护患比指标主要是评价责任护士与看护患者的比例,评价每位护士看护患者的数量,可测量一段时间的平均护患比,或某班次的平均护患比,或某特定班次的护患比。有条件的医院可利用信息化系统,常规测量每班次护患比。

七、此指标与其他敏感指标的关联和联合应用

　　(1)护患比与护理时数:护患比是合理护士人力配备指标。合理护患比指标的测算基础是收治患者所需护理时数。

（2）护患比是根据患者的护理需要而配备护士，更符合患者实际需求。但也应考虑影响护理人力配备的基础设施建设、设备配备等因素。

（刘　辉）

第二节　床 护 比

一、概述

床护比反映开放床位和护理人力的匹配关系。计算床护比，能够帮助管理者了解当前开放床位所配备的护理人力状况，进而建立一种以开放床位为导向的护理人力配备管理模式，保障一定数量开放床位护理单元的基本护理人力配备，是医疗机构及其护理单元护理人力的配备参考、评价指标。

二、指标的定义和意义

（一）指标定义

1.床护比

统计周期内提供护理服务的单位实际开放床位与所配备的执业护士人数比例，反映平均每张开放床位所配备的执业护士数量。根据护理服务单位的类型，可分为医疗机构总床护比、普通病房护理单元床护比及特殊护理单元床护比等。

2.相关名词定义

（1）实际开放床位数：医疗机构实际收治患者的长期固定床位数，有别于医疗机构执业注册的"编制床位数"。

（2）特殊护理单元床位数和普通病房护理单元床位数：特殊护理单元床位数包括重症医学科、手术室、产房、层流病房、母婴同室床位数。除这些特殊护理单元外，其他护理单元均为普通护理单元，其床位数计为普通病房护理单元床位数。

（3）执业护士总人数：在护理岗位工作的执业护士总人数，含助产士。

（二）指标的意义

患者护理结局的好坏，与护理人力的配备有直接关系。床护比正是反映护理服务的人力投入。床护比过低，表明护理人力不足，而当受到护理人力不足的掣肘时，护理服务的规范化便失去了基础的保障。护理人员的工作强度很可能超负荷，进而影响护理队伍的稳定。

护理服务的需要是配置护理人力的准绳。不同护理单元收治的病例类型不同，需要的护理服务内容和强度也有区别，故此，应用床护比作为人力配置或护理质量结构性指标时，有必要对不同护理单元区别对待。重症医学科（各类 ICU）、手术室、产房、层流病房、母婴同室等护理单元的护理工作服务强度通常明显高于普通病房，这些单元的床护比一般也比较高。

三、测量方法

(一)计算公式

床护比=1×(统计周期内实际开放床位数/同期执业护士人数)。

(1)根据测量不同类别床护比,护士总人数为统计周期内相应医疗机构或护理单元的总执业护士人数(包含所有护理岗位注册执业护士),但如果某护理单元有非开放床位配置的全院性专科护士,则在测算护理单元床护比时应排除。

(2)统计周期可根据质量管理评价部门的要求确定统计周期时间,如其月、某季、某年等,也可以测量某个时点的床护比。为了便于统计,统计周期内执业护士总人数可以通过期初和期末的执业护士人数算得。

(二)数据及来源

计算床护比涉及全院及各护理单元的实际开放床位数和在岗的执业护士数。从"医院统计报表"可以获得实际开放床位数;从医院的人事部门或护理部可以获得在护理岗位的执业护士人数。从临床科室的执业护士名单和排班表,也可以获得各护理单元的在岗护士人数。

数据采集方式:医院的统计和病案部门通常每天都会统计当天实际开放床位。通过医院人力资源管理信息系统和/或护理排班信息系统,可以提取统计期间内医院或各病区护理单元护理岗位的执业护士人数,依据这些信息可以计算医院和各护理单元的床护比。如果医院的信息系统尚不能便利地采集和汇总上述信息,可以通过病案科、人事部门、护理部采集上述开放床位和护理人力信息,汇总成"报表"(表 2-1),进行医院和各护理单元床护比的计算。

表 2-1　医疗机构和护理单元床护比信息报表举例

统计单位	统计周期(统计时间)	实际开放床位数	执业护士总数
医院			
普通病房			
手术间			
重症监护室			
母婴同室			
层流病房			
产房			
某护理单元			

四、指标的使用方法

床护比是一个引导管理者基于开放床位数配置护理人力的工具。管理者应当对这些护理单元最低和合理的床护比的"理论值"做到心中有数。理论值可以参考国家卫生行政部门或行业组织的相关推荐,也可以参考国外权威机构发布的推荐值。区域医护服务管理者和医院的管理者还可以结合收治患者的类型、医院的定位和发展方向等因素,拟定自身的床护比标准值。

管理者通过采集相关的变量信息,计算当前不同护理单元实际的床护比,比对床护比的"理论值",可以预先判断护理单元人力配置是否恰当、尚可、不足、过多。继而管理者可以考虑护理人力的增减和/或存量调配。即便短期内无法改进人力配置,至少让管理者了解潜在的风险。

事实上,每当开放床位数发生显著变化时,管理者都可以通过床护比的计算来指引护理人力的配置。另外,管理者有必要定期分析各个护理单元床护比,通过床护比的变化识别护理人力的配置是否合理,进而提前进行护理质量风险的预判,做好应对和预案,以保障患者的安全和护理质量。

医院质量管理通常是医院(质控办)、护理部、护理单元三级管理。护理单元床护比不达标时,及时向护理部汇报,护理部首先进行人力资源调配。如无法完成人力资源调配,护理部应向医院人事部门和质控部门汇报,提交院委会解决。医院院委会在质控办、护理部、人力资源部汇报的数据和目标基础上,给予政策支持,督促执行干预措施,保证最低床护比配备,并实施床护比指标质量持续保持方案。

五、评述

在很长一段时间内,床护比几乎是我国卫生行政部门指导医疗机构配置护理人力的唯一一个量化指标。1978 年,原卫生部会发布的《综合医院组织编制原则试行草案》便提出了不同床位规模医疗机构床护比的指导意见,例如,床位数为 100 ～ 200 张的机构,推荐床护比为 1∶(0.46～0.49);床位数为 300 张的机构,推荐床护比为 1∶(0.50～0.53);床位数达 500 张的机构,推荐床护比为 1∶(0.58～0.61)。2011 年底,原卫生部会颁发的《中国护理事业发展规划纲要(2011－2015 年)》提出,到 2015 年,全国三级综合医院、部分三级专科医院的医院床护比不低于 1∶0.8,病区床护比不低于 1∶0.6。2014 年,国家卫健委颁布的《优质护理服务评价细则》,也使用床护比作为护理质量的结构性指标。

以床护比作为指标,最大的优势是涉及的变量和计算方法简单,便于操作。这也是这一指标得到广泛应用的原因。然而,值得注意的是,床护比实际上是以"实际开放床位数"代表护理服务的需要,以"执业护士数"代表护理服务的提供。这既忽略了床位使用率对护理服务需要的影响,也没有细致区分护士中有多少人是真正从事护理相关工作、有多少人是从事非护理工作。可见,床护比无论是对护理服务的需要还是提供的测量,都比较粗糙。

作为护理质量的结构性指标,护患比和护理时数要比床护比敏感。国内有学者研究了国内外护理人力资源的配置现状与方法,其中包括以护理时数推算护理人力配备,然后评判目前业内流行的床护比标准的恰当性。

此外,影响护理服务需要和提供的因素复杂,应用床护比时应当结合患者的病情、病房的条件设施、相关配套设施(如是否设有配液中心)、护理人员的工作效率及当地的风俗习惯等进行综合考虑。翁卫群等根据收治患者病情危重程度、临床专业、护理工作量不同,将各临床专业病区分为 A、B、C 三类,测算得出 A 类病区床护比为 1∶0.75,B 类病区 1∶0.68,C 类病区 1∶0.57。也有学者以医院等级代表医院收治患者的护理服务需要,提出三级综合医院床护比为 1∶(0.63～0.77),二级医院床护比为 1∶(0.49～0.51),一级医院床护比为 1∶(0.4～0.44)。

总而言之,应用床护比时,应综合考虑床位使用率、平均住院日、危重患者占比等影响护理实际工作量的因素。如能结合护患比、护理时数、基础设施建设、设备配备等做全面分析,则能更好地控制偏差。

(刘　辉)

第三节 住院患者约束率

一、概述

患者身体约束带来很多负性质量问题。通过对住院患者身体约束率的监测,医院或护理部门能够及时获得约束具使用率、约束具使用导致的不良事件和约束具使用的其他相关信息。通过根本原因分析,找到过度使用约束具的影响因素。通过医院管理团队和医务人员的共同努力,找到有效的替代措施,努力减少身体约束率或使身体约束更具合理化,从而提高住院患者的安全性,提高人文护理质量。

二、指标的定义和意义

(一)指标定义

1.身体约束率

住院患者在医疗机构任何场所,任何徒手或采用物理的、机械的设备、材料,或者使用患者附近不易移动的设施,来限制患者活动或正常运用身体的自由。其使用率即统计周期内住院患者约束具使用天数占统计周期内住院患者人数的百分率。由于 ICU、精神科、神经内科、神经外科等病区约束具使用较普遍,建议目前对这些特殊科室进行约束具使用的数据监测。

2.约束

一切用身体、药物、环境等措施来限制患者活动能力的行为。

3.身体约束

使用任何物理或机械性设备、材料或工具附加在或邻近患者的身体,患者不能轻易将其移除,限制患者的自由活动或使患者不能正常接近自己的身体。

4.药物约束

通过给药来限制患者活动或用于控制意外行为。但用于患者特殊病情或精神疾病治疗的情况除外。

5.隔离(环境约束)

隔离(环境约束)指把患者独立安置于单独的房间,防止他们离开,也可看作约束的一种形式。

6.约束用具

约束用具是指对自伤、可能伤及他人的患者限制其身体或机体某部位的活动,以达到维护患者安全,保证治疗、护理顺利进行的各种用具。身体约束的装置包括皮制或棉质的腕关节或踝关节约束带、约束大单、软带或背心、连指手套、骨盆带、衣服或背带、轮椅安全带和床栏等。

(二)指标的意义

临床护理服务质量是考评医疗机构质量的重要指标,各个环节的护理内容都需要严格进行质量控制,约束也不例外。以避免自我伤害、非计划拔管、坠床等保障患者安全为目的,身体约束是在我们国家医院部分护理领域经常采取的护理行为。在全球发达国家中,身体约束的使用已经是一个很有争议的问题,尽管是为了保护患者,但是约束却带来了更多负面问题,例如,导致皮肤创伤、压疮、便秘、抑郁、愤怒、功能下降等,这些问题可能增加患者的烦躁,甚至会让患者受到更严重的伤害,增加患者的病死率和住院费用。通过对住院患者身体约束率的监测,医院或部门能够及时获得约束具使用的率、约束具使用导致的不良事件和约束具使用的关联信息。通过根本原因分析,找到过度使用约束具的因素,可采取一系列有效的预防策略和替代疗法,减少约束具的使用和克服约束具使用的不良反应。相关研究表明,护士是直接负责患者安全的主体,也是身体约束的直接实践者,护理人员在约束实践中扮有重要角色,只有拥有正确的认知才能做出正确的决策与实践。因此,监测活动首先起始于护理人员对约束具使用危害的认知,不然就有可能导致约束具的过度使用。

通过医院管理团队和医务人员的共同努力,找到有效的替代措施,努力减少约束具的使用,从而提高住院患者的安全性、减少患者的病死率和住院费用等。因此,以指标监测获得信息为引导的持续质量改进活动,是日常医院患者安全管理的重要内容。由于护理人员在患者身体约束中起着很重要的作用,以护理人员为主导、以团队合作为基础的住院患者身体约束率的监测具有非常重要的意义。

三、测量方法

(一)计算公式

住院患者身体约束率＝同期住院患者身体约束日数/统计周期内住院患者实际占用床日数×100%。

统计周期可根据质量管理评价部门要求确定统计周期,如每月、每季度、每年。"约束天数"每班由相关成员观察每位患者使用约束具情况,每位患者每天使用1次或1次以上计1天,约束一个部位或同时约束多个部位均计1次。

身体约束率的其他相关指标计算方法扩展:除了基本公式的统计方法,各医院也可以根据自己医院管理的需求采取不同的统计方法,如统计平均每位患者的约束时长等。

(二)数据及来源

1.涉及的变量

病区名称、日期、患者数、班次、当班护士人数;约束患者年龄、性别、主要诊断、APACHEⅡ评分;约束发生时的意识状态、是否镇静和镇静程度、是否机械通气、有无气管插管、各种导管置管情况;约束原因、约束部位、约束工具、约束开始和结束时间、有无约束医嘱、意外拔管等不良事件发生率、患者知情同意等。

2.数据来源

患者身体约束天数可来自护理病历记录、病程记录、医嘱单、患者约束观察表;住院患者实际占用床日数来源于病区的病案日报。如医院有信息系统,患者身体约束天数可直接从护理电子病历系统获取,住院患者实际占用床日数从病案系统直接获取。

四、指标的使用方法

住院患者身体约束率作为一个常用指标进行监测,通常用于使用约束具频率较高的科室,如ICU、精神科、神经内科、神经外科等病区。身体约束的使用受多因素影响,研究显示患者类型、治疗特征、医护人员对身体约束的认知及实践行为、医疗资源环境等都是影响临床使用身体约束的重要因素。

通过数据监测,可以了解住院患者约束具使用情况,同时可分析身体约束的相关因素,为制定合理使用约束、减少身体约束策略提供理论依据。因此,医院应建立身体约束的记录、分析、反馈和上报系统,建立完整的合理使用约束和减少患者身体约束的流程和制度,并对医护人员进行定期培训、教育和考核。

一旦患者给予约束,所有医务人员都应有记录和上报的习惯。护理部、病区每月进行全院和病区约束具使用数据的收集和统计分析,每季度向医院质量管理委员会汇报。根据监测结果,可以检验临床护理实践、组织体系、医护合作、规章制度是否合理,医护人员对于约束的认知是否到位、了解护理人员是否短缺、替代约束的措施有无落实到位,通过寻找相关原因并制定整改计划;按照计划实施落实;监测过程、维持改进。改进后的结果与基线比较,确认整改措施是否有效。如果无效,需要改变措施,进入下一轮的持续质量改进。

五、评述

(一)实施身体约束的争议

身体约束主要用于以下两个方面:①减少医疗干扰,降低医疗潜在风险,保证医疗和护理工作的顺利实施。②对意识障碍患者的肢体制动,减少伤害和自我伤害的发生,其中,最主要的是降低非计划拔管的发生率。但其使用指征和程度尚有争议。澳大利亚循证医学循证卫生保健中心于2013年7月公布的身体约束原则中指出:尽量不使用约束,应尽早解除约束;尽可能地寻求替代性治疗方法。美国护理协会及其他相关护理和医疗组织表示,减少约束已经成为衡量护理质量的重要指标,也是持续质量改进的目标之一。国外很多医疗机构认为,身体约束会明显降低护理质量,属于不合格护理。强制约束患者只能作为其他方法都无效的情况下,被采用的最后一种不得已方法。目前,国外的很多医疗机构已制订了大量限制或禁止医务人员对患者使用身体约束的规定和鉴定标准,要求所有医院应制订相应规定,将约束的应用降低到最低。国内ICU人力资源相对不足,部分医护人员约束使用知识不够、约束具使用技能不熟练,缺乏有效的身体约束相关制度和流程,导致患者身体约束率居高不下。现状调查发现当前ICU身体约束主要存在以下问题:身体约束告知流程不规范、约束指征不明确、约束期间护理不到位、对患者及家属缺乏必要的人文关怀等。在患者法律观念和维权意识日益增强的今天,不恰当的身体约束的使用或将带来医患纠纷。研究发现身体约束可能引发下列不良后果。

(1)身体约束可能导致皮肤、血管、神经和肌肉骨骼的损伤,其原因可能是烦躁或意识模糊的患者在身体约束时挣扎、躁动引起的机械性损伤。

(2)身体约束也被认为是ICU患者不适感的主要来源。ICU患者处在陌生环境,若同时身体约束,极有可能发生意识状态和精神心理因素的改变。Shehabi等的一项大样本研究表明身体约束增加ICU谵妄的发生率。Tugay等报道身体约束的患者可能遭受一系列不良的心理后果,从淡漠和拒绝到认知行为异常等。

(3)身体约束在一定程度上被认为侵犯患者的自主权和人格尊严。这个论点在国外伦理学和医学界被广泛争议。

(4)身体约束与ICU获得性肌无力(ICU acquired weakness,ICUAW)相关。ICUAW是一项重要的重症相关性并发症,可引起较长时间的神经和肌肉功能障碍。

因此,保护性身体约束作为一项对患者干预治疗的方法,实际却是涉及生理、心理、法律和伦理等方面的复杂课题。但鉴于ICU等治疗单元患者病情的特殊性和多样性,以及专业护理人员缺乏等实际情况的存在,使身体约束在今后的临床工作中仍长期存在。

(二)正确评估对身体约束合理使用的作用

身体约束的使用一定要在对患者生理、心理、医疗设备及环境充分评估后进行。用一定的评估工具来衡量是否有使用身体约束的指征,可以降低约束具使用率,而我国目前尚缺乏相关工具来评估身体约束使用的指征和时机,护理人员往往根据经验判断是否进行身体约束。

(三)身体约束使用的其他相关因素

临床上约束的使用与很多情况相关,多项研究显示患者因素、治疗因素、医护人员对约束的认知与态度及医疗环境等都是影响临床进行约束决策的重要因素。

1.患者因素

研究显示患者的疾病特征、治疗方式、药物使用特点、精神意识状态和人口统计学特征等都影响患者身体约束的使用。重症监护室病情危重和意识不清的患者较多,意识状态的影响和插管带来的不舒适都会导致意外拔管事件的发生,再加上护理工作量较大,监护室中缺少专人陪护,约束就成为最理想的保护措施。患者镇静程度越深身体约束使用越少,镇静越浅身体约束使用越多,但也越容易发生拔管。Martin等建议身体约束和药物约束的选择应该根据治疗目的、疾病及医疗资源来综合考虑。

2.护士因素

护士是直接负责患者医疗设备完整和安全的主体,也是身体约束的直接实践者,他们对约束的认知、态度及相关行为都会对身体约束的使用产生影响。护理人员在约束实践中扮有重要角色,只有拥有正确的认知才能做出正确的决策与实践,但是许多临床护理人员缺乏对身体约束的正确认知,导致临床护士有滥用约束的倾向。目前临床约束存在的错误认知主要表现在两方面:夸大身体约束使用效果,忽视约束给患者带来的不良反应。法国的调查显示85%的护士认为没有身体约束气管插管的患者是不可能有安全保证的,临床护士常常为了预防意外发生而对清醒尚合作的患者使用约束,增加了不必要的身体约束使用。在实践活动中护士是约束决策实践的主体,研究显示临床上约束使用的决策大部分是由护士决定,有些国家护士拥有医嘱权,而有些国家护士需将决定通知给医师,再由医师开医嘱执行,但护士的判断始终是影响约束使用最为重要的因素。

3.环境因素

环境因素主要是指影响身体约束使用的人力资源、管理、物理环境等方面的因素。人力资源包括人力数量、人才结构和职称结构,以及护理临床教学科研等功能发挥和利用的综合概念,特别是作为衡量人力资源数量指标的护患比和人力资源调配过程中护理工作量、每班护士人力及职称的构成都对身体约束的使用产生影响。在我国护患比普遍较低,护士没有能力全面、持续观察到患者的行为举动,不得不预防性使用身体约束来替代临床观察对患者的安全监视,从而潜在性地增加了身体约束的使用。管理方面,Hurlock-Chorostecki等认为医院的组织构架与相关制度会直接影响约束的使用状况。例如,在欧洲的研究调查发现,相关约束管理制度完善的ICU使用约束率比制度不完善的ICU低。物理环境已经被证实成为影响身体约束使用的重要因素。ICU和普通病房相比,ICU灯光长明、仪器报警、有创诊治操作、限制探视等都可能会使患者发生谵妄、焦虑、激怒等。隔离的环境可能保护了患者的尊严与隐私,但是也可能限制护士能够及时观察患者,护士会通过增加身体约束来保障患者的安全。

(四)通过多元化的干预减少身体约束率

通过管理、教育、身体约束的替代和正确使用约束具四个维度减少身体约束发生率。首先约束具使用时必须做好记录和相关数据的收集和分析,医院管理部门应规定约束相关内容的记录方式并指定相应责任人负责数据的整理和分析。通过对患者身体约束率的分析,明确与患者身体约束的相关的因素,积极使用替代约束的方法以减少约束的使用。建立和完善医院减少约束具使用的制度和流程,加强医务人员对约束认知的教育,提高护士人力资源配备。为减少身体约束的应用,医疗团队应做到:优化镇静策略、尽早脱离机械通气、早期开始运动康复训练等。护理方面需要注意以下几点。①维持患者定向力:要加强与患者的语言或非语言沟通,重视他们参与护理计划,安慰、抚触患者。②防止患者自行拔除治疗监护设备:可将管道等设备移到患者直接视野之外,如将胃管绕到前额,将微量泵放到患者身后,提供让患者抓在手里的物品。③环境疗法和其他分散注意力的方法,如音乐、按摩、推拿、针灸等。

六、此指标与其他敏感指标的关联和联合应用

(1)患者身体约束率的高低与其他指标密切相关。大量文献表明,护患比、住院患者每24小时平均护理时数可以影响约束率的高低。如果护患比、住院患者每24小时平均护理时数低下,则不能满足床旁护理的需求。为了保障患者安全和非计划拔管等不良事件的发生,很多医护人员会选择患者身体约束来替代护理人员对患者的床旁实时监护,导致约束的过度使用。

(2)本科及以上学历护士的占比、不同级别护士的合理配置等指标对降低住院患者身体约束率都起着非常大的作用。学历结构的高低决定护士对培训的接受度和对知识的理解能力,护理团队中如果低学历、低层级护士多,这些护理人员相对工作经验缺乏,对如何合理使用身体约束的判断能力较低,从而导致给患者盲目使用身体约束的率增加。

(3)约束率的高低与非计划拔管之间存在一定的关联性。约束时段的镇静水平不合适,可以导致非计划拔管的发生。以减少非计划拔管的发生为目的产生的身体约束,虽然非计划拔管率有可能降低,也是约束率居高不下的原因之一。部分文献表明:使用约束并不能降低非计划拔管的发生率。

(4)约束具的使用与压疮发生率有关。约束状态下患者主动活动和被动活动均减少,护士由于担心约束的有效性加之约束状态下操作的不方便,间接减少了给患者被动活动的频率和活动时间,也可能改变给患者活动的方式如翻身不彻底,侧卧位时间减少等。患者约束状态下身体舒适度下降,主动活动减少,躁动的可能性增加,导致皮肤破损的危险,也可以成为压疮的诱因之一。

(刘 辉)

第三章

临床护理技术

第一节 皮下注射

一、目的

(1)注入小剂量药物,用于不宜口服给药而需在一定时间内发生药效时。

(2)预防接种。

(3)局部供药,如局部麻醉用药。

二、评估

(一)评估患者

(1)双人核对医嘱。

(2)核对患者床号、姓名、住院号和腕带(请患者自己说出床号和姓名)。

(3)评估患者病情、意识状态、配合能力、用药史、药物过敏史、不良反应史等。

(4)向患者解释操作目的和过程,取得患者配合。

(5)查看注射部位皮肤情况(皮肤颜色,有无皮疹、感染)。

(6)协助患者取舒适坐位或卧位。

(二)评估环境

安静整洁,宽敞明亮,必要时遮挡。

三、操作前准备

(一)人员准备

仪表整洁,符合要求。洗手,戴口罩。

(二)按医嘱配制药液

(1)操作台上放置注射盘、纸巾、无菌治疗巾、无菌镊子、2 mL 注射器、医嘱用药液、安尔碘、75%乙醇、无菌棉签。

(2)双人核对药液标签、药名、浓度、剂量、有效期、给药途径。

（3）检查瓶口有无松动、瓶身有无破裂、药液有无浑浊、沉淀、絮状物和变质。

（4）检查注射器、安尔碘、75％乙醇、无菌棉签等，包装无破裂，在有效期内。

（5）按正规操作抽吸药液，并贴好标识，置于无菌盘内。

（6）再次核对药液，记录时间并签名。

（三）物品准备

治疗车上层放置无菌盘（内置抽吸好的药液）、治疗盘（安尔碘、75％乙醇）、注射单、快速手消毒剂，以上物品符合要求，均在有效期内。治疗车下层放置生活垃圾桶、医疗废物桶、锐器盒。

四、操作程序

（1）携用物推车至患者床旁，核对床号、姓名、住院号和腕带（请患者自己说出床号和姓名）。

（2）根据注射目的选择注射部位（上臂三角肌下缘、两侧腹壁、后背、股前侧和外侧等）。

（3）常规消毒皮肤，待干。

（4）再次核对患者床号、姓名和药名。

（5）排尽空气；取干棉签夹于左手示指与中指之间。

（6）一手绷紧皮肤，另一手持注射器，示指固定针栓，针头斜面向上，与皮肤呈 $30°\sim40°$（过瘦患者可捏起注射部位皮肤，并减少穿刺角度）快速刺入皮下，深度为针梗的 $1/2\sim2/3$；松开紧绷皮肤的手，抽动活塞，如无回血，缓慢推注药液。

（7）注射完毕用无菌干棉签轻压针刺处，快速拔针后按压片刻。

（8）再次核对患者床号、姓名和药名，注射器按要求放置。

（9）协助患者取舒适体位，整理床单位，并告知患者注意事项。

（10）快速手消毒剂消毒双手，记录时间并签名。

（11）推车回治疗室，按医疗废物处理原则处理用物。

（12）洗手，根据病情书写护理记录单。

五、注意事项

（1）遵医嘱和药品说明书使用药品。

（2）长期注射者应注意更换注射部位。

（3）注射中、注射后观察患者不良反应和用药效果。

（4）注射<1 mL 药液时须使用 1 mL 注射器，以保证注入药液剂量准确无误。

（5）持针时，右手示指固定针栓，但不可接触针梗，以免污染。

（6）针头刺入角度不宜超过 45°，以免刺入肌层。

（7）尽量避免应用对皮肤有刺激作用的药物做皮下注射。

（8）若注射胰岛素时，需告知患者进食时间。

（李　晓）

第二节　皮内注射

皮内注射法是将少量药液注入表皮和真皮之间的方法。

一、目的

(1)药物的皮肤敏感试验。

(2)预防接种。

(3)局部麻醉的起始步骤。

二、准备

(一)操作者准备

穿戴整齐,修剪指甲,洗手,戴口罩。

(二)用物准备

消毒溶液、无菌棉签、1 mL 注射器、弯盘、注射用药液(过敏试验时需备急救药物和注射器)、医嘱本等。

(三)患者准备

了解注射的目的、方法及注意事项。

(四)环境准备

清洁、安静、光线适宜或有足够的照明。

三、操作程序

(1)严格执行查对制度和无菌操作原则,按医嘱抽吸药液。

(2)备齐用物,携至患者床旁,仔细查对患者的姓名、床号、药名、浓度、剂量、方法、时间并解释。如做药物过敏试验,应先询问患者有无过敏史。

(3)选择注射部位,药物过敏试验一般为前臂掌侧下段。

(4)用 75％乙醇常规消毒皮肤,待干。

(5)二次查对,排尽注射器内空气。

(6)针尖斜面向上与皮肤呈 5°角刺入皮内,推注药液 0.1 mL,局部隆起呈皮丘,皮丘变白并显露毛孔,随即拔出针头。再次查对。

(7)若为药物过敏试验,应告知患者勿离开病室(或注射室),若有不适应立即告知医师。在20 分钟后观察试验结果。

(8)帮助患者取舒适体位,清理用物。

(9)洗手,记录。

四、注意事项

(1)严格执行查对制度和无菌操作原则。

（2）药物过敏试验前,应询问患者的用药史、过敏史及家族史,如患者对需要注射的药物有过敏史,应及时与医师联系,更换其他药物。

（3）药物过敏试验消毒皮肤时忌用碘伏,以免影响对局部反应的观察。

（4）在药物过敏试验前,皮试液应现配现用,剂量准确,同时应备好急救药品,以防发生意外。

（5）进针角度为针尖斜面全部进入皮内为宜,进针角度过大易将药液注入皮下,影响结果的观察和判断。

（6）药物过敏试验结果为阳性,应告知医师、患者和家属,并记录在病历上。

（张文娟）

第三节 肌内注射

一、目的

注入药物,用于不宜或不能口服或静脉注射,且要求比皮下注射更快发生疗效时。

二、评估

（一）评估患者

（1）双人核对医嘱。

（2）核对患者床号、姓名、住院号和腕带(请患者自己说出床号和姓名)。

（3）评估患者病情、治疗情况、意识状态、用药史、药物过敏史、不良反应史、肢体活动能力和合作程度。

（4）向患者解释操作目的和过程,取得患者配合。

（5）查看注射部位皮肤情况(皮肤颜色,有无皮疹、感染和皮肤划痕阳性)。

（6）协助患者取舒适坐位或卧位。

（二）评估环境

安静整洁,宽敞明亮,必要时遮挡。

三、操作前准备

（一）人员准备

仪表整洁,符合要求。洗手,戴口罩。

（二）按医嘱配制药液

（1）操作台:注射盘、无菌盘、2 mL 注射器、5 mL 注射器、医嘱所用药液、安尔碘、无菌棉签。如注射用药为油剂或混悬液,需备较粗针头。

（2）双人核对药物标签,药名、浓度、剂量、有效期、给药途径。

（3）检查瓶口有无松动;瓶身有无破裂;药液有无浑浊、变质。

（4）检查无菌注射器、安尔碘、无菌棉签等,包装无破裂,在有效期内。

（5）按正规操作抽吸药液,并贴好标识,置于无菌盘内。

（6）再次核对药液,记录时间并签名。

(三)物品准备

治疗车上层放置无菌盘(内置抽吸好药液)、安尔碘、注射单、无菌棉签、快速手消毒剂,以上物品符合要求,均在有效期内。治疗车下层放置生活垃圾桶、医疗废物桶、锐器盒。

四、操作程序

（1）携用物推车至患者床旁,核对床号、姓名、住院号和腕带(请患者自己说出床号和姓名)。

（2）协助患者取舒适体位,暴露注射部位,注意保暖,保护患者隐私,必要时可遮挡。

（3）选择注射部位(臀大肌、臀中肌、臀小肌、股外侧和上臂三角肌)。

（4）常规消毒皮肤,待干。

（5）再次核对患者床号、姓名和药名。

（6）拿取药液并排尽空气,取干棉签,夹于左手示指与中指之间,以一手拇指和示指绷紧局部皮肤,另一手持注射器,中指固定针栓,将针头迅速垂直刺入,深度约为针梗的2/3。

（7）松开紧绷皮肤的手,抽动活塞。如无回血,缓慢注入药液,同时观察反应。

（8）注射完毕,用无菌干棉签轻按进针处,快速拔针,按压片刻。

（9）再次核对患者床号、姓名和药名。

（10）协助患者取舒适体位,整理床单位,注射后观察用药反应。

（11）快速手消毒剂消毒双手,记录时间并签名。

（12）推车回治疗室,按医疗废物处理原则处理用物。

（13）洗手,根据病情书写护理记录单。

五、常用肌内注射定位方法

(一)臀大肌肌内注射定位法

注射时应避免损伤坐骨神经。

1.十字法

从臀裂顶点向左或右侧画一水平线,然后从髂嵴最高点做一垂线,将一侧臀部被划分为4个象限,其外上象限并避开内角为注射区。

2.连线法

从髂前上棘至尾骨作一连线,其外1/3处为注射部位。

(二)臀中肌、臀小肌肌内注射定位法

（1）以示指尖和中指尖分别置于髂前上棘和髂嵴下缘处,在髂嵴、示指、中指之间构成一个三角形区域,示指与中指构成的内角为注射部位。

（2）髂前上棘外侧三横指处(以患者手指的宽度为标准)。

(三)股外侧肌肌内注射定位法

在股中段外侧,一般成人可取髋关节下10 cm至膝关节的范围。此处大血管、神经干很少通过,且注射范围广,可供多次注射,尤适用于2岁以下的幼儿。

(四)上臂三角肌肌内注射定位法

取上臂外侧,肩峰下2～3横指处。此处肌肉较薄,只可做小剂量注射。

(五)体位准备

1.卧位

臀部肌内注射时,为使局部肌肉放松,减轻疼痛与不适,可采用以下姿势。

(1)侧卧位:上腿伸直,放松,下腿稍弯曲。

(2)俯卧位:足尖相对,足跟分开,头偏向一侧。

(3)仰卧位:常用于危重和不能翻身的患者,采用臀中肌、臀小肌肌内注射法较为方便。

2.坐位

坐位为门诊患者接受注射时常用体位。可供上臂三角肌或臀部肌肉肌内注射时采用。

六、注意事项

(1)遵医嘱和药品说明书使用药品。

(2)药液要现用现配,在有效期内,剂量要准确。选择两种药物同时注射时,应注意配伍禁忌。

(3)注射时应做到"两快一慢"(进针、拔针快,推注药液慢)。

(4)选择合适的注射部位,避免刺伤神经和血管,无回血时方可注射。

(5)注射时切勿将针梗全部刺入,以防针梗从根部衔接处折断。若针头折断,应先稳定患者情绪,并嘱患者保持原位不动,固定局部组织,以防断针移位,同时尽快用无菌血管钳夹住断端取出;如断端全部埋入肌肉,应速请外科医师处理。

(6)对需长期注射者,应交替更换注射部位,并选择细长针头,以避免减少硬结的发生。如因长期多次注射出现局部硬结时,可采用热敷、理疗等方法予以处理。

(7)2岁以下婴幼儿不宜选用臀大肌肌内注射,因其臀大肌尚未发育好,注射时有损伤坐骨神经的危险,最好选择臀中肌和臀小肌肌内注射。

(李　晓)

第四节　静脉注射

一、目的

(1)所选用药物不宜口服、皮下注射、肌内注射,又需迅速发挥药效时。

(2)注入药物做某些诊断性检查,如对肝、肾、胆囊等造影时需静脉注入造影剂。

二、评估

(一)评估患者

(1)双人核对医嘱。

(2)核对患者床号、姓名、住院号和腕带(请患者自己说出床号和姓名)。

(3)了解患者病情、意识状态、配合能力、药物过敏史、用药史。

(4)评估患者穿刺部位的皮肤状况、肢体活动能力、静脉充盈度和管壁弹性。选择合适静脉注射的部位,评估药物对血管的影响程度。

(5)向患者解释静脉注射的目的和方法,告知所注射药物的名称,取得患者配合。

(二)评估环境

安静整洁,宽敞明亮。

三、操作前准备

(一)人员准备

仪表整洁,符合要求。洗手,戴口罩。

(二)物品准备

1.操作台

治疗单、静脉注射所用药物、注射器。

2.按要求检查所需用物,符合要求方可使用

(1)双人核对药物名称、浓度、剂量、有效期、给药途径。

(2)检查药物的质量、标签,液体有无沉淀和变色,有无渗漏、浑浊和破损。

(3)检查注射器和无菌棉签的有效期、包装是否紧密无漏气,安尔碘的使用日期是否在有效期内。

3.配制药液

(1)安尔碘棉签消毒药物瓶口,掰开安瓿,瓿帽弃于锐器盒内。

(2)打开注射器,将外包装袋置于生活垃圾桶内,固定针头,回抽针栓,检查注射器,取下针帽置于生活垃圾桶内,抽取安瓿内药液,排气,置于无菌盘内。在注射器上贴上患者床号、姓名、药物名称、用药方法的标签。

(3)再次核对空安瓿和药物的名称、浓度、剂量、用药方法和时间。

4.备用物品

治疗车上层治疗盘内放置备用注射器一支、安尔碘、无菌棉签,无菌盘内放置配好的药液、垫巾。以上物品符合要求,均在有效期内。治疗车下层放置生活垃圾桶、医疗废物桶、锐器盒,含有效氯 250 mg/L 消毒液桶。

四、操作程序

(1)携用物推车至患者床旁,核对床号、姓名、住院号和腕带(请患者自己说出床号和姓名)。

(2)向患者说明静脉注射的方法、配合要点、注射药物的作用和不良反应。

(3)协助患者取舒适体位,充分暴露穿刺部位,放垫巾于穿刺部位下方。

(4)在穿刺部位上方 5~6 cm 处扎压脉带,末端向上,以防污染无菌区。

(5)安尔碘棉签消毒穿刺部位皮肤,以穿刺点为中心向外螺旋式旋转擦拭,直径>5 cm。

(6)再次核对患者床号、姓名和药名。

(7)嘱患者握拳,使静脉充盈,左手拇指固定静脉下端皮肤,右手持注射器与皮肤呈 15°~30° 自静脉上方或侧方刺入,见回血可再沿静脉进针少许。

(8)保留静脉通路者安尔碘棉签消毒静脉注射部位三通接口,以接口处为中心向外螺旋式旋转擦拭。

(9)静脉注射过程中,观察局部组织有无肿胀,严防药液渗漏,如出现渗漏立即拔出针头,按

压局部,另行穿刺。

(10)拔针后,指导患者按压穿刺点3分钟,勿揉,凝血功能差的患者适当延长按压时间。

(11)再次核对患者床号、姓名和药名。

(12)将压脉带与输液垫巾对折取出,输液垫巾置于生活垃圾桶内,压脉带放于含有效氯250 mg/L消毒液桶中。整理患者衣物和床单位,观察有无不良反应,并向患者讲明注射后注意事项。快速手消毒剂消毒双手,推车回治疗室,按医疗废物处理原则整理用物。

(13)洗手,在治疗单上签名并记录时间。按护理级别书写护理记录单。

五、注意事项

(1)严格执行查对制度,需双人核对医嘱。

(2)严格遵守无菌操作原则。

(3)了解注射目的、药物对血管的影响程度、给药途径、给药时间和药物过敏史。

(4)选择粗直、弹性好、易固定的静脉,避开关节和静脉瓣。常用的穿刺静脉为肘部浅静脉:贵要静脉、肘正中静脉、头静脉。小儿多采用头皮静脉。

(5)根据患者年龄、病情和药物性质掌握注入药物的速度,并随时听取患者主诉,观察病情变化。必要时使用微量注射泵。

(6)对需要长期注射者,应有计划地由小到大、由远心端到近心端选择静脉。

(7)根据药物特性和患者肝、肾或心脏功能,采用合适的注射速度。随时听取患者主诉,观察体征和其病情变化。

(赵丛丛)

第五节 静 脉 输 血

静脉输血是将全血或成分血经静脉直接注入循环系统中,从而达到治疗的目的,是临床工作中常用的急救和治疗的重要手段。

一、血液及血液制品的种类

(一)全血

全血是指采集后未经任何改变而保存备用的血液,分为新鲜血和库存血两类。

1.新鲜血

新鲜血指在4 ℃冰箱内冷藏,保存时间在1周内的血液,它基本上保留血液中原有的成分,可以补充各种细胞、凝血因子和血小板,适用于血液病患者。

2.库存血

在4 ℃的冰箱内冷藏可保存2～3周。它保留血液的各种成分,但随着保存时间的延长,其有效成分会发生变化,保存时间越长血细胞、血小板、凝血酶原破坏越多。此外,血液酸性增高,钾离子的浓度上升,故大量输注库存血时,应注意发生酸中毒和高血钾。库存血适用于各种原因引起的大出血,用以补充血容量,维持血压。

（二）成分血

成分血是根据血液中各种成分的比重不同，将血液分离提纯，分别制成的高浓度的制品。临床治疗中根据患者需要选择相关的血液成分输入，其优点是纯度高、针对性强，比全血疗效好，不良反应小，可一血多用，达到节约用血的目的，是目前临床常用的输血类型。

成分血可分为：①有形成分，如红细胞、白细胞、血小板；②血浆成分，如血浆和血浆蛋白、凝血制品。

1.红细胞制品

红细胞制品包括浓缩红细胞、洗涤红细胞、冰冻红细胞、红细胞悬液。

（1）浓缩红细胞：也称压积红细胞，细胞体积占70%～75%，只含少量血浆，主要用于血容量正常的贫血患者和携氧能力缺陷的患者。如长期慢性贫血，特别是老年人或合并有心功能不全的贫血患者，儿童慢性贫血。浓缩红细胞分离后应在24小时内使用。

（2）洗涤红细胞：红细胞经0.9%氯化钠溶液离心洗涤数次，再加入适量生理盐水。其80%～90%的白细胞、血小板被洗除，抗体物质减少，适用于脏器移植术后患者、免疫性溶血性贫血、尿毒症及血液透析后高血钾的患者。应在6小时内使用，因故未能及时输用者只能在4℃条件下保存12小时。

（3）冰冻红细胞：保存期较长，适用于为稀有血型者保存部分红细胞和已被致敏及需长期输血治疗的患者。

（4）红细胞悬液：提取血浆后的红细胞加入等量的红细胞保养液制成，适用于战地急救及中小手术的患者。

2.白细胞

新鲜全血经离心后取其白膜层的白细胞，于4℃保存，48小时内有效，适用于治疗粒细胞缺乏症的患者。主要制品有白细胞浓缩液、转移因子IF、干扰素IF。

3.血小板

新鲜全血经离心所得。主要制品有血小板血浆和血小板浓缩液、冰冻血小板。主要用于治疗严重的再生障碍性贫血、输大量库存血或体外循环心脏手术后血小板减少症，以及其他导致血小板减少所引起的出血。22℃保存，24小时有效。输血小板时需先轻轻转动容器，使沉淀的血小板悬浮于血清中，不必过滤即可进行输注，输注速度宜快，80～100滴/分。

4.血浆

血浆为全血经过分离后所得的液体部分。主要成分为血浆蛋白，不含血细胞，无凝集原，因此不出现凝集反应，单独输注时无须做血型鉴定和交叉配血试验。主要制品有新鲜液体血浆、新鲜冰冻血浆、普通冰冻血浆、冰冻干燥血浆。

5.血浆蛋白成分

以血浆为原料加工而成的制品。主要制品有清蛋白、免疫球蛋白和各种凝血制品。

二、输血的方法

输血主要有静脉输血与动脉输血，最常用的为静脉输血。动脉输血可直接迅速补充失血，特别有利于冠状动脉和脑动脉的灌注，升压效果明显，但近年来的研究表明中心静脉快速输血完全可以达到动脉输血的效果，因而现在动脉输血临床使用较少。

(一)输血的目的

1.补充血容量

增加有效循环血量,增加心排血量,改善心肌功能和全身血液灌流,提升血压。常用于急性大出血、休克患者。

2.纠正贫血

增加血红蛋白及其携氧的能力,改善全身状况。常用于因血液系统疾病而引起的严重贫血,以及某些慢性消耗性疾病的患者。

3.补充抗体、补体

新鲜血液含有多种抗体及白细胞、血小板,输血后可以增强机体免疫力。常用于严重感染、烧伤等患者。

4.补充血浆蛋白

纠正低蛋白血症,改善营养,维持胶体渗透压,减少组织渗出和水肿,保证循环血量。常用于低蛋白血症的患者。

5.补充凝血因子

输入新鲜血,可以补充各种凝血因子,改善凝血功能。常用于凝血机制障碍的患者。

6.促进骨髓系统和网状内皮系统功能

常用于再生障碍性贫血、白血病等。

7.改善组织缺氧

血红蛋白失去运氧能力和不能释放氧气供组织利用时,以改善组织器官的缺氧状况。用于苯酚、一氧化碳等中毒。

(二)输血适应证

1.各种原因引起的大出血

一般一次失血在 500 mL 以内,可由组织间液进入血液循环而起到代偿;失血 500～800 mL,可输入等渗盐水、平衡液、血浆代用品或全血;失血＞1 000 mL 应及时输血。

2.纠正贫血或低蛋白血症

输入全血、浓缩或洗涤红细胞可纠正贫血;血浆、清蛋白液用于低蛋白血症。

3.严重感染

输血可提供抗体、补体等,以增强抗感染能力,一般采用少量多次输入新鲜血或成分血。切忌使用库存血。

4.凝血功能异常

对患有出血性疾病的患者,可输新鲜血或成分血,血小板、凝血因子、纤维蛋白原等。

(三)血型和相容性检查

1.血型

血型是指红细胞膜上特异性抗原的类型。根据红细胞所含有的凝集原,把人类的血液区分为若干类型。血型狭义来说是指红细胞抗原的差异,广义来说包括白细胞、血小板等血液各成分抗原的不同。临床上主要应用的是 ABO 血型系统和 Rh 血型系统。

(1)ABO 血型系统:ABO 血型是根据红细胞膜上是否存在凝集原 A 与凝集原 B 而将血液分为 A 型、B 型、AB 型、O 型 4 种血型(表3-1)。

表 3-1　ABO 血型系统

血型(抗体)	红细胞上的凝集原(抗原)	血清中的凝集素
A	A	抗 B
B	B	抗 A
O	无	抗 A、抗 B
AB	A/B	无

(2)Rh 血型系统：人类红细胞除含 AB 抗原外，还有 C、c、D、d、E、e 6 种抗原。因 D 抗原的抗原性最强，故 Rh 血型是以 D 抗原存在与否来表示 Rh 阳性或阴性。汉族中 99％的人为 Rh 阳性，Rh 阴性者不足 1％。Rh 阴性的人输入 Rh 阳性血液，或 Rh 阳性胎儿的红细胞从胎盘进入了 Rh 阴性的母体，就会使 Rh 阴性者产生抗 Rh 抗体，当再次输入 Rh 阳性血液或再次妊娠时，就会出现不同程度的溶血反应或新生儿的溶血。

2.交叉相容配血试验

该试验的目的在于检查受血者与献血者之间有无不相容抗体。输血前虽已验明供血者与受血者的 ABO 血型相同，为保证输血安全，在确定输血前仍需再做交叉相容配血试验。

(1)直接交叉相容配血试验：用供血者红细胞和受血者血清进行配合试验，检查受血者血清中有无破坏供血者红细胞的抗体。

(2)间接交叉相容配血试验：用供血者血清和受血者红细胞交叉配合，检查输入血液的血浆中有无能破坏受血者红细胞的抗体。

无论直接还是间接交叉配血试验，只要有一项发生凝集就表示血型不合，不能输血。

(四)输血前准备

输血前应先取得患者的理解并征得患者的同意，签署知情同意书。

1.备血

根据医嘱抽取血标本 2 mL，与已填写的输血申请单一起送往血库，做血型鉴定和交叉配血试验。采血时不要同时采集两个人的血标本，以免发生混淆。

2.取血

输血当天凭取血单去血库取血，必须与血库人员共同做好"三查""八对"。"三查"即查血的有效期、血的质量和输血装置是否完好；"八对"即对床号、姓名、住院号、血袋号、血型、交叉配血试验结果、血液种类和剂量。超过保质期不能使用。检查血液质量如发现血浆颜色变红或浑浊有泡沫，红细胞与血浆界限不清等都证明有溶血现象均不能使用。查对无误，在交叉配血单上签名方可提取血液。

3.取血后

血液自血库取回后，切勿振荡，以免红细胞大量破坏引起溶血；取回的血液在室温下放置15 分钟后再输入，不能将血液加温，防止血浆蛋白凝固变性而引起反应，避免放置时间过长，造成污染。

4.输血前

输血前需与另一护士再次进行核对，以确保无误。

(五)静脉输血的方法

1.目的

见静脉输血目的。

2.评估

(1)患者及供血者的血型、交叉配血结果、输血史和过敏史。

(2)患者病情、治疗情况、心理状态、对输血的理解程度与合作程度。

(3)穿刺部位皮肤及血管情况。

3.操作前准备

(1)用物准备:①间接静脉输血法同密闭式输液,仅将输液器换为输血器(滴管内有滤网,9号静脉穿刺针头)。另备手套。②直接静脉输血法同静脉注射,另备50 mL注射器数具(根据输血量多少而定)、3.8%枸橼酸钠溶液、手套。③0.9%生理盐水、血液制品(根据医嘱准备)。

(2)患者准备:①了解输血的目的、方法、注意事项及配合要点;②在输血同意书上签字;③根据需要排尿或排便,取舒适卧位。

(3)护士准备:着装整洁,修剪指甲,洗手、戴口罩。

(4)环境准备:清洁、宽敞,光线明亮,方便操作,避免清扫等使尘埃飞扬的操作。

4.操作步骤

(1)间接输血法。①再次检查核对:将用物携至患者床旁,与另一位护士一起再次核对和检查。解释操作目的和方法。②建立静脉通道:按密闭式输液法先输入少量生理盐水。③连接血袋进行输血:戴手套,打开储血袋封口,常规消毒开口处塑料管,将输血器针头插入塑料管内,缓慢将储血袋倒挂于输液架上。④控制和调节滴速:开始输入血液速度宜慢,观察15分钟,如无不良反应,根据病情调节滴速。⑤操作后处理:协助卧位,交代患者或家属有关注意事项,将呼叫器置于易取处。整理用物,洗手,记录。⑥输血完毕后的处理:再继续滴入生理盐水,直到将输血器内的血液全部输入体内再拔针。整理床单位,清理用物,做好输血记录。

(2)直接输血法:①向供血者和患者做解释。②洗手,戴口罩,将备好的注射器内加入抗凝剂。③请供血者和患者分别卧于床上,露出一侧上臂。④认真核对受血者和供血者姓名、血型、交叉配血结果。⑤将血压计袖带缠于供血者上臂并充气。⑥选择粗大静脉(一般为时正中静脉)。戴手套,常规消毒皮肤,抽取血液,立即行静脉注射输给受血者。⑦输血完毕,拔出针头,用小纱布按压穿刺点片刻至无出血。⑧清理用物,洗手,记录。

5.注意事项

(1)严格执行无菌操作和查对制度,避免事故差错和输血反应的发生。

(2)血库中的血液取出后,30分钟内给患者输入,避免久置使血液变质或被污染。

(3)在输血前后均应输入少量生理盐水,冲洗输血器管道,输注两个以上供血者的血液时,两者之间应输入少量生理盐水,血液内不得随意加入其他药品,并避免和其他溶液相混,以防血液在酸、碱、高、低渗的环境中发生凝集和溶解。

(4)静脉输血开始时速度宜慢,观察15分钟后如无反应,可根据情况调节至合适的滴速。大出血、休克时尽快补充血容量,可加压、快速输血。

(5)输血过程中要加强巡视,注意观察患者的局部是否有疼痛,有无输血反应,一旦发生输血反应,应立即停止输血并按照输血反应给予处理。加压输血时必须有护士监测,以避免空气进入体内,发生空气栓塞。

(6)多次输血或输入多个人的血时,输血前按医嘱酌情给抗过敏药。大量输库存血时应注意补充钙剂。

(7)同时输多种血液时一般应先输成分血再输全血,以保证成分血新鲜。

(8)输完血的血袋应保留 24 小时备查。如发生输血反应还应保留余血以备检查分析,查找原因。

(9)采用直接输血法从供血者血管内抽血不可过急过快,并注意观察其面色、血压等变化,询问有无不适。连续抽血时,只需更换注射器,不必拔出针头,但要放松袖带,并用手指压迫穿刺部位前端静脉,以减少出血。给受血者推注速度不可过快。

三、自体输血

自体输血通常指采集患者体内血液或于手术中收集自体失血再回输给同一患者的方法,即输回自己的血。自体输血的优点是无须做血型鉴定及交叉配血试验,不会产生免疫反应,扩容迅速、安全、可靠,开展自体输血将有利于开拓血源,减少储存血量,既节省血源又防止发生输血反应,同时有效地避免了因输血而引起的疾病(如肝炎、艾滋病)的传播。

自体输血有 3 种形式,包括术前预存自体血、术前稀释血液回输和术中失血回输。

(一)术前预存自体血

选择符合条件的患者于术前抽取患者的血液,在血库低温下保存,待手术时再输还给患者。一般于术前 3 周开始,每周或隔周采血 1 次。注意最后一次采血应在手术前 3 天,以利机体恢复正常的血浆蛋白水平。

(二)术前稀释血液回输

于手术开始后采血并同时自静脉给晶体或胶体溶液,借此降低血细胞比容而同时维持血容量,目的是稀释血液,使术中失血时实际丢失的红细胞及其他成分相应减少,所采集的血在手术中或手术后补还自体。

(三)术中失血回输

术中失血回输适用于腹腔或胸腔钝性损伤(如脾破裂)、异位妊娠破裂、估计有大出血的手术(肝脏手术)等,血液流入腹腔 16 小时内无污染、无凝血者。自体输血的方法采用流动或离心装置自体输血器,将血液进行回收、抗凝、滤过、洗涤等处理再回输给患者。

下列情况不能使用回收血:血液已被污染者,血液可能受癌细胞污染者,血细胞严重破坏,合并心功能不全,心力衰竭,阻塞性肺部疾病,肝、肾功能不全或原有贫血者均不能采用此法。自体输血量应控制在 3 500 mL 以内。大量回输自体血时,应适当补充新鲜血浆和血小板。

(赵丽丽)

第六节 鼻 饲 术

一、鼻饲目的

对不能由口进食者或者拒绝进食者,提供足够的热量和蛋白质等多种营养素和药物,以满足其对营养和治疗的需求。

二、操作流程

(一)评估

(1)患者的病情及治疗情况,是否能承受插入导管的刺激。

(2)患者的心理状态与合作程度,既往是否接受过类似的治疗,是否紧张,是否了解插管的目的,是否愿意配合和明确如何配合插管。

(3)患者鼻腔黏膜有无肿胀、炎症,有无鼻中隔偏曲,有无鼻息肉等。

(二)操作

(1)清洁鼻孔,戴手套,测量插管长度(自前额发际到剑突的长度),必要时以胶布粘贴做标记,相当于 45～55 cm。

(2)润滑胃管前段,左手托住胃管,右手持胃管前端,沿一侧鼻孔缓缓插入,到咽喉部时(约15 cm),嘱患者做吞咽动作,同时将胃管送至所需长度,暂用胶布固定于鼻翼。

(3)抽吸胃液,若有胃液证实胃管是在胃中,将胃管用胶布固定于面颊部。

(4)注入少量温水,再注入流质,注入完毕以少量温水冲洗胃管,提起胃管末端使水进入胃内。

(5)折胃管开口端,用纱布包好,夹子夹紧,再用别针固定于枕旁。

(三)为昏迷患者插胃管

插管前应先撤去患者枕头,头向后仰,可避免胃管误入气管,当胃管插入 15 cm 时,将患者头部托起,使下颌靠近胸骨柄,以增大咽喉部通道的弧度,便于胃管顺利通过会厌部缓缓插入胃管至预定长度。

(四)确认胃管在胃内的方法

(1)连接注射器于胃管末端进行抽吸,抽出胃液。

(2)置听诊器于患者胃部,快速经胃管向胃内注入 10 mL 空气,能听到气过水声。

(3)将胃管末端置于盛水的治疗碗内,无气泡逸出。

三、并发症的预防及处理流程

(一)腹泻、腹痛

腹泻患者大便次数增多,部分呈水样便,肠鸣音亢进,部分患者有腹痛。

1.处理

(1)及时清理,保持肛周皮肤清洁干燥。

(2)腹泻严重者,遵医嘱应用止泻药物,必要时停用。

(3)菌群失调患者,可口服乳酸菌制剂。

2.预防

(1)鼻饲液现用现配,配制过程中防止污染。

(2)营养液浓度适宜,灌注的速度不能太快,温度以 37～42 ℃最为适宜。

(二)胃食管反流

胃潴留腹胀,鼻饲液输注前抽吸胃液可见潴留量＞150 mL,严重者可引起胃食管反流。

1.处理

(1)鼻饲前常规检查胃潴留量,＞150 mL 时应暂停鼻饲。

(2)协助患者进行腹部环形按摩,促进肠蠕动。

(3)胃潴留的重病患者,遵医嘱给予甲氧氯普胺,加速胃排空。

2.预防

(1)每次鼻饲量不超过 200 mL,间隔时间不少于 2 小时。

(2)鼓励患者床上及床边活动,促进胃肠功能恢复。

(3)进行腹部环形按摩,促进肠蠕动。

(三)血压下降、休克

胃出血胃管内可抽出少量鲜血,出血量较多时,患者排柏油样便,严重者血压下降,脉搏细速,出现休克。

1.处理

(1)出血量小者,可暂停鼻饲,密切观察出血量。

(2)出血量大者,可用冰盐水洗胃,减轻出血。

2.预防

(1)鼻饲前抽吸力量避免过大,以免损伤胃黏膜引起出血。

(2)胃管位置适当,固定牢固,躁动不安的患者遵医嘱适当使用镇静剂。

(四)呛咳、气喘、呼吸困难

胃食管反流、误吸在鼻饲过程中出现呛咳、气喘、心动过速、呼吸困难的症状,严重者肺内可闻及湿啰音音和水泡音。

1.处理

(1)出现反流误吸,立即帮助患者清除误吸物,必要时进行吸引。

(2)告知医师,根据误吸程度进行对症处理。

2.预防

(1)鼻饲时床头应抬高,避免反流误吸。

(2)选用管径适宜的胃管,匀速注入。

(3)管饲前后半小时应禁止翻身扣背,以免胃受机械性刺激而引起反流。

(4)管饲前应吸净气管内痰液,以免吸痰时腹压增高引起反流。

四、注意事项

(1)插管动作应轻稳,特别是在通过食管 3 个狭窄处时。

(2)须经鼻饲管使用药物时,应将药片研碎,溶解后再灌入。

(3)每次鼻饲量不超过 200 mL,间隔时间不少于 2 小时,温度 39～41 ℃。

(4)长期鼻饲者,应每天进行口腔护理,胃管应每周更换(晚上拔出),第二天清晨再由另一鼻孔插入。

(刘　艳)

第七节 导 尿 术

一、目的

(1)为尿潴留患者解除痛苦;使尿失禁患者保持会阴清洁、干燥。

(2)收集无菌尿标本,做细菌培养。

(3)避免盆腔手术时误伤膀胱,为危重、休克患者正确记录尿量,测尿比重提供依据。

(4)检查膀胱功能,测膀胱容量、压力及残余尿量。

(5)鉴别尿闭和尿潴留,以明确肾功能不全或排尿功能障碍。

(6)诊断及治疗膀胱和尿道的疾病,如进行膀胱造影或对膀胱肿瘤患者进行化学治疗(简称化疗)等。

二、准备

(一)物品准备

治疗盘内:橡皮圈 1 个,别针 1 枚,备皮用物 1 套,一次性无菌导尿包 1 套(治疗碗 2 个、弯盘、双腔气囊导尿管根据年龄选不同型号尿管,弯血管钳 1 把、镊子 1 把、小药杯内置棉球若干个,液状石蜡棉球瓶 1 个,洞巾 1 块),弯盘 1 个,一次性手套 1 双,治疗碗 1 个(内盛棉球若干个),弯血管钳 1 把、镊子 2 把、无菌手套 1 双,常用消毒溶液如 0.1% 苯扎溴铵(新洁尔灭)、0.1% 氯己定等,无菌持物钳及容器 1 套。

治疗盘外:小橡胶单和治疗巾 1 套(或一次性治疗巾),便盆及便盆巾。

(二)患者、护理人员及环境准备

使患者了解导尿的目的、方法、注意事项及配合要点。取仰卧屈膝位,调整情绪,指导或协助患者清洗外阴,备便盆。护理人员应衣帽整齐,修剪指甲,洗手,戴口罩。环境安静、整洁,光线、温度、湿度适宜,关闭门窗,备屏风或隔帘。

三、评估

(1)评估患者病情、治疗情况、意识、心理状态及合作程度。

(2)评估患者排尿功能异常的程度,膀胱充盈度及会阴部皮肤、黏膜的完整性。

(3)向患者解释导尿的目的、方法、注意事项及配合要点。

四、操作步骤

(1)操作者位于患者右侧,帮助患者取仰卧屈膝位,脱去对侧裤腿,盖在近侧腿上,对侧下肢和上身用盖被盖好,两腿略外展,暴露外阴部。

(2)将一次性橡胶单和治疗巾垫于患者臀下,弯盘放于患者臀部,治疗碗内盛棉球若干个。

(3)左手戴手套,右手持血管钳夹取消毒棉球做外阴初步消毒,按由外向内,自上而下,依次消毒阴阜、两侧大阴唇。

(4)左手分开大阴唇,换另一把镊子按顺序消毒大小阴唇之间－小阴唇－尿道口－自尿道口至肛门,减少逆行感染的机会。污棉球置于弯盘内,消毒完毕,脱下手套置于治疗碗内,污物放置治疗车下层。

(5)在患者两腿间打开无菌导尿包,用持物钳夹浸消毒液的棉球于药杯内。

(6)戴无菌手套,铺洞巾,使洞巾与包布内面形成无菌区域。嘱患者勿移动肢体保持体位,以免污染无菌区。

(7)按操作顺序排列好用物,用镊子取液状石蜡棉球,润滑导尿管前端。

(8)左手拇指、示指分开并固定小阴唇,右手持弯持物钳夹取消毒棉球,按由内向外,自上而下顺序消毒尿道口、两侧小阴唇、尿道口,尿道口处要重复消毒一次,污棉球及弯血管钳置于弯盘内,右手将弯盘移至靠近床尾无菌区域边沿,便于操作。

(9)右手将无菌治疗碗移至洞巾旁,嘱患者张口呼吸,用另一只弯血管钳夹持导尿管对准导尿口轻轻插入尿道 4～6 cm,见尿液后再插入 1～2 cm。

(10)左手松开小阴唇,下移固定导尿管,将尿液引入治疗碗。注意询问患者的感觉,观察患者的反应。

(11)导尿毕,夹住导管末端,轻轻拔出导尿管,避免损伤尿道黏膜。撤下洞巾,擦净外阴,脱去手套置弯盘内,撤出臀部一次性橡胶单和治疗巾置治疗车下层。协助患者穿好裤子,整理床单位。

(12)整理用物。

(13)洗手,记录。

五、注意事项

(1)向患者及其家属解释留置导尿管的目的和护理方法,使其认识到预防泌尿道感染的重要性,并主动参与护理。

(2)保持引流通畅,避免导尿管扭曲堵塞,造成引流不畅。

(3)防止泌尿系统逆行感染。

(4)患者每天摄入足够的液体,每天尿量维持在 2 000 mL 以上,达到自然冲洗尿路的目的,以减少尿路感染和结石的发生。

(5)保持尿道口清洁,女患者用消毒棉球擦拭外阴及尿道口,如分泌物过多,可用 0.02% 高锰酸钾溶液冲洗,再用消毒棉球擦拭外阴及尿道口。

(6)每周定时更换集尿袋 1 次,定时排空集尿袋,并记录尿量。

(7)每月定时更换导尿管 1 次。

(8)采用间歇性夹管方式,训练膀胱反射功能。关闭导尿管,每 4 小时开放 1 次,使膀胱定时充盈和排空,促进膀胱功能的回复。

(9)离床活动时,应用胶布将导尿管远端固定在大腿上,集尿袋不得超过膀胱高度,防止尿液逆流。

(10)协助患者更换体位,倾听患者主诉,并观察尿液性状、颜色和量,尿常规每周检查一次,若发现尿液浑浊、沉淀、有结晶,应做膀胱冲洗。

(梁玉玲)

第八节　膀胱冲洗术

一、目的

(1)对留置导尿管的患者,保持其尿液引流通畅。

(2)清除膀胱内的血凝块、黏液、细菌等异物,预防感染的发生。

(3)治疗某些膀胱疾病,如膀胱炎、膀胱肿瘤。

二、准备

(一)用物准备

治疗盘(消毒物品)1 套、无菌膀胱冲洗装置 1 套、冲洗液按医嘱备、弯血管钳 1 把、输液调节器 1 个,必要时备启瓶器、输液架各 1 个。

(二)患者、护理人员及环境准备

患者了解膀胱冲洗目的、方法、注意事项及配合要点。护理人员应衣帽整齐,修剪指甲,洗手,戴口罩。环境安静、整洁,光线、温度、湿度适宜,关闭门窗。

三、操作步骤

(1)准备物品和冲洗溶液(生理盐水、0.02%呋喃西林溶液、3%硼酸溶液、0.2%氯己定溶液、0.1%新霉素溶液、0.1%雷夫奴尔溶液、2.5%醋酸等),仔细检查冲洗液有无浑浊、沉淀或絮状物;备齐用物,携至患者床边。

(2)核对患者床号、姓名,向患者解释操作目的和过程。

(3)按医嘱取冲洗液,冬季冲洗液应加温至 38～40 ℃,以防低温刺激膀胱,常规消毒瓶塞,打开膀胱冲洗装置,将冲洗导管针头插入瓶塞,严格执行无菌操作技术,将冲洗液瓶倒挂于输液架上,瓶内液面距床面 60 cm,以便产生一定的压力使液体能够顺利滴入膀胱,排气后用弯血管钳夹导管。

(4)打开引流管夹子,排空膀胱,降低膀胱内压,便于冲洗液顺利滴入膀胱。

(5)夹毕引流管,开放冲洗管,使溶液滴入膀胱,调节滴速,滴速一般为 60～80 滴/分,以免患者尿意强烈,膀胱收缩,迫使冲洗液从导尿管侧溢出尿道外。

(6)待患者有尿意或滴入溶液 200～300 mL 后,夹毕冲洗管,放开引流管,将冲洗液全部引流出来后,再夹毕引流管。

(7)按需要量,如此反复冲洗,一般每天冲洗 2 次,每次 500～1 000 mL,冲洗过程中,经常询问患者感受,观察患者反应及引流液性状。

(8)冲洗完毕,取下冲洗管,清洁外阴部,固定好导尿管。

(9)协助患者取舒适卧位,整理床单位,清理物品。

(10)洗手记录冲洗液名称、冲洗量、引流量、引流液性质,冲洗过程中患者的反应。

四、注意事项

(1)严格遵医嘱并根据病情准备冲洗液。

(2)根据膀胱冲洗"微温、低压、少量、多次"的原则进行冲洗。

(3)保持冲洗管及引流管的无菌,冲洗过程中注意无菌原则。

(4)冲洗过程若患者出现不适或有出血情况,应立即停止冲洗,并与医师联系。

(5)如滴入治疗用药,须在膀胱内保留 30 分钟后再引流出体外,有利于药液与膀胱内液充分接触,并保持有效浓度。

(6)冲洗时不宜按压膀胱。

(梁玉玲)

第九节 灌 肠 术

一、目的

(1)刺激肠蠕动,软化和清除粪便,排出肠内积气,减轻腹胀。

(2)清洁肠道,为手术、检查和分娩做准备。

(3)稀释和清除肠道内有害物质,减轻中毒。

(4)为高热患者降温。

根据灌肠的目的不同分为保留灌肠和不保留灌肠。不保留灌肠按灌入液体量不同,分大量不保留灌肠和小量不保留灌肠(小量不保留灌肠适用于危重患者、老年体弱、小儿、孕妇等)。

二、准备

(一)物品准备

治疗盘内备通便剂(按医嘱备)、一次性手套 1 双、剪刀(用开塞露时)1 把,弯盘 1 个,卫生纸、纱布 1 块。

治疗盘外备:温开水(用肥皂栓时)适量、屏风、便盆、便盆布 1 个。

(二)患者、护理人员及环境准备

患者了解通便目的、方法、注意事项及配合要点。取侧卧屈膝位,调整情绪,指导或协助患者清洗肛周,备便盆。护理人员应衣帽整齐,修剪指甲,洗手,戴口罩。环境安静、整洁,光线、温度、湿度适宜,关闭门窗,备屏风或隔帘,保护患者隐私,消除紧张、恐惧心理,取得合作。

三、评估

(1)评估患者病情、治疗情况、意识、心理状态及合作度。

(2)评估患者的腹胀情况,肛周皮肤和黏膜的完整性。

四、操作步骤

(1)关闭门窗,用屏风遮挡患者,保护患者隐私。

(2)条件许可患者可帮助其取左侧卧位,双腿屈曲,背向操作者,暴露肛门,便于操作。

(3)患者臀部移至床沿,臀下铺一次性尿垫,保持床单位清洁,便器放置在床旁。

(4)将弯盘置于臀部旁,用血管钳关闭灌肠筒胶管倒灌肠液于筒内,悬挂灌肠筒于输液架上,灌肠筒内液面与肛门距离不超过 30 cm。

(5)将玻璃接头一头连接肛管,另一头连接灌肠筒胶管。

(6)戴一次性手套,一手分开肛门,暴露肛门口,嘱患者张口呼吸,使患者放松便于插管,另一手将肛管轻轻旋转插入肛门,沿着直肠壁进入直肠 7～10 cm。

(7)固定肛管,打开血管钳,缓缓注入灌肠液,速度不可过快过猛,以防刺激肠黏膜,出现排便。

(8)用血管钳关闭灌肠筒胶管,一手持卫生纸紧贴肛周下沿,防止灌肠液流出,另一手将肛管轻轻拔出,置弯盘内。

(9)擦净肛周,协助患者取舒适卧位,灌肠液在体内保留 10 分钟后再排便。充分软化粪便,提高灌肠效果。

(10)清理用物。

(11)协助患者排便,整理床单位。洗手、记录。

五、注意事项

(1)灌肠液温度控制在 38 ℃,温度过高损伤肠黏膜,温度过低可引起肠痉挛。

(2)灌肠如遇患者有便意、腹胀时,嘱患者做深呼吸,让灌肠液在体内尽量保留 10 分钟后再排便。

(3)消化道出血、急腹症、妊娠、严重心血管疾病患者禁忌灌肠。

六、相关护理方法

(一)人工取便术

(1)条件许可患者可帮助其取左侧卧位,双腿屈曲,背向操作者,暴露肛门,便于操作。

(2)患者臀下铺一次性尿垫保持床单位清洁,便器放置在床旁。

(3)戴一次性手套,在右手示指端倒 1～2 mL 的 2％利多卡因,插入肛门停留 5 分钟,利多卡因对肛管和直肠起麻醉作用,能减少刺激,减轻疼痛。

(4)嘱患者张口呼吸,轻轻旋转插入肛门,沿着直肠壁进入直肠。

(5)手指轻轻摩擦,松弛粪块,取出粪块,放入便器,重复数次,直至取净,动作轻柔,避免损伤肠黏膜或引起肛周水肿。

(6)取便过程中注意观察患者的生命体征和反应,如发现面色苍白、出汗、疲惫等表现,应暂停,休息片刻,若患者心率明显改变,应立即停止操作。

(7)操作结束,清洗肛门和臀部并擦干,病情许可时可行热水坐浴,促进局部血液循环,减轻疼痛防止病原微生物传播。

(8)整理消毒用物,洗手并做记录。

(9)注意事项:有肛门黏膜溃疡、肛裂及肛门剧烈疼痛者禁用此法。

(二)便秘的护理

(1)正确引导,合理安排膳食结构。

（2）协助患者适当增加运动量。

（3）养成良好的排便习惯。

（4）腹部进行环形按摩，通过按摩腹部，刺激肠蠕动，促进排便。方法：用右手或双手叠压稍微按压腹部，自右下腹盲肠部开始，依结肠蠕动方向，经升结肠、横结肠、降结肠、乙状结肠做环形按摩，或在乙状结肠部，由近心端向远心端做环形按摩，每次 5～10 分钟，每天 2 次。可由护士操作或指导患者自己进行。

（5）遵医嘱给予口服缓泻药物，禁忌长期使用，产生依赖性而失去正常的排便功能。

（6）简便通便术包括通便剂通便术和人工取便术。是患者及家属经过护士指导，可自行完成的一种简单易行、经济有效的护理技术。常用剂通便剂有开塞露（由 50％的甘油或少量山梨醇制成，装于塑料胶壳内一种溶剂）、甘油栓（由甘油和硬脂酸制成，为无色透明或半透明栓剂，呈圆锥形，密封于塑料袋内一种溶剂，需冷藏储存）、肥皂栓（将普通肥皂削成底部直径 1 cm，长 3～4 cm 圆锥形栓剂）。具有吸收水分、软化粪便、润滑肠壁刺激肠蠕动的作用。人工取便术是用手指插入直肠，破碎并取出嵌顿粪便的方法。常用于粪便嵌塞的患者采用灌肠等通便术无效时，以解除患者痛苦的方法。

（胡　兴）

第十节　阴道冲洗和给药

一、目的

清洁阴道、妇科手术和阴道手术术前准备。

二、评估

（一）评估患者

（1）双人核对医嘱。

（2）核对床号、姓名、病历号和腕带（请患者自己说出床号和姓名）。

（3）评估患者是否有同房史。

（4）评估患者病情和年龄、意识状态和合作程度。

（5）告知患者阴道冲洗的目的和方法，取得患者的配合。

（6）评估患者外阴情况，阴道分泌物、性状、气味等。

（二）评估环境

安静整洁，宽敞明亮，关门窗或隔帘遮挡，温度适宜，30 分钟内无打扫。

三、操作前准备

（一）人员准备

仪表整洁，符合要求。洗手，戴口罩。

（二）物品准备

治疗车上层放置窥器 1 个、手套 1 副、检查垫 1 个、无菌冲洗桶（内装 0.5‰碘伏溶液，水温 39～41 ℃）、无菌冲洗盘（内装弯盘 2 个、长镊子 2 把、大纱球 2 个）、甲硝唑 0.2 g、肥皂水、快速手消毒剂。以上物品符合要求，均在有效期内。治疗车下层放置医疗废物桶、生活垃圾桶。

四、操作程序

（1）双人核对药物浓度、剂量和用法。

（2）核对患者床号、姓名、病历号和腕带（请患者自己说出床号和姓名）。

（3）协助患者移至检查室，将检查垫铺于检查床上。

（4）协助患者至检查床上，嘱患者脱去一侧裤腿，取膀胱截石位，嘱患者臀部尽量靠近检查床的外缘，暴露外阴。

（5）将装有 0.5‰碘伏溶液的冲洗桶挂在架子上（高于检查床平面 1 m 以上的距离）。

（6）拉开检查床下的污物桶。

（7）快速手消毒剂消毒双手。

（8）打开无菌冲洗盘，将弯盘打开，1 个弯盘内倒入肥皂水，另一弯盘内放置 2 把长镊子和 2 个大纱球。

（9）戴手套，左手将窥器轻轻放入阴道（嘱患者放松），暴露宫颈，将窥器固定，右手用长镊子夹大纱球蘸肥皂水擦洗阴道壁、宫颈穹隆，边擦洗边转动窥器，确保阴道壁各个方向均擦拭到，直至干净，将纱球弃至医疗废物桶内（视患者情况必要时可更换纱球再次擦洗）。

（10）镊子置于治疗车下层。

（11）右手持冲洗桶下端的冲洗管用 0.5‰碘伏溶液冲洗阴道、阴道壁的各个方向，同时转动窥器，直至冲洗干净。

（12）轻压窥器外端，使阴道积液流出，持第 2 把镊子夹取干纱球擦干阴道积液。

（13）用镊子夹取甲硝唑 0.2 g，放置阴道后穹隆处，松开窥器，将镊子与窥器一同轻轻取出，投入医疗废物桶。

（14）协助患者擦干外阴，穿好衣裤，再次核对。

（15）向患者交代注意事项。

（16）整理用物，洗手，脱口罩。

五、注意事项

（1）充分暴露宫颈，冲洗要彻底。

（2）护患之间进行有效的沟通，可以减轻阴道冲洗给患者带来的心理压力。冲洗过程中应注意观察患者情况，如有问题及时通知医师。

（3）操作时动作轻柔，避免或减轻患者的不适。

（4）注意保暖，为患者做好遮挡，保护隐私。

（5）严格无菌操作。

（6）冲洗时避免浸湿患者的衣服。

（7）月经未净者避免治疗。

（梁玉玲）

第十一节 无痛内镜护理

无痛内镜技术是指在静脉麻醉或清醒镇静状态下实施胃镜和结肠镜检查,使整个检查在不知不觉中完成,具有良好的安全性和舒适性。目前多采用清醒镇静的方法,在镇静药物的诱导下使患者能忍受持续保护性反应而导致的不适,以减轻患者的焦虑及恐惧心理,提高痛阈,但患者仍保持语言交流能力和浅感觉,可配合医师的操作。无痛内镜克服了传统内镜操作过程中患者紧张、恶心、腹胀等缺点,消除患者紧张、恐惧的情绪,提高对检查的耐受性;胃肠蠕动减少,便于医师发现细微病变;减少了患者因痛苦躁动引起的机械性损伤的发生及因紧张、恐惧和不合作而产生的心脑血管意外。护士应严格掌握各种药物的正确使用、注意术中的监测及并发症的及时发现与处理,密切配合医师完成检查,确保患者安全。

一、适应证

(1)有内镜检查适应证但恐惧常规内镜检查者。

(2)呕吐剧烈或其他原因难以承受常规内镜检查者。

(3)必须行内镜检查但伴有其他疾病者,如伴有癫痫史、小儿、高血压、轻度冠心病、陈旧性心肌梗死、精神病等不能合作者。

(4)内镜操作时间长、操作复杂者,如内镜下取异物等。

二、禁忌证

(1)生命处于休克等危重症者。

(2)严重肺部疾病,如 COPD、睡眠呼吸暂停;严重肺心病、急性上呼吸道感染、支气管炎及哮喘病。

(3)腐蚀性食管炎、胃炎、胃潴留。

(4)中度以上的心功能障碍者、急性心肌梗死、急性脑梗死、脑出血、严重的高血压者。

(5)急剧恶化的结肠炎症(肠道及肛门急性炎症、缺血性肠炎等)、急性腹膜炎等。

(6)怀疑有胃肠穿孔者、肠瘘、腹膜炎及有广泛严重的肠粘连者。

(7)极度衰弱,不能耐受术前肠道准备及检查者。

(8)肝性脑病(包括亚临床期肝性脑病)。

(9)严重的肝、肾功能障碍者。

(10)妊娠期妇女和哺乳期妇女。

(11)重症肌无力、青光眼、前列腺增生症有尿潴留史者。

(12)严重过敏体质,对异丙酚、咪达唑仑、芬太尼、东莨菪碱、脂类局麻药物过敏及忌用者。

(13)严重鼻鼾症及过度肥胖者宜慎重。

(14)心动过缓者慎重。

三、术前准备

(一)器械准备

(1)内镜及主机。

(2)常规内镜检查所需的物品(同常规胃肠镜检查)。

(3)镇静麻醉所需设备:麻醉机、呼吸机、心电监护仪、简易呼吸球囊、中心负压吸引、中心吸氧装置等。

(4)必备急救器材:抢救车(包括气管切开包、静脉切开包等)、血压计、听诊器、专科特殊抢救设备等。

(5)急救药品:肾上腺素、去甲肾上腺素、阿托品、地塞米松等。

(6)基础治疗盘(包括镊子、碘伏、棉签等)。

(7)各种型号注射器、输液器、输血器。

(8)镇静药物:主要包括苯二氮䓬类抗焦虑药和阿片类镇痛药。在镇静内镜检查中,一般都采取某几种药物联合应用,因为联合用药可以发挥协同作用,达到更好的镇静效果,但是这也增加了呼吸抑制和低血压等不良事件的发生。因此在用药类型和剂量选择时应因人而异,在联合用药时适当减量。在镇静期间需追加药物时,应与上次给药时间有充分的间隔,以保证药物起效。

(二)患者准备

镇静剂在内镜操作中,既要减轻患者操作中的痛苦,又要保证操作安全。因此,除按常规内镜检查准备外,还要注意以下方面。

(1)仔细询问患者病史,了解重要脏器功能状况、既往镇静麻醉史、药物过敏史、目前用药、烟酒史等。体格检查包括生命体征、心肺听诊和肺通气功能评估。

(2)向患者说明检查的目的和大致过程,解除患者焦虑和恐惧心理,取得合作,签署检查和麻醉知情同意书。

(3)完善术前准备:如心电图、胸片等。

(4)除内镜检查常规术前准备外,检查当天禁食 8 小时,禁水 4 小时。

(5)建立一条静脉通道,维持到操作结束和患者不再有心肺功能不全的风险时。

(6)协助患者取左侧卧位,常规鼻导管给氧,行心电监护,监测血压、脉搏、平均动脉压、心电波形及血氧饱和度。由麻醉医师缓慢注射药物。

四、术中护理配合

(一)患者护理

(1)病情监测:观察患者意识、心率、血氧饱和度、皮肤温度和觉醒的程度等变化,在镇静操作前、中、后做好记录。①意识状态:镇静内镜检查需等患者睫毛反射消失后开始进镜。检查中,护士应常规监测患者对语言刺激的反应能力,除儿童、智力障碍者和不能合作者(这些患者应考虑予以深度镇静)。同时,注意观察患者的"肢体语言"(如发白的指关节开始放松、肩下垂、面部肌肉放松、面色安详等)也有利于判断是否达到松弛和无焦虑状态。一旦患者只对疼痛刺激发生躲闪反应时,提示镇静程度过深,有必要使用拮抗药对抗药物反应。②呼吸状况:镇静内镜的主要并发症是呼吸抑制。因此,镇静内镜检查中对呼吸状况的监测尤为重要。呼吸抑制的主要表现是低通气,护士在检查中要注意观察患者的自主呼吸运动或者呼吸音听诊,一旦发现患者呼吸异常或血氧饱和度下降,可指导患者深呼吸,并吸氧,同时通知术者并配合处理。③循环变化:镇静内镜过程中循环系统的并发症包括高血压、低血压、心律失常等。护士应严密观察患者的血压及心电图情况,如有异常应及时通知术者并配合处理。检查中早期发生心率、血压的改变有利于及早发现和干预阻止心血管的不良事件。血氧饱和度的监测有利于及时发现低氧血症,避免由此带来的心肌缺血和严重心律失常,降低了心搏骤停的危险性。

(2)对有恶心呕吐反应的患者,给予异丙嗪注射液 25 mg 静脉滴注。

(3)由于患者在检查中处于无意识状态,因此护士应特别注意防止患者坠床。

(4)将患者的头部向左侧固定,下颌向前托起,以保持呼吸道通畅。

(5)妥善固定牙垫以免滑脱而咬坏仪器。

(二)治疗过程中的配合

镇静内镜的医护配合同常规内镜检查的配合。

1.无痛胃镜

患者咽喉部均喷洒 2% 利多卡因 2～3 次,行咽部麻醉或给予利多卡因凝胶口服。静脉缓慢注射阿托品 0.25～0.50 mg,芬太尼 0.03～0.05 mg,继而静脉注射异丙酚 1～2 mg/kg(速度为 20～30 mg/10 s),待其肌肉松弛,睫毛反射消失后停止用药,开始插镜检查。根据检查时间的长短及患者反应,酌情加用异丙酚和阿托品。

2.无痛肠镜

先小剂量静脉注射芬太尼 0.5 μg/kg,后将丙泊酚以低于 40 mg/10 s 的速度缓慢静脉注射,患者睫毛反射消失,进入睡眠状态,全身肌肉松弛后,术者开始操作,术中根据检查时间的长短及患者反应(如出现肢体不自主运动),酌情加用丙泊酚,最小剂量为 50 mg,最大剂量为 280 mg,退镜时一般不需要加剂量。

五、术后护理

(一)患者护理

(1)每 10 分钟监测一次意识状态、生命体征及血氧饱和度,直到基本恢复正常。

(2)因使用了镇静剂及麻醉剂,检查结束后不应急于起身,应该保持侧卧位休息,直到完全清醒,如有呛咳可用吸引器吸除口、鼻腔分泌物。

(3)胃镜检查后宜进食清淡、温凉、半流质饮食 1 天,勿食过热食物,24 小时内禁食辛辣食物,12 小时内不得饮酒。肠镜检查后当天不要进食产气食物,如牛奶、豆浆等。

(4)注意观察有无出现并发症如出血、穿孔、腹部不适等。

(5)门诊的患者需在内镜室观察 1 小时,神志清楚、生命体征恢复至术前或接近术前水平、能正确应答、无腹痛、恶心呕吐等不适可回家,需有家属陪同。个别有特殊病情的患者需留院观察。

(二)器械及附件处理

内镜的处理按内镜清洗消毒规范进行处理。

六、并发症及防治

(一)低氧血症

其原因除与丙泊酚和咪达唑仑本身药物作用外,可能与舌根后坠、咽部肌肉松弛阻塞呼吸道及检查过程中注气过多,引起肠肌上抬和肺压迫,导致肺通气不足有关。处理:立即托起下颌,增加氧流量至 5～6 L/min 及面罩吸氧。

预防:严格掌握适应证,遇高龄、肥胖、短颈、肺功能较差的患者时,要尽量托起下颌,使其头部略向后仰 10°～20°,以保持呼吸道通畅,防止舌根后坠等阻塞呼吸道。同时,要加大给氧流量,避免操作过程中注气过多。

(二)低血压

其原因除与药物本身作用外,也与用药量偏大且推注速度较快有关。处理:①血压下降>30%者,予以麻黄碱 10 mg 静脉推注。②心率明显减慢,低于 60 次/分者,予以阿托品 0.5 mg 静脉推注。

预防:严格掌握给药速度和给药剂量,若以手控给药时,最好将药用生理盐水稀释后缓慢匀速静脉推注,可有效预防注射过快和用药量偏大引起的循环抑制并发症;有条件时,建议靶控输注给药,能更准确地调控血药浓度,从而降低不良反应。

(三)误吸

误吸的主要原因为麻醉深度不够,以及液体或咽部分泌物误入气管。处理:增加丙泊酚首剂用药量;口腔及咽喉部有分泌物时快速去除。

预防:增加首剂用药量,待药物作用充分后再进镜;及时抽吸口腔和咽部分泌物;有胃潴留和检查前6小时内有进食、饮水者列为禁忌。

(四)心律失常

心率减慢在无痛内镜检查中较为常见,可能与迷走神经反射有关。处理:一般只要暂停操作即可恢复。如心率减慢<60 次/分者,静脉注射阿托品 0.5～1.0 mg 后心率恢复正常。发生心动过速一般为麻醉剂量不足所致,如心率>100 次/分时,可追加异丙酚剂量。出现频发性室性期前收缩用利多卡因静脉注射。

(五)眩晕、头痛、嗜睡

麻醉苏醒后部分患者出现头晕、头痛、嗜睡及步态不稳。主要与药物在人体代谢的个体差异有关,也与异丙酚引起血压下降脑供血不足有关。多见于高血压、平素不胜酒力的患者和女性患者,绝大多数经卧床或端坐休息后缓解。

(六)注射部位疼痛

异丙酚为脂肪乳剂,浓度高,刺激性强,静脉推注时有胀痛、刺痛、酸痛等不适。处理:注射部位疼痛一般持续时间短且能忍受,麻醉后疼痛会消失,无须特别处理。如在穿刺时将穿刺针放于血管中央,避免针头贴住血管壁,或选择较大静脉注药可减轻疼痛。

七、注意事项

(1)检查前全面评估,严格掌握适应证与禁忌证,充分与患者沟通,解除其顾虑。

(2)术后 2 小时需有人陪护,24 小时内不得驾驶机动车辆、进行机械操作和从事高空作业,以防意外。

(3)选择镇静麻醉药物时,注意药物类型和剂量应因人而异,在联合用药时适当减量。在镇静期间需追加药物时,应与上次给药时间有充分的间隔,以保证药物起效。

(4)给药时应通过缓慢增加药物剂量来达到理想的镇静/镇痛程度,比单纯一次给药效果更理想。根据患者的体表面积、年龄、体重和伴随病,从小剂量开始给药。

（5）应用异丙酚镇静时,该药物使诱导全身麻醉和呼吸暂停的风险增加,必须由受过专业训练的麻醉医师来应用。

（6）门诊患者严格把握离院指征,注意患者安全。

（7）其他同常规胃肠镜检查。

（付海珍）

第四章

神经内科护理

第一节　三叉神经痛的护理

一、概念和特点

三叉神经痛是一种原因未明的三叉神经分布区内闪电样反复发作的剧痛,不伴三叉神经功能破坏的症状,又称为原发性三叉神经痛。

二、病理生理

三叉神经感觉根切断术活检可见神经节细胞消失、炎症细胞浸润、神经鞘膜不规则增厚、髓鞘瓦解,轴索节段性蜕变、裸露、扭曲、变形等。

三、病因与诱因

原发性三叉神经痛病因尚未完全明了,周围学说认为病变位于半月神经节到脑桥间部分,是由于多种原因引起的压迫所致;中枢学说认为三叉神经痛为一种感觉性癫痫样发作,异常放电部位可能在三叉神经脊束核或脑干。

发病机制迄今仍在探讨之中。较多学者认为是各种原因引起三叉神经局部脱髓鞘产生异位冲动,相邻轴索纤维伪突触形成或产生短路,轻微痛觉刺激通过短路传入中枢,中枢传出冲动亦通过短路传入,如此叠加造成三叉神经痛发作。

四、临床表现

(1)70％～80％的病例发生在 40 岁以上,女性稍多于男性,多为一侧发病。

(2)以面部三叉神经分布区内突发的剧痛为特点,似触电、刀割、火烫样疼痛,以面颊部、上下颌或舌疼痛最明显;口角、鼻翼、颊部和舌等处最敏感,轻触、轻叩即可诱发,故有"触发点"或"扳机点"之称。严重者洗牙、刷牙、谈话、咀嚼都可以诱发,以致不敢做这些动作。发作时患者常常双手紧握拳或握物,或用力按压痛部,或用手擦痛部,以减轻疼痛。因此,患者多出现面部皮肤粗糙,色素沉着、眉毛脱落等现象。

（3）每次发作从数秒至2分钟不等。其发作来去突然，间歇期完全正常。

（4）疼痛可固定累及三叉神经的某一分支，尤以第二、三支多见，也可以同时累及两支，同时三支受累者少见。

（5）病程可呈周期性，开始发作次数较少，间歇期长，随着病程进展使发作逐渐频繁，间歇期缩短，甚至整日疼痛不止。本病可以缓解，但极少自愈。

（6）原发性三叉神经痛者神经系统检查无阳性体征。继发性三叉神经疼痛，多伴有其他脑神经及脑干受损的症状及体征。

五、辅助检查

（一）螺旋 CT 检查

螺旋 CT 检查能更好地显示颅底三孔区正常和病理的颅脑组织结构和骨质结构。对于发现和鉴别继发性三叉神经痛的原因及病变范围尤为有效。

（二）MRI 综合成像

快速梯度回波（FFE）加时间飞跃法即 TOF 法技术。它可以同时兼得三叉神经和其周围血管的影像，已作为 MRI 对于三叉神经痛诊断和鉴别诊断的首选检查。

六、治疗

（一）药物治疗

卡马西平首选，开始为 0.1 g，2 次/天，以后每天增加 0.1 g，最大剂量不超过 1.0 g/d。直到疼痛消失，然后再逐渐减量，最小有效维持剂量常为 0.6～0.8 g/d。如卡马西平无效可考虑苯妥英钠 0.1 g 口服 3 次/天。如两药无效时可试用氯硝西泮 6～8 mg/d 口服。40%～50%病例可有效控制发作，25%疼痛明显缓解。可同时服用大剂量维生素 B_{12}，1 000～2 000 μg，肌内注射，2～3 次/周，4～8 周为 1 个疗程，部分患者可缓解疼痛。

（二）经皮半月神经节射频电凝治疗法

采用射频电凝治疗对大多数患者有效，可缓解疼痛数月至数年。但可致面部感觉异常、角膜炎、复视、咀嚼无力等并发症。

（三）封闭治疗

药物治疗无效者可行三叉神经纯乙醇或甘油封闭治疗。

（四）手术治疗

以上治疗长达数年无效且又能耐受开颅手术者可考虑三叉神经终末支或半月神经节内感觉支切断术，或行微血管减压术。手术治疗虽然止痛疗效良好，但也有可能失败，或产生严重的并发症，术后复发，甚至有生命危险等。因此，只有经过上述几种治疗后仍无效且剧痛难忍者才考虑手术治疗。

七、护理评估

（一）一般评估

1.生命体征

一般无特殊。

2.患者的主诉

有无三叉神经痛的临床表现。

3.相关记录

患者神志、年龄、性别、体重、体位、饮食、睡眠、皮肤等记录结果。尤其疼痛的评估:包括对疼痛程度、疼痛控制及疼痛不良作用的评估。主要包括以下 3 方面。

(1)疼痛强度的单维测量。

(2)疼痛分成感觉强度和不愉快两个维度来测量。

(3)对疼痛经历的感觉、情感及认知评估方面的多维评估。

(二)身体评估

1.头颈部

(1)角膜反射:患者向一侧注视,用捻成细束的棉絮由外向内轻触角膜,反射动作为双侧直接和间接的闭眼活动。角膜反射可以受多种病变的影响。如一侧三叉神经受损造成角膜麻木时,刺激患侧角膜则双侧均无反应,而在做健侧角膜反射时,仍可引起双侧反应。

(2)腭反射:用探针或棉签轻刺软腭弓、咽腭弓边缘,正常时可引起腭帆上提,伴恶心或呕吐反应。当一侧反射消失,表明检查侧三叉神经、舌咽神经和迷走神经损害。

(3)眉间反射:用叩诊锤轻轻叩击两眉之间的部位,可出现两眼轮匝肌收缩和两眼睑闭合。一侧三叉神经及面神经损害,均可使该侧眉间反射减弱或消失。

(4)运动功能的评估:检查时,首先应注意观察患者两侧颞部及颌部是否对称,有无肌萎缩,然后让患者用力反复咬住磨牙,检查时手掌接触两侧咬肌和颞肌,如肌肉无收缩,或一侧有明显肌收缩减弱,即有判断价值。另外可嘱患者张大口,观察下颌骨是否有偏斜,如有偏斜证明三叉神经运动支受损。

(5)感觉功能的评估:检查时,可用探针轻划(测触感)与轻刺(测痛感)患侧的三叉神经各分布区的皮肤与黏膜,并与健侧相比较。如果痛觉丧失时,需再做温度觉检查,以试管盛冷热水试之。可用两支玻璃管分盛 0～10 ℃的冷水和 40～50 ℃温水交替地接触患者的皮肤,请其报出"冷"和"热"。

2.胸部

无特殊。

3.腹部

无特殊。

4.四肢

无特殊。

(三)心理-社会评估

1.疾病知识

患者对疾病的性质、过程、防治及预后知识的了解程度。

2.心理状况

了解疾病对其日常生活、学习和工作的影响,患者能否面对现实、适应角色转变,有无人格改变、反应迟钝、记忆力及计算力下降或丧失等精神症状。

3.社会支持系统

了解家庭的组成、经济状况、文化教育背景;家属对患者的关心、支持,以及对患者所患疾病的认识程度;了解患者的工作单位或医疗保险机构所能承担的帮助和支持情况;患者出院后的继续就医条件,居住地的社区保健资源或继续康复治疗的可能性。

(四)辅助检查结果的评估

1.常规检查

一般无特殊,注意监测肝肾功能有无异常。

2.头颅 CT

颅底三孔区的颅脑组织结构和骨质结构有无异常。

3.MRI 综合成像

三叉神经和其周围血管的影像有无异常。

(五)常用药物治疗效果的评估

1.卡马西平

(1)用药剂量、时间、方法的评估与记录。

(2)不良反应的评估:头晕、嗜睡、口干、恶心、消化不良等,多可消失。出现皮疹、共济失调、昏迷、肝功能受损、心绞痛、精神症状时需立即停药。

(3)血液系统毒性反应的评估:本药最严重的不良反应,但较少见,可产生持续性白细胞减少、单纯血小板减少及再生障碍性贫血。

2.苯妥英钠

(1)服用药物的具体情况:是否餐后服用,主要剂型、剂量与持续用药时间。

(2)不良反应的评估:本品不良反应小,长期服药后常见眩晕、嗜睡、头晕、恶心、呕吐、厌食、失眠、便秘、皮疹等反应,亦可有变态反应。有时有牙龈增生(儿童多见,并用钙盐可减轻),偶有共济失调、白细胞减少、巨细胞贫血、神经性震颤;严重时有视力障碍及精神错乱、紫癜等。长期服用可引起骨质疏松,孕妇服用有可能致胎儿畸形。

3.氯硝西泮

(1)服用药物的具体情况:是否按时服用,主要剂型、剂量与持续用药时间。

(2)不良反应的评估:最常见的不良反应为嗜睡和步态不稳及行为紊乱,老年患者偶见短暂性精神错乱,停药后消失。偶有一过性头晕、全身瘙痒、复视等不良反应。对孕妇及闭角性青光眼患者禁用。对肝肾功能有一定的损害,故对肝肾功能不全者应慎用或禁用。

八、主要的护理诊断/问题

(1)疼痛:面颊、上下颌及舌疼痛与三叉神经受损(发作性放电)有关。

(2)焦虑:与疼痛反复、频繁发作有关。

九、护理措施

(一)避免发作诱因

由于本病为突然、反复发作的阵发性剧痛,患者非常痛苦,加之咀嚼、哈欠和讲话均可能诱发,患者常不敢洗脸、刷牙、进食和大声说话等,故表现为面色憔悴、精神抑郁和情绪低落,应指导患者保持心情愉快,生活有规律、合理休息、适度娱乐;选择清淡、无刺激的饮食,严重者可进食流质;帮助患者尽可能减少刺激因素,如保持周围环境安静、室内光线柔和,避免因周围环境刺激而产生焦虑情绪,以致诱发或加重疼痛。

（二）疼痛护理

观察患者疼痛的部位、性质，了解疼痛的原因与诱因；与患者讨论减轻疼痛的方法与技巧，鼓励患者运用指导式想象、听轻音乐、阅读报纸杂志等分散注意力，以达到精神放松、减轻疼痛。

（三）用药护理

指导患者遵医嘱正确服用止痛药，并告知药物可能出现的不良反应，如服用卡马西平应先行血常规检查以了解患者的基本情况，用药 2 个月内应 2 周检查血常规 1 次。如无异常情况，以后每 3 个月检查血常规 1 次。

（四）就诊指标

出现头晕、嗜睡、口干、恶心、步态不稳、肝功能损害、皮疹和白细胞减少及时就医；患者不要随意更换药物或自行停药。

十、护理效果评价

（1）患者疼痛程度得到有效控制，达到预定疼痛控制目标。

（2）患者能正确认识疼痛并主动参与疼痛治疗护理。

（3）患者不舒适被及时发现，并予以相应处理。

（4）患者掌握相关疾病知识，遵医行为好。

（5）患者对治疗效果满意。

（李　晓）

第二节　短暂性脑缺血发作的护理

一、概念和特点

短暂性脑缺血发作（transient ischemic attack，TIA）是指因脑血管病变引起的短暂性、局限性脑功能缺失或视网膜功能障碍，临床症状一般持续 10～20 分钟，多在 1 小时内缓解，最长不超过 24 小时，不遗留神经功能缺损症状。凡临床症状持续超过 1 小时且神经影像学检查有明确病灶者不宜称为 TIA。

我国 TIA 的人群患病率为每年 180/10 万，男：女约为 3：1。TIA 的发病率随年龄的增加而增加。

二、病理生理

发生缺血部位的脑组织常无病理改变。主动脉弓发出的大动脉、颈动脉可见动脉粥样硬化改变、狭窄或闭塞。颅内动脉亦可有动脉硬化改变，或可见动脉炎性浸润。还可有颈动脉或椎动脉过长或扭曲。

三、病因与诱因

(一)血流动力学改变

各种原因如动脉炎和动脉硬化等所致的颈内动脉系统或椎-基底动脉系统的动脉严重狭窄,在此基础上血压的急剧波动导致原来靠侧支循环维持的脑区发生一过性缺血。

(二)微栓子形成

微栓子主要来源于动脉粥样硬化的不稳定斑块或附壁血栓的破碎脱落、瓣膜性或非瓣膜性心源性栓子及胆固醇结晶等。

(三)其他因素

如锁骨下动脉盗血综合征,某些血液系统疾病,如真性红细胞增多症、血小板增多、各种原因所致的严重贫血和高凝状态等,也可参与 TIA 的发病。

四、临床表现

(一)一般特点

TIA 好发于 50～70 岁中老年人,男性多于女性,患者多伴有高血压、动脉粥样硬化、糖尿病、高血脂和心脏病等脑血管疾病危险因素。突发局灶性脑或视网膜功能障碍,持续时间短暂,多在 1 小时内恢复,最长不超过 24 小时,恢复完全,不留后遗症状,可反复发作,且每次发作症状基本相似。

(二)颈内动脉系统 TIA

大脑中动脉供血区的 TIA,病灶对侧肢体单瘫、偏瘫、面瘫和舌瘫,可伴有偏身感觉障碍和对侧同向偏盲,优势半球受累可有失语;大脑前动脉供血区的 TIA,病灶对侧下肢无力,可伴有人格和情感障碍;颈内动脉主干 TIA,病灶侧 Horner 征、单眼一过性黑矇或失明、对侧偏瘫及感觉障碍。

(三)椎-基底动脉系统 TIA

最常见的症状是眩晕、恶心、呕吐、平衡失调、眼球运动异常和复视。可能出现的症状是吞咽功能障碍、构音障碍、共济失调(小脑缺血)、交叉性瘫痪(脑干缺血)。

五、辅助检查

(一)影像学

CT 或 MRI 检查大多正常,部分病例(发作时间>60 分钟者)于弥散加权 MRI 和正电子发射体层成像(PET)可见片状缺血灶。CT 血管成像(CTA)、磁共振血管造影(MRA)检查可见血管狭窄、动脉粥样硬化斑,数字减影血管造影(DSA)可明确颅内外动脉的狭窄程度。

(二)彩色经颅多普勒(TCD)

可见颅内动脉狭窄、粥样硬化斑等,并可进行血流状况评估和微栓子监测。

(三)其他

血常规、血流变、血脂、血糖和同型半胱氨酸等。

六、治疗

消除病因、减少及预防复发、保护脑功能。

(一)病因治疗

高血压患者应控制高血压,使血压<18.7/12.0 kPa(140/90 mmHg),有效地治疗糖尿病、高脂血症、血液系统疾病、心律失常等。

(二)预防性药物治疗

1.抗血小板聚集药物

常用的药物有阿司匹林、双嘧达莫、噻氯匹定、氯吡格雷和奥扎格雷等。

2.抗凝药物

临床伴有心房颤动、频发 TIA 且无出血倾向、严重高血压、肝肾疾病和消化性溃疡患者,可行抗凝治疗。常用药物有肝素、低分子肝素和华法林。

3.钙通道阻滞剂

防止血管痉挛,增加血流量,改善循环。常用的药物有尼莫地平和盐酸氟桂利嗪等。

4.中药

对老年 TIA 并有抗血小板聚集剂禁忌证或抵抗性者可选用活血化瘀的中药制剂治疗,常用的中药有川芎嗪、丹参、红花、三七等。

(三)手术和介入治疗

对有颈动脉或椎-基底动脉严重狭窄(>70%)的 TIA 患者,经药物治疗效果不佳或病情有恶化趋势者,可酌情选择动脉血管成形术(PTA)和颈动脉内膜切除术(CEA)。

七、护理评估

(一)一般评估

1.生命体征

体温升高常见于继发感染、下丘脑或脑干受损引起的中枢性高热。合并有心脏疾病时常有脉搏的改变。患者多伴有高血压,在脑动脉粥样硬化或管腔狭窄的基础上,当测得患者血压偏低或波动较大时,脑部一过性缺血极易诱发 TIA。

2.患者主诉

(1)诱因:发病前有无剧烈运动或情绪激动。

(2)发作症状:发作时有无意识障碍、时间和地点的定向障碍、记忆丧失,有无眩晕、恶心、呕吐、平衡失调,有无吞咽、语言、视觉、运动功能障碍。

(3)发病形式:是否急性发病,持续时间及复发的时间,症状的部位、范围、性质、严重程度等。

(4)既往检查、治疗经过及效果,是否有遵医嘱治疗。目前情况包括使用药物的名称、剂量、用法和有无不良反应。

3.相关记录

患者年龄、性别、体重、体位、饮食、睡眠、皮肤、出入量、NIHSS 评分、GCS 评分、Norton 评分、吞咽功能障碍评定等记录结果。

(二)身体评估

1.头颈部

患者意识是否清楚,睁眼运动是否正常。两侧瞳孔是否等大、等圆、瞳孔对光反射是否灵敏;角膜反射是否正常。头颅大小、形状,注意有无头颅畸形。面部表情是否淡漠、颜色是否正常,有无畸形、面肌抽动、眼睑水肿、眼球突出、眼球震颤、巩膜黄染、结膜充血,额纹及鼻唇沟是否对称或变浅,鼓腮、示齿动作能否完成,伸舌是否居中,舌肌有无萎缩。有无吞咽困难、饮水呛咳,有无声音嘶哑或其他语言障碍。注意头颅有无局部肿块或压痛。咽反射是否存在或消失。有无头部活动受限、不自主活动及抬头无力;颈动脉搏动是否对称。脑膜刺激征是否阳性,颈椎、脊柱、肌肉有无压痛。颈动脉听诊是否闻及血管杂音。

2.胸部

脊柱有无畸形,心脏及肺部听诊是否异常。

3.腹部

腹壁反射、提睾反射是否存在,病理反射是否阳性。

4.四肢

四肢有无震颤、抽搐、肌阵挛等不自主运动或瘫痪,患者站立和行走时步态是否正常。肱二头肌、三头肌反射,桡反射、膝腱反射、跟腱反射是否阳性。

(三)心理-社会评估

1.疾病知识

患者对疾病的性质、过程、防治及预后知识的了解程度。

2.心理状况

了解疾病对其日常生活、学习和工作的影响,患者能否面对现实、适应角色转变,有无焦虑、恐惧、抑郁、孤僻、自卑等心理反应及其程度;性格特点如何,人际关系和环境的适应能力如何。

3.社会支持系统

了解家庭的组成、经济状况、文化教育背景;家属对患者的关心、支持以及对患者所患疾病的认识程度;了解患者的工作单位或医疗保险机构所能承担的帮助和支持情况;患者出院后的继续就医条件,居住地的社区保健资源或继续康复治疗的可能性。

(四)辅助检查结果评估

部分病例(发作时间＞60分钟者)于弥散加权MRI可见片状缺血灶。CTA、MRA及DSA检查可见血管狭窄、动脉粥样硬化斑。DSA检查可明确颅内外动脉的狭窄程度,TCD检查可发现颅内动脉狭窄,并可进行血流状况评估和微栓子监测。血常规和血生化等也是必要的,神经心理学检查可能发现轻微的脑功能损害。

(五)常用药物治疗效果的评估

1.应用抗血小板聚集剂评估

(1)用药剂量、时间、方法的评估与记录。

(2)胃肠道反应评估:观察并询问患者有无恶心、呕吐、上腹部不适或疼痛。

(3)出血评估:抗血小板药物可致胃肠溃疡和出血。患者服药期间,应定期检测血常规和异常出血的情况,对肾功能明显障碍者应定期检查肾功能。

2.应用抗凝药物评估

(1)详细询问患者的过敏史和疾病史,有无严重肝肾功能不全、急性胃十二指肠溃疡、脑出血、严重凝血系统疾病等。

(2)凝血功能监测:用药过程中,抽血检查患者血小板计数,凝血功能,观察局部皮肤有无出血及全身各系统有无出血倾向及其他不良反应,观察患者牙龈及大小便有无出血。皮下注射抗凝药物,应观察注射部位皮肤有无瘀斑、硬结及其大小,询问患者有无疼痛。

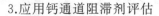

3.应用钙通道阻滞剂评估

观察患者有无低血压表现,严密监测患者血压变化。注意观察患者有无一过性头晕、头痛、面色潮红、呕吐等。

4.应用中药评估

(1)注意用药制剂、剂量、用药方法、疗程的评估和记录。

(2)观察中药对患者的不良反应。

八、主要护理诊断/问题

(1)跌倒的危险与突发眩晕、平衡失调和一过性失明有关。

(2)知识缺乏:缺乏疾病的防治知识。

(3)潜在并发症:脑卒中。

九、护理措施

(一)休息与运动

指导患者卧床休息,枕头不宜太高(以 15°～20°为宜),以免影响头部供血。仰头或摇头幅度不要过大,注意观察有无频繁发作,记录每次发作的持续时间、间隔时间和伴随症状。避免重体力劳动,进行散步、慢跑等适当的体育锻炼,以改善心脏功能,增加脑部血流量,改善脑循环。

(二)合理饮食

指导患者进低盐、低脂、低糖、充足蛋白质和丰富维生素的饮食,多吃蔬菜水果,戒烟酒,忌辛辣油炸食物和暴饮暴食,避免过分饥饿。

(三)用药护理

指导患者正确服药,不可自行调整、更换或停用药物。注意观察药物不良反应,例如抗凝治疗时密切观察有无出血倾向,使用抗血小板聚集剂治疗时,可出现可逆性白细胞和血小板计数减少,应定期查血常规。

(四)心理护理

详细告诉患者本病的病因、常见症状、预防、治疗知识及自我护理方法。帮助患者了解本病的危害性,帮助患者寻找和去除自身的危险因素,积极治疗相关疾病,改变不良生活方式,建立良好的生活习惯。

(五)皮肤护理

观察患者肢体无力或麻木等症状有无减轻或加重,有无头痛、头晕等表现,给予肢体按摩、被动运动,长时间卧床时,给予功能卧位,加强翻身拍背,避免压疮的发生。

(六)健康教育

1.疾病预防指导

向患者和家属说明肥胖、吸烟、酗酒及不合理饮食与疾病发生的关系。指导患者选择低盐、低脂、足量蛋白质和丰富维生素的饮食。多食入谷类和鱼类、新鲜蔬菜、水果、豆类、坚果等,限制钠盐摄入量每天不超过 6 g。少摄入糖类和甜食,忌辛辣、油炸食物和暴饮暴食;戒烟、限酒。告知患者心理因素与疾病的关系,使患者保持愉快心情,注意劳逸结合,培养自己的兴趣爱好,多参加有益于身心的社交活动。

2.疾病知识指导

告知患者和家属本病是脑卒中的一种先兆和警示,未经正确和及时治疗,约 1/3 患者数年内可发展为脑卒中。应评估患者和家属对疾病的认知程度。

3.就诊指标

出现肢体麻木、无力、眩晕、复视等症状及时就诊;定期门诊复查,积极治疗高血压、高血脂、糖尿病等疾病。

十、护理效果评估

(1)患者眩晕、恶心、呕吐、肢体单瘫、偏瘫和面瘫、单肢或偏身麻木等症状好转。

(2)患者一过性黑矇或失明症状消失,视力恢复。

(3)患者记忆力恢复,对时间、地点定向力均无任何障碍。

(4)患者症状无反复发作。

(5)患者对疾病知识、自身病情有一定了解,无焦虑、抑郁等心理情绪。

(李 晓)

第三节 脑出血的护理

一、概念和特点

脑出血(intracerebral hemorrhage,ICH)又称出血性脑卒中,是指原发性非外伤性脑实质内出血,是发病率和病死率都很高的疾病。可分为继发性和原发性脑出血。继发性脑出血是由于某种原发性血管病变如血液病、结缔组织病、脑肿瘤、脑血管畸形等引发的脑出血。原发性脑出血是指在动脉硬化的基础上,脑动脉破裂出血。

二、病理生理

绝大多数高血压性脑出血发生在基底节区的壳核和内囊区,约占 ICH 的 70%。脑叶、脑干及小脑齿状核出血各占约 10%。壳核出血常侵入内囊,如出血量大也可破入侧脑室,使血液充满脑室系统和蛛网膜下腔;丘脑出血常破入第三脑室或侧脑室,向外也可损伤内囊;脑桥或小脑出血则可直接破入蛛网膜下腔或第四脑室。脑出血血肿较大时,可使脑组织和脑室变形移位,形成脑疝;幕上的半球出血,可出现小脑幕疝;小脑大量出血可发生枕大孔疝。

三、病因与诱因

最常见的病因为高血压合并细小动脉硬化,其他病因包括脑动脉粥样硬化,颅内动脉瘤和动静脉畸形、脑动脉炎、血液病(再生障碍性贫血、白血病、特发性血小板减少性紫癜、血友病等)、梗死后出血、脑淀粉样血管病、脑底异常血管网病、抗凝及溶栓治疗等。

四、临床表现

(一)一般表现

脑出血好发年龄为50～70岁,男性稍多于女性,冬春季发病率较高,多有高血压病史。情绪激动或活动时突然发病,症状常于数分钟至数小时达到高峰。

(二)不同部位出血的表现

1.壳核出血

壳核出血最常见,占脑出血的50%～60%,为豆纹动脉破裂所致,可分为局限型(血肿局限于壳核内)和扩延型(血肿向内扩展波及内囊外侧)。患者常有病灶对侧偏瘫、偏身感觉缺失和同向性偏盲,还可出现眼球向病灶对侧同向凝视不能,优势半球受累可有失语。

2.丘脑出血

丘脑出血约占脑出血的20%,为丘脑穿通动脉或丘脑膝状体动脉破裂所致,分为局限型(血肿局限于丘脑)和扩延型(出血侵及内囊内侧)。患者常有"三偏征",通常感觉障碍重于运动障碍,深浅感觉均受累,但深感觉障碍更明显。可有特征性眼征,如上视不能或凝视鼻尖、眼球偏斜或分离性斜视等。优势侧出血可出现丘脑性失语(言语缓慢不清、重复语言、发音困难等);也可出现丘脑性痴呆(记忆力减退、计算力下降、情感障碍和人格改变等)。

3.脑干出血

脑干出血占脑出血的10%,绝大多数为脑桥出血,为基底动脉的脑桥分支破裂所致。偶见中脑出血,延髓出血罕见。脑桥出血患者常表现为突发头痛、呕吐、眩晕、复视、交叉性瘫痪或偏瘫、四肢瘫等。大量出血(血肿>5 mL)者,患者立即昏迷、双侧瞳孔缩小如针尖样、呕吐咖啡色胃内容物、中枢性高热、呼吸衰竭和四肢瘫痪,多于48小时内死亡。出血量小可无意识障碍。中枢性高热由于下丘脑散热中枢受损所致,表现为体温迅速升高,达39 ℃以上,解热镇痛剂无效,物理降温有效。

4.小脑出血

小脑出血占脑出血的10%,多由小脑上动脉破裂所致。小量出血主要表现为小脑症状,如眼球震颤、病变侧共济失调、站立和步态不稳等,无肢体瘫痪。出血量较大者,发病12～24小时颅内压迅速升高、昏迷、双侧瞳孔缩小如针尖样、呼吸节律不规则、枕骨大孔疝形成而死亡。

5.脑室出血

脑室出血占脑出血的3%～5%,分为原发性和继发性。原发性脑室出血为脉络丛血管或室管膜下动脉破裂所致,继发性脑室出血为脑实质内出血破入脑室。出血量较少时,仅表现为头痛、呕吐、脑膜刺激征阳性。出血量较大时,很快昏迷、双侧针尖样瞳孔、四肢肌张力增高。

6.脑叶出血

脑叶出血占脑出血的5%～10%,常由淀粉样脑血管疾病、脑动脉畸形、高血压、血液病等所致。出血以顶叶最为常见,其次为颞叶、枕叶及额叶。临床表现为头痛、呕吐等,肢体瘫痪较轻,昏迷少见。额叶出血可有前额痛、呕吐、对侧偏瘫和精神障碍,优势半球出血可出现运动性失语。顶叶出血偏瘫较轻,而偏侧感觉障碍显著,优势半球出血可出现混合型失语。颞叶出血表现为对侧中枢性面舌瘫及以上肢为主的瘫痪,优势半球出血可出现感觉性或混合性失语。枕叶出血表现为对侧同向性偏盲,可有一过性黑矇和视物变形,多无肢体瘫痪。

五、辅助检查

(一)头颅 CT

头颅 CT 是确诊脑出血的首选检查方法,可清晰、准确的显示出血的部位、出血量、血肿形态、脑水肿情况及是否破入脑室等。发病后立即出现边界清楚的高密度影像。

(二)头颅 MRI

对检出脑干、小脑的出血灶和监测脑出血的演进过程优于 CT。

(三)脑脊液

脑出血患者需谨慎进行腰椎穿刺检查,以免诱发脑疝。

(四)DSA

脑出血患者一般不需要进行 DSA 检查,除非疑有血管畸形、血管炎或烟雾病有需要外科手术或介入手术时才考虑进行。

(五)其他检查

其他检查包括血常规、血液生化、凝血功能、心电图检查。

六、治疗

治疗原则为脱水降颅压、调整血压、防止继续出血、减轻血肿所致继发性损害、促进神经功能恢复、加强护理防治并发症。

(一)一般治疗

卧床休息,密切观察生命体征,保持呼吸道通畅,吸氧,保持肢体功能位,鼻饲,预防感染,维持水电解质平衡等。

(二)脱水降颅压

积极控制脑水肿、降低颅内压是脑出血急性期治疗的重要环节。可选用:20%甘露醇 125～250 mL,快速静脉滴注,1 次用时 6～8 小时;呋塞米 20～40 mg 静脉推注,2～4 次/天;甘油果糖 500 mL 静脉滴注,3～6 小时滴完,1～2 次/天。

(三)调控血压

脑出血患者血压过高时,可增加再出血的风险,应及时控制血压,常用的药物有苯磺酸氨氯地平、硝普钠等。血压过低时,应进行升压治疗以维持足够的脑灌注,常用的药物有多巴胺、去甲肾上腺素等。

(四)止血和凝血治疗

仅用于并发消化道出血或有凝血障碍时,对高血压性脑出血无效。常用的药物有 6-氨基己酸、对羧基苄酸、氨甲环酸等。应激性溃疡导致消化道出血时,可应用西咪替丁、奥美拉唑等药物。

(五)外科治疗

有开颅血肿清除、脑室穿刺引流、经皮钻孔血肿穿刺抽吸等手术治疗。

(六)亚低温治疗

脑出血的新型辅助治疗方法,越早应用越好。

(七)康复治疗

早期将患肢置于功能位,病情稳定时,尽早行肢体、语言、心理康复治疗。

七、护理评估

(一)一般评估

1.生命体征

脑出血患者可有发热,评估是否为中枢性高热;脉率可加快、减慢或有心律不齐;注意观察呼吸频率、深度和节律(潮式、间停、抽泣样呼吸等)的异常;血压过高易致再出血,诱发脑疝,血压过低常提示病情危重,也可能是失血性休克表现。

2.患者主诉

询问患者既往有无高血压、动脉粥样硬化、血液病和家族性脑卒中史;是否遵医嘱进行降压、抗凝等治疗和治疗效果及目前用药情况;了解患者的性格特点、生活习惯与饮食结构。了解患者是在活动还是安静状态下起病,起病前有无情绪激动、活动过度、疲劳、用力排便等诱因和头晕、头痛、肢体麻木等前驱症状;发病时间及病情进展速度。

3.相关记录

生命体征、体重、体位、饮食、皮肤、出入量、GCS评分、NIHSS评分等记录结果。

(二)身体评估

1.头颈部

患者意识是否清楚,睁眼运动是否正常。两侧瞳孔是否等大等圆、瞳孔对光反射是否灵敏,角膜反射是否正常。是否存在剧烈头痛、喷射性呕吐、视盘水肿等颅内压增高的表现。有无面色苍白、口唇发绀、皮肤湿冷、烦躁不安,是否存在吞咽困难和饮水呛咳,有无声音嘶哑或其他语言障碍。注意头颅有无局部肿块或压痛,咽反射是否存在或消失。有无头部活动受限、不自主活动及抬头无力。颈动脉听诊是否闻及血管杂音。

2.胸部

脊柱有无畸形,心脏及肺部听诊是否异常。

3.腹部

上腹部有无疼痛、饱胀,肠鸣音是否正常。有无大、小便失禁,并观察大小便的颜色、量和性质。

4.四肢

四肢肌肉有无萎缩,皮肤是否干燥。脑膜刺激征是否阳性,颈椎、脊柱、肌肉有无压痛。肢体有无瘫痪及其类型、性质和程度。肱二头肌、三头肌反射,桡反射、膝腱反射、跟腱反射是否阳性。

(三)心理-社会评估

了解患者是否存在因突发肢体残疾或瘫痪卧床,生活需要依赖他人而产生的焦虑、恐惧、绝望等心理反应;患者及家属对疾病的病因和诱因、治疗护理经过、防治知识及预后的了解程度;家庭成员组成、家庭环境及经济状况和家属对患者的关心和支持程度等。

(四)辅助检查结果评估

(1)头颅CT:有无高密度影响及其出现时间。

(2)头颅MRI及DSA:有无血管畸形、肿瘤及血管瘤等病变的相应表现。

(3)脑脊液:颜色和压力变化。

(4)血液检查:有无白细胞、血糖和血尿素氮增高及其程度等。

(五)常用药物治疗效果的评估

1.应用脱水药的评估

(1)用药剂量、方法、时间、疗程的评估与记录。

(2)观察患者瞳孔的变化,询问患者头痛、恶心等症状的变化。

(3)准确记录 24 小时出入量,用药期间监测水、电解质、酸碱平衡,注意补充氯化钠和氯化钾,以免造成低钠、低氯、低钾血症。

(4)观察局部皮肤情况,药物不能外渗入皮下,以免引起皮下组织坏死。

2.应用血管活性药物的评估

(1)脑出血患者密切监测血压变化,血压≥26.7/14.7 kPa(200/110 mmHg)时,应采取降压治疗,使血压维持在 24.0/14.0 kPa(180/105 mmHg)左右。收缩压在 24.0～26.7 kPa(180～200 mmHg)或舒张压在 13.3～14.7 kPa(100～110 mmHg)时暂不应用降压药物。

(2)脑出血患者血压降低速度和幅度不宜过快、过大,以免造成脑低灌注;血压过低时,应进行升压治疗以维持脑足够的脑灌注。急性期血压骤降提示病情危重,脑出血恢复期应将血压维持在正常范围。

3.应用止血和凝血药物的评估

(1)高血压性脑出血应用止血药物无效。

(2)并发上消化道出血时和凝血功能有障碍时,应用止血和抗凝药物。

八、主要护理诊断/问题

(1)有受伤的危险:与脑出血导致脑功能损害、意识障碍有关。

(2)自理缺陷:与脑出血所致偏瘫、共济失调或医源性限制(绝对卧床)有关。

(3)有失用综合征的危险:与脑出血所致意识障碍、运动障碍或长期卧床有关。

(4)潜在并发症:脑疝、上消化道出血。

九、护理措施

(一)休息与运动

绝对卧床休息 2～4 周,抬高床头 15°～30°,减轻脑水肿。病室安静,减少探视,操作集中进行,减少刺激。躁动患者适当约束,必要时应用镇静剂,便秘患者应用缓泻剂。

(二)饮食护理

给予高蛋白、高维生素、清淡、易消化、营养丰富的流质或半流质饮食,补充足够的水分和热量。昏迷或有吞咽功能障碍的患者发病第 2～3 天遵医嘱予鼻饲饮食。食物应无刺激性,温度适宜,少量多餐,并加强口腔护理,保持口腔清洁。

(三)用药护理

脑出血患者抢救时,遵医嘱快速静脉滴注甘露醇或静脉注射呋塞米,甘露醇应在 15～30 分钟滴完,避免药物外渗。注意甘露醇会导致肾衰竭等不良反应,观察尿液的颜色、量和性质,定期复查电解质。上消化道出血患者用药,应观察药物疗效和不良反应,如奥美拉唑可致转氨酶升高、枸橼酸铋钾引起大便发黑等。

(四)心理护理

详细告诉患者本病的原因、常见症状、预防、治疗知识及自我护理方法。帮助患者了解本病的危害性,帮助患者寻找和去除自身的危险因素,积极治疗相关疾病。安慰患者,消除其紧张情绪,创造安静舒适的环境,保证患者休息。

(五)皮肤护理

加强皮肤护理和大小便护理,每天床上擦浴1～2次,每2～3小时应协助患者变换体位1次,变换体位时,尽量减少头部摆动幅度,以免加重脑出血。注意保持床单整洁和干燥,应用气垫床或自动减压床,预防压疮。将患者瘫痪侧肢体置于功能位,指导和协助患者进行肢体的被动运动,预防关节僵硬和肢体挛缩畸形。

(六)健康教育

1.疾病预防指导

指导高血压患者避免情绪激动,保持心态平和;建立健康的生活方式,保证充足的睡眠,适当的运动,避免体力或脑力过度劳累和突然用力;低盐、低脂、高蛋白、高维生素饮食;戒烟限酒,养成定时排便的习惯,保持大便通畅。

2.用药指导与病情监测

告知患者和家属疾病的基本病因、主要危险因素和防治原则,遵医嘱服用降压药等。教会患者测量血压、血糖,并会鉴别早期疾病表现,发现剧烈头痛、头晕、恶心、肢体麻木、乏力、语言障碍等症状时,应及时就医。

3.康复指导

教会患者和家属自我护理方法和康复训练技巧,并使其认识到坚持主动或被动康复训练的意义。

4.就诊指标

出现肢体麻木、无力、头痛、头晕、视物模糊等症状及时就诊,定期门诊复查,积极治疗高血压、高血脂、糖尿病等疾病。

十、护理效果评估

(1)患者意识障碍无加重或意识清楚。

(2)患者没有发生因意识障碍而并发的误吸、窒息、压疮和感染。

(3)患者未发生脑疝、上消化道出血或脑疝抢救成功、上消化道出血得到有效控制。

(4)患者能适应长期卧床的状态,生活需要得到满足。

（李　晓）

第四节　脑梗死的护理

一、概念和特点

脑梗死又称缺血性脑卒中,是由于脑组织局部供血动脉血流的突然减少或停止,造成该血管供血区的脑组织缺血、缺氧导致脑组织坏死、软化,并伴有相应部位的临床症状和体征,如偏瘫、失语等神经功能缺失的症候。

脑梗死发病率、患病率和病死率随年龄增加,45岁后均呈明显增加,65岁以上人群增加最明显,75岁以上者发病率是45～54岁组的5～8倍。男性发病率高于女性,男:女为(1.3～1.7):1。

二、病理生理

动脉内膜损伤、破裂,随后胆固醇沉积于内膜下,形成粥样斑块,管壁变性增厚,使管腔狭窄,动脉变硬弯曲,最终动脉完全闭塞,导致供血区形成缺血性梗死。梗死区伴有脑水肿及毛细血管周围点状出血,后期病变组织萎缩,坏死组织被格子细胞清除,留下瘢痕组织及空腔,通常称为缺血性坏死。脑栓塞引起的梗死发生快,可产生红色充血性梗死或白色缺血性或混合性梗死。红色充血性梗死,常由较大栓子阻塞血管所引起,在梗死基础上导致梗死区血管破裂和脑内出血。大脑的神经细胞对缺血的耐受性最低,3～4分钟的缺血即引起梗死。

三、病因与诱因

脑血管病是神经科最常见的疾病,病因复杂,受多种因素的影响,一般根据常规把脑血管病按病因分类分为血管壁病变,血液成分改变和血流动力学改变。

流行病学研究证实,高血脂和高血压是动脉粥样硬化的两个主要危险因素,吸烟、饮酒、糖尿病、肥胖、高密度脂蛋白胆固醇降低、甘油三酯增高、血清脂蛋白增高均为脑血管病的危险因素,尤其是缺血性脑血管病的危险因素。

四、临床表现

临床表现因梗死的部位和梗死面积而有所不同,常见的临床表现如下。

(1)起病突然,常于安静休息或睡眠时发病。起病在数小时或1～2天达到高峰。

(2)头痛、眩晕、耳鸣、半身不遂,可以是单个肢体或一侧肢体,也可以是上肢比下肢重或下肢比上肢重,并出现吞咽困难,说话不清,伴有恶心、呕吐等多种情况,严重者很快昏迷不醒。

(3)腔隙性脑梗死患者可以无症状或症状轻微,因其他病而行脑CT检查发现此病,有的已属于陈旧性病灶。这种情况以老年人多见,患者常伴有高血压病、动脉硬化、高脂血症、冠心病、糖尿病等慢性病。腔隙性脑梗死可以反复发作,有的患者最终发展为有症状的脑梗死,有的患者病情稳定,多年不变。故对老年人"无症状性脑卒中"应引起重视,在预防上持积极态度。

五、治疗

(一)急性期治疗

(1)溶栓治疗:发病后6小时之内,常用药物有尿激酶、链激酶、重组组织型纤溶酶原激活剂等。

(2)脱水剂:对较大面积的梗死应及时应用脱水治疗。

(3)抗血小板聚集药:右旋糖酐-40,有心、肾疾病者慎用。此外,可口服小剂量阿司匹林,有出血倾向或溃疡病患者禁用。

(4)钙通道阻滞剂:可选用桂利嗪、盐酸氟桂利嗪。

(5)血管扩张剂。

(二)恢复期治疗

继续口服抗血小板聚集药、钙通道阻滞剂等,但主要应加强功能锻炼,进行康复治疗,经过

3～6 个月即可生活自理。

(三)手术治疗

大面积梗死引起急性颅内压增高,除用脱水药以外,必要时可进行外科手术减压,以缓解症状。

(四)中医、中药、针灸、按摩方法

对本病防治和康复有较好疗效,一般应辨证施治,使用活血化瘀、通络等方药治疗,针灸、按摩,对功能恢复,十分有利。

六、护理评估

(一)一般评估

1.生命体征

监测患者的血压、脉搏、呼吸、体温有无异常。脑梗死的患者一般会出现血压升高。

2.患者主诉

询问患者发病时间及发病前有无头晕、头痛、恶心、呕吐等症状出现。

3.相关记录

体重、身高、上臂围、皮肤、饮食、NIHSS 评分、GCS 评分、BI 等记录结果。

(二)身体评估

1.头颈部

脑梗死的患者一般都会出现不同程度的意识障碍,要注意观察患者意识障碍的类型;注意有无眼球运动受限、结膜有无水肿及眼睑闭合不全;观察瞳孔的大小及对光反射情况;观察有无口角㖞斜及鼻唇沟有无变浅,评估患者吞咽功能(洼田饮水试验结果)。

2.胸部

评估患者肺部呼吸音情况(肺部感染是脑梗死患者一个重要并发症)。

3.腹部

上腹部有无疼痛、饱胀,肠鸣音是否正常。有无大、小便失禁,并观察大小便的颜色、量和性质。

4.四肢

评估患者四肢肌力,腱反射情况,以及有无出现病例反射(如巴宾斯基征)、脑膜刺激征(如颈强直、凯尔尼格征和布鲁津斯基征)。

(三)心理-社会评估

评估患者及其照顾者对疾病的认知程度,心理反应与需求,家庭及社会支持情况,正确引导患者及家属配合治疗与护理。

(四)辅助检查评估

(1)血液检查:血脂、血糖、血流动力学和凝血功能有无异常。

(2)头部 CT 及 MRI 有无异常。

(3)DSA、MRA 及 TCD 检查结果有无异常。

七、主要护理诊断/问题

(1)脑血流灌注不足:与脑血流不足、颅内压增高、组织缺血缺氧有关。

(2)躯体移动障碍:与意识障碍、肌力异常有关。

(3)言语沟通障碍:与意识障碍或相应言语功能区受损有关。

(4)焦虑:与担心疾病预后差有关。

(5)有发生压疮的可能:与长期卧床有关。

(6)有误吸的危险:与吞咽功能差有关。

(7)潜在并发症:肺部感染、泌尿系统感染。

八、护理措施

(一)一般护理

(1)严密观察病情,监测生命体征。备齐各种急救药品、仪器。

(2)保持呼吸道通畅,及时吸痰,防止窒息。

(3)多功能监护,氧气吸入。

(4)躁动的患者给予安全措施,必要时用约束带。

(5)保证呼吸机正常工作,观察血氧、血气结果,遵医嘱对症处理。

(6)保持各种管道通畅,并妥善固定,观察引流液的色、量、性状,做好记录。

(7)做好鼻饲喂养的护理。口腔护理 2 次/天。

(8)尿管护理 2 次/天。

(9)保持肢体功能位,按时翻身,叩背,预防压疮发生。

(10)准确测量 24 小时出入量并记录。

(11)护理记录客观、及时、准确、真实、完整。严格按计划实施护理措施。

(12)患者病情变化时,及时报告医师。

(13)脑血管造影术后,穿刺侧肢体制动,观察足背动脉、血压,有病情变化及时报告医师。

(14)做好晨晚间护理,做到两短六洁。

(二)健康教育

1.疾病知识指导

脑梗死患者康复时间比较长,患者出院后要教会患者及家属必要的护理方法。教会患者药物的名称、用法、疗效及不良反应。介绍脑梗死的症状及体征。并与患者及其家属共同制定包括饮食、锻炼在内的康复计划,告知其危险因素。

2.就诊指标

出现肢体麻木、无力、头痛、头晕、视物模糊等症状及时就诊,定期门诊复查,积极治疗高血压、高血脂、糖尿病等疾病。

九、护理效果评估

(1)患者脑血流得到改善。

(2)患者呼吸顺畅,无误吸发生。

(3)患者躯体活动得到显著提高。

(4)患者言语功能恢复或部分恢复。

(5)患者无压疮发生。

(6)患者生活基本能够自理。

(7)患者无肺部及尿路感染或发生感染后得到及时处理。

(李　晓)

第五章

妇 科 护 理

第一节　生殖系统炎症的护理

一、外阴炎

(一)非特异性外阴炎

1.定义

非特异性外阴炎指由非特异性细菌(如葡萄球菌、大肠埃希菌、链球菌、阴道嗜血杆菌、阴道棒状球菌等)感染,或由粪便、尿液、阴道分泌物,或者其他物理、化学因素刺激下引起的外阴皮肤黏膜炎症。

2.病因

主要是由于外阴受到阴道炎、子宫颈炎的炎性白带和宫颈癌分泌物;月经血或产后恶露;糖尿病患者的糖尿;粪瘘、尿瘘患者的粪、尿的长期刺激所致;其次是穿紧身化纤内裤、经期使用不适当卫生巾(如不洁、化纤材料过敏、不透气等)、误用高浓度药物,如升汞、苯扎溴铵等。

3.临床表现

一般炎症局限于小阴唇内外侧,严重时整个外阴受累。患者自觉局部皮肤黏膜瘙痒、疼痛、烧灼感,于性交、排尿时加重。外阴充血、肿胀,重者有糜烂、成片的湿疹,甚至有溃疡形成(应排除外阴癌或结核)。病程长可使皮肤增厚、粗糙、皲裂、奇痒,甚至苔藓样变。

4.治疗

(1)保持局部清洁、干燥,避免搔抓或摩擦外阴。

(2)急性期应注意休息,禁止性生活。

(3)消除病因:治疗糖尿病、尿瘘、粪瘘、生殖道炎症等;停止使用擦洗外阴的药物,不穿化纤的内裤。

(4)局部可用 1∶5 000 高锰酸钾溶液坐浴,尤其是大小便以后;必要时应用抗生素;可选用微波、红外线或超短波等局部物理治疗。

5.护理评估

(1)健康史及相关因素:了解生殖系统手术史、性生活史、糖尿病史、个人卫生情况等。

(2)症状体征：外阴皮肤瘙痒疼痛、红肿、灼热感，于性交、活动、排尿、排便时加重。检查见局部充血肿胀、糜烂，常有抓痕，严重者形成溃疡或湿疹。

(3)辅助检查：了解妇科检查、阴道分泌物检查、宫颈刮片等阳性结果。

(4)心理和社会支持状况：评估患者出现症状后相应的心理反应，有无害羞、恐惧等心理。

6.护理诊断

(1)皮肤完整性受损：与皮肤、黏膜充血，脓肿自行破溃或手术有关。

(2)疼痛：与炎性分泌物刺激、脓肿形成有关。

7.护理措施

(1)教会患者坐浴的方法，包括液体的配制、温度、坐浴的时间及注意事项。取高锰酸钾结晶加温开水配成1∶5 000，肉眼观为淡玫瑰红色。每次坐浴15～30分钟，每天2次。注意配制的溶液温度不宜过浓，以免灼伤皮肤。坐浴时要使会阴部浸没于溶液中。月经期停止坐浴。

(2)指导患者注意个人卫生，勤换内裤，保持外阴清洁、干燥，做好经期、孕期、分娩期及产褥期卫生。勿饮酒，少进辛辣食物，局部严谨搔抓，勿用刺激性药物或肥皂擦洗。外阴溃破者要预防继发感染，使用柔软无菌会阴垫，减少摩擦和混合感染的机会。

(二)前庭大腺炎

1.定义

前庭大腺位于两侧大阴唇后1/3深部，腺管开口在处女膜与小阴唇之间，易受感染而产生炎症。

2.病因

主要病原体为葡萄球菌、大肠埃希菌、链球菌、肠球菌。随着性传播疾病发病率的增加，淋病奈瑟菌及沙眼衣原体感染也增加。急性炎症时，病原体首先侵犯腺管，腺管开口因肿胀或渗出物凝聚而阻塞，脓液不能外流积存而形成脓肿，称为前庭大腺脓肿。

3.临床表现

急性炎症发病多为一侧，初起表现为大阴唇下方肿胀、疼痛、灼热感，有时会致大小便困难。当脓肿形成时，疼痛加剧，局部触及波动感。可伴寒战、发热、腹股沟淋巴结增大等全身症状。脓肿增大时，可自行破溃排脓，若引流不畅，则炎症持续不消退，并可反复急性发作，或形成前庭大腺囊肿。

4.治疗

(1)药物治疗：急性期末化脓，局部可用0.05％高锰酸钾溶液或清热解毒中药液外敷或坐浴；同时应全身运用抗生素，急性期可由腺管开口取分泌物或穿刺液做细菌培养，确定病原体选用口服或肌内注射抗生素。

(2)急性炎症发作时，需卧床休息，局部保持清洁；多食蔬菜、水果。

(3)脓肿或囊肿形成后需行切开引流及造口术，并放置引流条。如感染反复发作，可行单侧前庭大腺摘除手术。

5.护理评估

(1)健康史及相关因素：了解个人卫生及患者的全身情况，测量生命体征等。

(2)症状体征：炎症多发生于一侧，局部肿胀、疼痛、灼烧感，行走不便，有时会致大小便困难。检查见局部皮肤红肿、发热、压痛明显。当脓肿形成时，疼痛加剧，脓肿直径为3～6 cm，可触及波动感。部分患者出现发热等全身症状，腹股沟淋巴结可呈不同程度增大。

（3）辅助检查：了解妇科检查、前庭大腺开口处分泌物细菌培养和药敏实验等阳性结果。

（4）心理和社会支持状况：评估患者出现症状后相应的心理反应，有无害羞、恐惧。

6.护理诊断

（1）皮肤完整性受损：与脓肿自行破溃或手术切开引流有关。

（2）疼痛：与局部炎症刺激有关。

7.护理措施

（1）急性期应卧床休息，注意局部清洁卫生，局部可热敷，或用1：5 000高锰酸钾溶液坐浴，每天2次，并选用抗生素。

（2）脓肿或囊肿形成，可行切开引流并做造口术。以往对前庭大腺脓肿多行切开引流术，但单纯切开引流只能暂时缓解症状，切口闭合后，仍可以形成囊肿或反复感染，故目前多主张在脓肿形成后也应行造口术。该术方法简单，损伤小，术后还能保留腺体功能。术前除一般护理外，需准备引流条。术后局部保持清洁，每天用1：1 000氯己定棉球擦洗2次，每天更换引流条，直至伤口愈合。以后继续用1：5 000高锰酸钾溶液坐浴，每天2次。

二、阴道炎

（一）滴虫阴道炎

1.定义

滴虫阴道炎是由阴道毛滴虫引起的阴道炎。

2.病因

在温度25～40 ℃、pH 5.2～6.6的潮湿环境中最适宜阴道毛滴虫生长。病原体可经性交直接传播，也可经公共浴池、浴巾、浴盆、游泳池、衣物、坐式便器、污染的器械及敷料等间接传播。

3.临床表现

男性感染可无症状，但易成为感染源。主要症状是阴道分泌物增多，呈稀薄脓性、黄绿色、泡沫状，有臭味。外阴瘙痒，部位主要为阴道口及外阴。可伴外阴灼热、疼痛、性交痛等。若合并尿道感染，可有尿频、尿痛、血尿。阴道毛滴虫能吞噬精子，脓性分泌物影响精子存活和活动，致不孕。检查见阴道及宫颈黏膜充血，散在出血点和红色草莓样突起，见多灰黄色、黄白色稀薄泡沫状液体或黄绿色脓性分泌物。阴道分泌物悬滴检查或分泌物培养找到滴虫即可确诊。

4.治疗

治疗首选抗厌氧菌类药物如甲硝唑，轻症以局部用药为主，合并泌尿道感染则需全身用药。采用弱酸性液体清洗外阴、阴道可提高用药疗效。患者应避免重复感染，性伴侣应同时治疗。治疗期间禁止性交。患者常在经后复发，疗程结束后应于每次经净后复查白带，连续3次阴性为治愈。

5.护理评估

（1）健康史及相关因素：了解既往阴道炎病史，发作与月经周期的关系，治疗经过，了解个人卫生习惯，分析感染途径。

（2）症状体征：外阴瘙痒、灼热、疼痛。白带量增多，脓样，有泡沫、腥臭味。检查见阴道黏膜充血，严重者有散在出血斑点，甚至宫颈有出血斑点，形成"草莓样"宫颈，后穹隆有液性泡沫状或脓性泡沫状分泌物。

（3）辅助检查：了解妇科检查、阴道分泌物检查等阳性结果。

（4）心理和社会支持状况：评估患者出现症状后的心理反应，是否有治疗效果不佳致反复发作造成的烦恼，接受盆腔检查的顾虑，丈夫同时治疗的障碍等。

6.护理诊断

（1）舒适的改变：与阴部瘙痒及白带增多有关。

（2）自我形象紊乱：与阴道分泌物异味有关。

（3）排尿异常：与尿道口感染有关。

7.护理措施

（1）指导患者自我护理：注意个人卫生，保持外阴部清洁、干燥，尽量避免搔抓外阴部致皮肤破损。治疗期间禁止性生活、勤换内裤。内裤、坐浴及洗涤用物应煮沸消毒5～10分钟以消灭病原体，避免交叉和重复感染的机会。

（2）指导患者配合检查：做分泌物培养之前，告知患者取分泌物前24～48小时避免性交、阴道灌洗或局部用药。分泌物取出后应及时送检并注意保暖，否则滴虫活动力减弱，造成辨认困难。

（3）指导患者正确阴道用药：告知患者各种剂型的阴道用药方法，酸性药液冲洗阴道后再塞药的原则。在月经期间暂停坐浴、阴道冲洗及阴道用药。由于甲硝唑抑制酒精在体内氧化而产生有毒的中间代谢产物，故用药期间应禁酒。甲硝唑可透过胎盘到达胎儿体内，亦可从乳汁中排泄，故孕20周前或哺乳期妇女禁用。

（4）观察用药反应：患者口服甲硝唑后偶见胃肠道反应，如食欲减退、恶心、呕吐。此外，偶见头痛、皮疹、白细胞减少等，一旦发现应报告医师。

（二）外阴阴道假丝酵母菌病

1.定义

外阴阴道假丝酵母菌病是由假丝酵母菌引起的外阴阴道炎症。

2.病因

病原体为假丝酵母菌，在全身及阴道局部细胞免疫能力下降，阴道酸度增高，假丝酵母菌大量繁殖，并转变为菌丝相，才出现症状。常见诱因有妊娠、糖尿病、大量应用免疫抑制药、长期服用雌激素或避孕药、长期运用广谱抗生素等。此外穿紧身化纤内裤、气候潮湿、过度冲洗阴道、经常使用卫生棉条、不良卫生习惯及肥胖等也可诱发。

3.临床表现

患者主要表现为外阴瘙痒、灼痛，性交、排尿时加重。阴道分泌物增多，白色、稠厚，呈凝乳或豆腐渣样。外阴、阴道黏膜充血水肿，小阴唇内侧及阴道黏膜上附有白色膜状分泌物。

4.治疗

治疗时应注意消除诱因，积极治疗相关疾病，如糖尿病及身体其他部位假丝酵母菌病感染；性伴侣同时治疗；停用广谱抗生素、雌激素及类固醇皮质激素；勤换洗内裤等。药物治疗主要选择局部或全身应用抗真菌药。本病易在月经前复发，故治疗后应在月经前复查阴道分泌物。治愈标准为3次月经前复查阴道分泌物均为阴性。

5.护理评估

（1）健康史及相关因素：了解有无糖尿病，使用抗生素、雌激素的种类、时间，是否在妊娠期，了解个人卫生习惯等。

（2）症状体征：外阴瘙痒、灼痛性交痛以及尿痛。典型的白带为白色、凝乳块或豆渣样。小阴唇内侧面及阴道黏膜附有白色薄膜,擦去后,可见阴道黏膜红肿或糜烂面及浅表溃疡。

（3）辅助检查：了解妇科检查、阴道分泌物检查等阳性结果。

（4）心理和社会支持状况：评估患者出现症状后的心理反应,是否有治疗效果不佳致反复发作造成的烦恼,接受盆腔检查的顾虑等。

6.护理诊断

（1）睡眠型态改变：与阴部奇痒、烧灼痛有关。

（2）焦虑：与疾病反复发作有关。

（3）知识缺乏：缺乏疾病及防护知识。

（4）皮肤黏膜完整性受损：与炎症引起的阴道黏膜充血、破损有关。

7.护理措施

护理基本同滴虫阴道炎,为提高效果,可用 2‰～4‰碳酸氢钠液坐浴或阴道冲洗。鼓励患者坚持用药,不随意中断疗程。约 15％男性与女性患者接触后患有龟头炎,对有症状男性也应进行检查及治疗,无症状者无须治疗。妊娠期合并感染者,为避免胎儿感染,应禁用口服唑类药物并坚持局部治疗,甚至到妊娠 8 个月。

三、宫颈炎

宫颈炎是妇科常见疾病之一。正常情况下,宫颈具有黏膜免疫、体液免疫及细胞免疫等多种防御功能,是阻止阴道内病原菌侵入上生殖道的重要防线。宫颈受到性生活、分娩、经宫腔操作损伤、阴道炎等多种因素影响,易诱发炎症。宫颈炎包括宫颈阴道部炎症及宫颈管黏膜炎症。临床多见的宫颈炎是急性宫颈管黏膜炎症,若急性炎症未经过及时诊治或病原体持续存在,可导致慢性宫颈炎或上生殖道感染。

（一）急性宫颈炎

1.定义

急性宫颈炎指宫颈发生急性炎症,多发生于感染性流产、产褥感染、宫颈急性损伤或阴道内异物并发感染。

2.病因

急性宫颈炎多由性传播疾病的病原体如淋病奈瑟菌及沙眼衣原体感染所致,淋病奈瑟菌感染时约 50％合并沙眼衣原体感染。葡萄球菌链球菌、大肠埃希菌等较少见。此外也有病毒感染所致,如单纯疱疹病毒、人乳头瘤病毒、巨细胞病毒等。

3.临床表现

白带增多是急性宫颈炎最常见的、有时是唯一的症状,常呈脓性甚至脓血性白带。分泌物增多刺激外阴而伴有外阴瘙痒、灼热感,以及阴道不规则出血、性交后出血等。由于急性宫颈炎常与尿道炎、膀胱炎或急性子宫内膜炎等并存,可不同程度出现下腹部不适、腰骶部坠痛及尿急、尿频、尿痛等膀胱刺激症状。急性淋菌性宫颈炎时可有不同程度的体温升高和白细胞增多；炎症向上蔓延可导致上生殖道感染,如急性子宫内膜炎、盆腔结缔组织炎。妇科检查可见宫颈充血、水肿、黏膜外翻,宫颈有触痛,触之容易出血,可见脓性分泌物从宫颈管内流出。淋病奈瑟菌感染的宫颈炎,尿道、尿道旁腺、前庭大腺可同时感染,而见充血、水肿甚至脓性分泌物。沙眼衣原体性宫颈炎可无症状,或仅表现为宫颈分泌物增多,点滴状出血。妇科检查可见宫颈外口流出黏液脓性分泌物。

4.治疗

急性宫颈炎治疗以全身治疗为主,需针对病原体使用有效抗生素。未获得病原体检测结果可根据经验性给药,对于有性传播疾病高危因素的年轻妇女,可给予阿奇霉素 1 g,单次口服或多西环素 100 mg,每天 2 次口服,连续 7 天。已知病原体者针对使用有效抗生素。

5.护理评估

(1)一般情况:患者月经情况、生育情况;有无感染性流产、产褥感染、宫颈损伤或阴道异物并发感染等,有无妇科手术史;有无阴道分泌物增多,分泌物的颜色、性状是否正常,外阴是否瘙痒;有无月经量增多、月经间期出血、性生活后出血等症状;是否伴有腰骶部不适及下坠感、体温升高等。

(2)辅助检查:接受的检查及结果,如宫颈分泌物涂片检查和妇科检查等。

6.护理诊断

(1)舒适的改变:与阴道分泌物增多、腰骶部疼痛及下腹部坠痛有关。

(2)焦虑:与对疾病诊断的担心有关。

(3)排尿形态改变:与炎症刺激产生尿频、尿急、尿痛症状有关。

(4)知识缺乏:缺乏急性宫颈炎病因、治疗及预防等相关知识。

7.护理措施

(1)注意个人卫生:保持外阴清洁、干燥,增强体质,提高机体抵抗力。急性期应卧床休息,避免劳累,指导进食高热量、清淡饮食,忌食辛辣食物,发热时要多饮水。

(2)指导用药:合理应用抗生素,急性期应全身用药,并且要规范彻底,同时治疗性伴侣。

(3)做好心理护理:耐心向患者解释治疗、护理方案,告知及时就医的重要性。急性期不提倡局部应用物理治疗,避免使炎症扩散,防止造成盆腔炎症。

(二)慢性宫颈炎

1.定义

慢性宫颈炎是指子宫颈间质内有大量淋巴细胞、浆细胞等慢性炎细胞浸润,可伴有子宫颈腺上皮及间质的增生和鳞状上皮化生。

2.病因

慢性宫颈炎多见于分娩、流产或手术损伤宫颈后,病原菌侵入宫颈黏膜,此处皱襞多,病原体易于隐居,形成本病。本病致病菌主要是葡萄球菌、链球菌、大肠埃希菌和厌氧菌。

3.临床表现

慢性宫颈炎患者多无症状。少数患者可有阴道分泌物增多,呈乳白色黏液状,也可为淡黄色或脓性,可有性交后出血,偶有分泌物刺激引起外阴瘙痒不适。患者可有腰骶部疼痛,下坠感。因黏稠脓性白带不利于精子穿透,故可致不孕。妇科检查可见宫颈肥大,有不同程度糜烂、宫颈息肉等。

4.治疗

本病治疗以局部治疗为主,可采用物理治疗、药物治疗及手术治疗,而以物理治疗最为常用。

药物治疗适用于糜烂面积较小,炎症浸润较浅者。药物治疗目的是消除炎症、促使上皮生长。物理治疗适用于糜烂面积大,炎症浸润较深的病例,是治疗宫颈柱状上皮异位较好的方法。手术治疗适用于保守治疗无效,宫颈肥大、糜烂面深广且宫颈管受累者。

5.护理评估

(1)健康史及相关因素：了解患者年龄、性生活史，宫腔内手术操作后、产后、流产后有无感染史，了解白带性状、量、气味，有无外阴瘙痒、灼热及膀胱刺激症状。

(2)症状体征：阴道分泌物增多、外阴瘙痒及灼热感、月经间期出血、性交后出血、尿路刺激症状。妇科检查时可见宫颈充血、水肿、黏膜外翻，有黏液脓性分泌物黏附甚至从宫颈管流出。

(3)辅助检查：了解妇科检查、阴道分泌物检查、宫颈刮片、阴道镜、宫颈活检等阳性结果。

(4)心理和社会支持状况：评估患者出现症状后的心理反应，是否有治疗效果不佳致反复发作造成的烦恼，接受盆腔检查的顾虑等。

6.护理诊断

(1)焦虑及恐惧：与缺乏相关知识及担心癌变有关。

(2)舒适改变：与分泌物增多、下腹及腰骶部不适有关。

(3)组织完整性受损：与宫颈面有糜烂有关。

7.护理措施

(1)一般护理：①向患者解释积极治疗宫颈炎的必要性。②协助患者在治疗前常规做宫颈刮片细胞学检查，以排除早期宫颈癌。③协助患者做好宫颈上药、物理治疗和手术治疗的护理配合。

(2)检查护理：向患者解释检查的方法和必要性，协助医师进行宫颈刮片或宫颈活组织检查，以排除癌变。

(3)物理治疗护理：常用的设施有激光、冷冻、红外线凝结及微波等。生殖器官急性炎症时禁行物理治疗，治疗时间宜选择在月经干净后3～7天进行。协助医师做好物理治疗准备，术后告知患者物理治疗的注意事项：①术后阴道分泌物增多，甚至有大量水样排液，在术后1～2周脱痂时可有少量出血。特别注意保持外阴清洁。②术后2个月内禁盆浴、性生活及阴道冲洗。③一般于2次月经干净后3～7天到医院复查，未痊愈者可择期再行第2次治疗。④对接受物理治疗后的患者若有异常阴道流血或感染，应立即就诊。

(4)手术治疗护理：包括息肉摘除术和宫颈锥形切除术，手术时间为月经干净后3～7天，术后应及时送病理检查。

(5)药物治疗护理：子宫颈局部涂药物等，注意保护正常组织。

(6)心理护理：向患者讲解有关宫颈炎的知识，解除患者的思想顾虑与恐癌心理，使其接受和配合治疗。

四、盆腔炎性疾病

(一)定义

盆腔炎性疾病是病原体感染导致女性上生殖道及其周围组织(子宫、输卵管、卵巢、宫旁组织及腹膜)炎症的总称，包括子宫炎、输卵管炎、输卵管卵巢炎、盆腔腹膜炎及盆腔结缔组织炎，其中以输卵管炎、输卵管卵巢炎最常见。既往盆腔炎性疾病被分为急性或慢性盆腔炎两类，但慢性盆腔炎实际为盆腔炎性疾病的后遗症，如盆腔粘连、输卵管阻塞，从而导致不孕、异位妊娠、慢性盆腔疼痛。

(二)病因

盆腔炎性疾病的病原体可达20多种，主要有2个来源：①内源性病原体，99％的盆腔炎性疾病是由阴道或宫颈的菌群上行性感染引起,包括需氧菌和兼性厌氧菌,以两者混合感染多见。主要的需氧菌和兼性厌氧菌有溶血性链球菌、金黄色葡萄球菌、大肠埃希菌和厌氧菌。厌氧菌有脆弱类杆菌、消化球菌、消化链球菌。厌氧菌感染容易引起盆腔脓肿。②外源性病原体,主要为性传播疾病的病原体,如淋病奈瑟菌、沙眼衣原体、支原体,前两者只感染柱状上皮及移行上皮,尤其衣原体感染常导致严重输卵管结构及功能破坏,并引起盆腔广泛粘连。

(三)临床表现

可因炎症轻重及范围大小而有不同的临床表现。衣原体感染引起的盆腔炎性疾病常无明显临床表现。炎症轻者无症状或症状轻微。常见症状为阴道分泌物增多、下腹痛、不规则阴道流血、发热等;下腹痛为持续性,可于活动或性交后加重。若病情严重可有寒战、高热、头痛、食欲缺乏等症状。月经期发病可有经量增多、经期延长的表现。若有腹膜炎,则出现消化系统症状如恶心、呕吐、腹胀、腹泻。若有脓肿形成,可有下腹包块及局部压迫刺激症状;包块位于子宫前方可出现膀胱刺激症状如排尿困难、尿频,若引起膀胱肌炎,可出现尿痛等;若包块位于子宫后方可有直肠刺激症状;若在腹膜外可导致腹泻、里急后重和排便困难。若有输卵管炎的患者同时有右上腹部疼痛,应怀疑有肝周围炎存在。

盆腔炎性疾病患者体征差异大,轻者无明显异常发现,或妇科检查仅发现宫颈举痛或宫体压痛或附件区压痛。严重病例呈急性病容,体温升高,心率增快,下腹有压痛、反跳痛及肌紧张,叩诊鼓音明显,肠鸣音减弱或消失。盆腔检查:阴道内可见脓性分泌物;宫颈充血、水肿,若见脓性分泌物从宫颈口流出,说明宫颈管黏膜或宫腔有急性炎症。穹隆触痛明显,须注意是否饱满;宫颈举痛;宫体稍大有压痛,活动受限;子宫两侧压痛明显,若为单纯输卵管炎,可触及增粗的输卵管,压痛明显;若为输卵管积脓或输卵管卵巢脓肿,可触及包块且压痛明显,不活动;宫旁结缔组织炎时,可扪及宫旁一侧或两侧片状增厚,宫旁两侧宫骶韧带高度水肿、增粗,压痛明显;若有盆腔脓肿形成且位置较低时,可扪及后穹隆或侧穹隆有肿块且有波动感,三合诊能协助进一步了解盆腔情况。

(四)治疗

治疗的目的首先是减轻急性期症状,减少远期并发症;而保留生育能力是盆腔炎性疾病治疗中的另一个目标。治疗原则:选择广谱抗生素,联合抗厌氧菌药物治疗,根据药敏试验选择最有效的抗生素,疗程应持续 14 天。

(五)护理评估

1.健康史及相关因素

了解患者年龄、性生活史,宫腔内手术史、产后、流产后有无感染史,有无下生殖道感染、经期卫生不良及个人卫生情况等。

2.症状体征

(1)急性盆腔炎性疾病:①起病时下腹疼痛,呈持续性,活动后加重,发热,阴道分泌物增多。②腹膜炎时可出现恶心、呕吐、腹胀、腹泻。③月经期发病可使经量增多、经期延长。④脓肿形成时可有下腹包块及局部压迫刺激症状。⑤典型体征呈急性病容,体温升高,下腹部压痛、反跳痛、肌紧张。⑥妇科检查:阴道黏膜充血,脓性分泌物自子宫颈口外流。子宫颈抬举痛,子宫体略大、压痛、活动受限,输卵管增粗并有压痛,如为输卵管卵巢脓肿,可触及包块。

(2)盆腔炎性疾病后遗症:临床多表现为不孕、异位妊娠慢性盆腔痛或盆腔疾病反复发作等症状。

3.辅助检查

了解血常规、腹腔穿刺、妇科 B 型超声检查等阳性结果。

4.心理和社会支持状况

患者常因突发的疾病、未知的诊断及治疗,特别是需要手术治疗而感到紧张和恐惧,若其配偶或主要家属不在身边,多感到无助和绝望。未婚女性可能担心疾病对婚姻、性生活及生育的影响,已婚尚无子女的患者可能担心影响正常生育。

(六)护理诊断

1.疼痛

疼痛与生殖器官及周围结缔组织炎症有关。

2.体温过高

体温过高与盆腔炎症有关。

3.知识缺乏

缺乏经期卫生知识。

4.舒适的改变:腹胀

腹胀与盆腔腹膜炎症使肠蠕动减慢有关。

5.自理缺陷

自理缺陷与卧床休息、输液有关。

(七)护理措施

(1)疼痛时注意休息,防止受凉,必要时可遵医嘱给予镇静止痛药,以缓解症状。

(2)保持生活规律,劳逸结合,若患者睡眠不佳,可在睡眠前用热水泡脚、饮热牛奶等,保持室内安静或在睡前进行按摩,必要时服用安眠药。

(3)预防护理:①及时、彻底治疗急性盆腔炎,防止扩散、迁延转为慢性盆腔炎。②注意经期卫生、性生活卫生,减少感染机会。③加强营养与锻炼,增强体质。

(4)治疗护理:①指导患者服用药物,遵医嘱帮助患者以不同途径用药,如口服、保留灌肠和外敷等;灌肠后嘱患者俯卧休息30分钟以上。②协助医师进行物理治疗,此法有利于炎症吸收和消退,可选用短波、超短波、微波、激光、离子透入(可加入各种药物如青霉素、链霉素等),或用食盐炒热放入袋中,热敷下腹部。③盆腔炎性肿块体积大或经药物、物理治疗无效,可考虑手术切除病灶,做好术前准备,术中配合,术后护理。

(5)心理护理:耐心讲解疾病的病因、发生发展和治疗,倾听患者诉说不适和烦恼,提供心理支持,减轻患者压力,增强治疗信心,鼓励按流程治疗。

(蔚婷婷)

第二节 生殖内分泌疾病的护理

一、异常子宫出血

(一)定义

异常子宫出血是青春期和育龄期女性最常见的妇科症状,给患者健康及生活造成了严重的不良影响。排卵障碍性异常子宫出血是无排卵、稀发排卵和黄体功能不足引起的异常子宫出血，多与下丘脑-垂体-卵巢轴功能异常有关。

(二)病因

1.无排卵性异常子宫出血

因排卵障碍引起的异常子宫出血称为无排卵性异常子宫出血，从青春期到绝经前，女性均可发生。无排卵时卵巢只分泌雌激素，不分泌孕激素。在无孕激素对抗的雌激素长期作用下，子宫内膜增殖变厚。当雌激素水平急速下降时，大量子宫内膜脱落，子宫出血很多，这种情况称为雌激素撤退性出血。在雌激素水平下降幅度小时，脱落的子宫内膜量小，子宫出血也少，这种出血被称为雌激素突破性出血。另外，当增殖变厚的内膜需要更多的雌激素而卵巢分泌的雌激素却未增加使也会出现子宫出血，这种出血也属于激素突破性出血。

2.排卵性异常子宫出血

排卵性异常子宫出血较无排卵性少见，多见于生育期女性。患者有周期性的排卵，主要包括黄体功能不足、子宫内膜不规则脱落和子宫内膜局部异常所致的异常子宫出血。

(三)临床表现

1.无排卵性异常子宫出血

(1)症状：临床上表现为月经周期紊乱，经期长短不一，出血量时多时少。出血少时患者可以没有任何自觉症状，出血多时会出现头晕、乏力心悸等贫血症状。

(2)体征：与出血量多少有关，大量出血导致继发贫血时，患者皮肤、黏膜苍白，心率加快；少量出血无上述体征。妇科检查无异常发现。

2.排卵性异常子宫出血

(1)黄体功能不足：黄体期缩短，常伴不孕或孕早期流产。

(2)子宫内膜不规则脱落：月经周期正常，但经期延长，可长达 10 天，或伴经量增多。

(3)排卵性月经过多：月经量多，周期正常。

(4)排卵期出血：月经中期或在基础体温开始上升时出现少量阴道流血。

(5)稀发排卵：表现为月经后期、量少。

(四)治疗

1.无排卵性异常子宫出血

根据具体病因选择合适的治疗方案，尽量做到对因治疗，例如，高雄激素血症者首选抗高雄激素治疗，年轻高催乳素血症者首选多巴胺受体激动剂治疗等。可是大多数患者无法做到对因治疗，只能对症处理。急性出血时以止血为首要治疗，出血停止后应选择适当的孕激素或以孕激素为主的治疗方案调整周期，减少远期并发症的发生；有生育要求者选择促排卵治疗。

2.排卵性异常子宫出血

月经过多可以用止血药、孕激素或口服避孕药；经间出血使用氯米芬促排卵或孕激素治疗；排卵期出血可以用雌孕激素序贯疗法或口服避孕药。

(五)护理评估

1.健康史及相关因素

(1)详细询问发病年龄、月经周期、经期变化、出血持续时间、出血量、出血性质、病程长短及伴随症状，并与发病前月经周期相比较。

(2)了解出血前有无停经，有无早孕反应。

（3）了解有无慢性病如肝病、高血压、血友病等。

（4）了解孕产史、避孕情况,有无不良精神刺激。

（5）了解就诊前是否接受过内分泌治疗,有无感染和贫血征象。

2.症状体征

（1）无排卵性功血:表现为子宫不规则出血,特点是月经周期紊乱,经期长短不一,出血量时多时少。出血多或时间长的患者常伴贫血甚至休克。

（2）有排卵性功血:表现为月经过多或月经间期出血。

3.辅助检查

了解全血细胞计数、凝血功能检查、盆腔 B 型超声检查、诊断性刮宫、宫腔镜检查、基础体温测定、血清性激素测定等阳性结果。

4.心理和社会支持状况

患者常因害羞或其他顾虑而不及时就诊,随着病程延长并发感染或止血效果不佳,易产生恐惧和焦虑的心理。

（六）护理诊断

1.潜在并发症

贫血、休克等。

2.舒适改变

舒适改变与月经紊乱、性激素治疗的不良反应有关。

3.有感染的风险

感染与子宫不规则出血、出血量多导致严重贫血,机体抵抗力下降有关。

4.焦虑

焦虑与担心疾病性质及治疗效果有关。

（七）护理措施

1.出血护理

护士应密切观察出血量,注意收集会阴垫,准确计算出血量。积极观察药物使用效果:性激素治疗 8 小时内见效,24～48 小时出血基本停止,若 96 小时以上仍不止血,应立即报告医师,及时给予处理。

2.防治休克

对大量出血患者,应快速建立静脉通道,遵医嘱给予输血、补液治疗,维持正常血压并纠正贫血状态。密切观察生命体征变化情况,发现问题,及时报告,及时处理。

3.诊断性刮宫护理

刮宫后注意观察患者阴道出血情况,并嘱患者卧床休息,避免过度疲劳和剧烈运动,保证充分的休息。给予抗生素预防感染,出血时间长者适当应用凝血药物以减少出血量。

4.会阴护理

注意保持会阴部卫生清洁,每天给予会阴擦洗 1 次,出血多时根据病情增加擦洗次数,防止发生感染。

5.预防感染

严密观察与感染有关的征象,如体温、脉搏、子宫体压痛等,检测白细胞计数和分类,同时做好会阴部护理,保持局部清洁。

6.按医嘱使用性激素

(1)按时按量正确服用性激素,保持药物在血中的稳定水平,不得随意停服或漏服。

(2)必须按医嘱规定在血止后才能开始药物减量,每3天减量1次,每次减量不得超过原剂量的1/3,直至维持量。

(3)维持量服用时间,通常按停药后发生撤退性出血的时间与患者上一次行经时间相应考虑。

(4)指导患者在治疗期间如出现不规则阴道流血应及时就诊。

7.体温护理

指导患者测基础体温,观察有无排卵性双向曲线。

8.饮食护理

患者体质往往较差,呈贫血貌,应加强营养,改善全身状况,给予含铁剂、维生素C和蛋白质较多的饮食。

9.心理护理

鼓励患者表达内心感受,耐心倾听患者的诉说,了解患者的疑虑。向患者解释病情及提供相关信息,帮助患者澄清问题,解除思想顾虑,摆脱焦虑。也可交替使用放松技术,如看电视、听广播、看书等分散患者的注意力。

二、痛经

(一)定义

痛经是指伴随月经的疼痛,分为原发性和继发性两种。原发性痛经是指不伴有其他明显盆腔疾病的单纯性功能性痛经;继发性痛经是指因盆腔器质性疾病导致的痛经。

(二)病因

原发性痛经的发病原因尚不清楚,研究发现原发性痛经发作时有子宫收缩异常,而造成收缩异常的原因有局部前列腺素、白三烯类物质、血管升压素、催产素的增高等。继发性痛经多发生在月经初潮若干年后的育龄妇女,子宫内膜异位症、子宫腺肌病、子宫肌瘤、子宫畸形等均可引起继发性痛经。

(三)临床表现

疼痛发生在月经来潮前后来潮后,在月经期的48～72小时持续存在,疼痛呈痉挛性,集中在下腹部,有时伴有腰痛,严重时伴有恶心、呕吐、面色苍白、出冷汗等,影响日常生活和工作。

(四)治疗

对痛经患者尤其是青春期少女,必须进行有关月经的生理知识教育,消除对其月经的心理恐惧。痛经时可卧床休息,热敷下腹部,还可用非特异性的止痛药。药物治疗主要包括前列腺素合成酶抑制剂、避孕药物。还可采用物理治疗、中药治疗。对原发性痛经药物治疗无效的顽固性病例,可采用骶前神经切切除术,效果良好,但有并发症。

(五)护理评估

1.健康史及相关因素

了解年龄、月经史、婚育史、诱发痛经的因素、疼痛与月经的关系,以及疼痛发生的时间、部位、性质、程度、伴随症状及用药情况等。

2.症状体征

月经期下腹痛,以坠痛为主,重者呈痉挛性。可伴随恶心、呕吐、头晕、乏力等症状,严重时面色苍白、出冷汗。

3.辅助检查

妇科检查无阳性体征,可做超声检查、腹腔镜检查、宫腔镜检查等。

4.心理和社会支持状况

评估有无因疼痛引起的心理反应,有些患者对疼痛较为敏感,反应强烈,甚至出现神经质的性格。

(六)护理诊断

1.舒适的改变

恶心、呕吐与痛经有关。

2.疼痛

疼痛与月经期子宫痉挛性收缩有关。

3.恐惧

恐惧与长时期痛经症状造成的精神紧张有关。

(七)护理措施

1.一般护理

经期疼痛明显时应多卧床休息,避免剧烈运动,注意经期卫生。

2.对症护理

(1)腹部热敷和进食热饮,有助于缓解疼痛。

(2)疼痛剧烈者,要注意观察患者的面色、脉搏、血压及出汗等情况,如患者出现面色苍白,出冷汗,脉搏细弱,血压下降,应立即取平卧位,给予保暖,及时报告医师并协助急救。

(3)增加营养,如多补充蛋白质、维生素、铁剂等,忌食辛辣、生冷、酸涩等刺激性食物。疼痛伴有呕吐者,可给予生姜红糖茶热服。

3.治疗护理

(1)治疗原则:以对症治疗为主。疼痛难忍时可使用镇痛、镇静、解痉药。口服避孕药物有治疗痛经的作用。未婚少女可行雌激素、孕激素序贯疗法减轻症状。

(2)治疗配合:疼痛不能忍受时,可按医嘱给解痉止痛药,如阿托品等。如每次月经期都习惯性服用止痛药,应防止药物依赖性和成瘾性。痛经妇女可按医嘱给予口服避孕药和前列腺素合成酶抑制剂(如布洛芬)。观察用药后的反应。

4.心理护理

消除患者对疼痛的恐惧心理,安定情绪,避免急躁、忧郁,保持心情愉快,为患者讲解有关痛经的生理知识。

三、闭经

(一)定义

任何因素导致的月经从未来潮或月经来潮后异常停止称为闭经,可分为生理性闭经和病理性闭经。本部分主要介绍病理性闭经。

（二）病因

以下按闭经发生的部位概述导致闭经的原因。

1.子宫或下生殖道闭经

子宫是形成月经的器官，由于先天的子宫缺如、发育异常或后天损伤导致其对卵巢性激素无反应，不能周期性发生内膜增殖和分泌期变化，导致闭经。该类型的闭经通常生殖内分泌正常，第二性征正常。

2.卵巢性闭经

卵巢性闭经是由于卵巢先天性发育异常或后天因素导致功能过早衰退，雌、孕激素等卵巢激素水平下降，卵泡刺激素（FSH）和黄体生成素（LH）反馈性升高。

3.垂体性闭经

垂体的器质性病变或功能失调均可导致月经紊乱或闭经。

4.下丘脑性闭经

下丘脑性闭经是指包括中枢神经系统、下丘脑疾病或功能紊乱引起的促性腺激素释放激素（GnRH）脉冲分泌异常或分泌不足导致的闭经。其原因分为先天性因素和后天性因素，先天性因素包括下丘脑 GnRH 神经元先天性发育异常导致的功能低下，如卡尔曼综合征特发性低促性腺素性腺功能低下；后天因素主要是环境因素、精神心理因素、营养、运动等导致的继发性低促性腺素性腺功能低下。

（三）临床表现

1.症状

闭经是主要的症状。

2.体征

（1）全身检查：注意发育、营养、胖瘦及智力等情况；测体质量及身高；注意四肢、躯干的比例；检查第二性征发育程度；检查毛发多少及分布；检查乳房发育，轻挤乳房，观察有无泌乳。

（2）妇科检查：注意有无生殖道先天性畸形，外生殖器发育情况，阴蒂是否肥大，子宫及卵巢是否增大，子宫附件处有无包块或结节等。

（四）治疗

引起闭经的原因复杂多样，有先天和后天因素，更有功能失调和器质性因素之分，因此治疗上要按照患病病因制订出不同的治疗方案，病因治疗和激素补充治疗相结合。全身治疗和心理调节对闭经患者十分必要。

（五）护理评估

1.健康史及相关因素

（1）了解有无先天性缺陷。

（2）详细询问月经史，包括初潮年龄、第二性征发育情况、月经周期经期、经量、闭经前月经情况、闭经期限及伴随症状等。

（3）了解有无精神因素、环境改变、体重增减、疾病及用药影响等诱因。

2.症状体征

无月经或月经停止。

3.辅助检查

了解妇科检查、子宫功能检查（诊断性刮宫、子宫输卵管碘油造影、子宫镜检查、药物撤退试验)、卵巢功能检查(基础体温测定、阴道脱落细胞检查、宫颈黏液结晶检查、激素测定、B 型超声监测、卵巢兴奋试验)、垂体功能检查(血催乳素、FSH、LH 放射免疫测定、垂体兴奋试验及其他)等阳性结果。

4.心理和社会支持状况

评估有无心理压力,患者常表现为情绪低落,对治疗和护理丧失信心。

(六)护理诊断

1.功能障碍性悲哀

功能障碍性悲哀与长期闭经及治疗效果不明显有关。

2.焦虑

焦虑与不了解疾病发展结果,不了解诊断结果出现精神上的紧张,缺乏安全感有关。

3.恐惧

恐惧与不了解检查方法和检查结果,使患者有风险感有关。

4.自尊紊乱

自尊紊乱与不能正常每月经来潮而出现自我否定有关。

(七)护理措施

1.一般护理

(1)环境空气新鲜,整洁安静,避免强烈的噪声刺激。

(2)适当进行体育锻炼,增强体质。

(3)供给患者足够的营养。

(4)注意个人卫生,保持外阴清洁,防止感染。

2.治疗护理

(1)纠正全身健康情况:①增加营养,调配及增加维生素丰富食物;②避免精神紧张,消除不良刺激;③保持情绪稳定,对精神、神经不稳定者,可酌情使用自主神经阻断剂或精神安定剂。

(2)病因治疗:找到引起闭经的器质性疾病给予恰当治疗。例如结核性子宫内膜炎者即给予抗结核治疗。

(3)激素治疗:对先天性卵巢发育不良或卵巢功能受损或破坏以致早衰者可用性激素替代疗法。一般应用性激素人工周期疗法。①小剂量雌激素周期治疗;②雌、孕激素序贯疗法;③雌、孕激素合并治疗;④诱发排卵,常用氯米芬、黄体生成激素释放激素(LHRH 或 GnRH)、HCG 和小剂量雌激素-孕激素序贯疗法。指导患者正确合理用药,向患者讲解性激素治疗的作用、具体用药方法、剂量及不良反应,帮助患者了解药物的撤退性出血。指导患者严格按医嘱准时服药,不能随意增量、减量或停药,并注意观察使用性激素后的不良反应。

(4)情感支持:一些侵入性的检查操作会对人的整体感产生威胁,使患者有恐惧感,护士应给予情感上的支持。建立信任的护患关系,仔细耐心解说病情,消除心理压力,利于治疗。鼓励患者说出自己的感受及对疾病看法,并随时帮助患者澄清错误观念。

(5)降低焦虑水平:评估患者的焦虑水平(程度)按低度、中度、重度和极重度分级;提供安全舒适的环境,与患者进行沟通交流;解释疾病可能的发生发展,进行知识宣教;指导应用放松疗法。

(蔚婷婷)

第三节 生殖系统肿瘤的护理

一、子宫肌瘤

(一)定义

子宫肌瘤是女性生殖系统最常见的良性肿瘤,由平滑肌及结缔组织组成。多见于 30～50 岁女性。

(二)病因

确切病因尚未明确,可能与正常肌层的体细胞突变、性激素及局部生长因子间的相互作用有关。

(三)临床表现

子宫肌瘤多无明显症状,仅在体检时偶然发现。症状与肌瘤部位、大小、有无变性相关。常见症状如下。

1.经量增多及经期延长

经量增多及经期延长多见于大的肌壁间肌瘤及黏膜下肌瘤者,肌瘤使宫腔增大、子宫内膜面积增加,并影响子宫收缩可有经量增多、经期延长等症状。此外肌瘤可能使肿瘤附近的静脉受挤压,导致子宫内膜静脉丛充血与扩张,从而引起月经过多。黏膜下肌瘤伴坏死感染时,可有不规则阴道流血或血样脓性排液。长期经量增多可导致继发贫血、乏力、心悸等症状。

2.下腹包块

肌瘤初起时腹部摸不到肿块,当肌瘤逐渐增大使子宫超过 3 个月妊娠大小较易从腹部触及。肿块居下腹正中部位,实性、可活动、无压痛、生长缓慢。巨大的黏膜下肌瘤脱出阴道外,患者可因外阴脱出肿物来就医。

3.白带增多

肌壁间肌瘤使宫腔面积增大,内膜腺体分泌增多,并伴有盆腔充血致使白带增多;子宫黏膜下肌瘤一旦感染可有大量脓样白带,如有溃烂、坏死、出血时可有血性或脓血性恶臭的阴道溢液。

4.压迫症状

子宫前壁下段肌瘤可压迫膀胱引起尿频、尿急;子宫颈肌瘤可引起排尿困难、尿潴留;子宫后壁肌瘤(峡部或后壁)可引起下腹坠胀不适、便秘等症状。阔韧带肌瘤或宫颈巨型肌瘤向侧方发展嵌入盆腔内压迫输尿管使上泌尿路受阻,形成输尿管扩张甚至发生肾盂积水。

5.其他

常见下腹坠胀、腰酸背痛,经期加重。黏膜下肌瘤、引起宫腔变形和压迫输卵管的肌瘤可引起不孕或流产。肌瘤红色变性时有急性下腹痛,伴呕吐、发热及肿瘤局部压痛;浆膜下肌瘤蒂扭转可有急性腹痛;子宫黏膜下肌瘤由宫腔向外排出时也可引起腹痛。

(四)治疗

治疗应根据患者年龄、生育要求、症状及肌瘤的部位全面考虑。无症状或症状轻微的患者,一般不需要治疗,特别是近绝经期的女性。若肌瘤明显增大或出现症状,可考虑进一步治疗。症状轻,近绝经年龄或全身情况不宜手术者或在手术前控制肌瘤的大小以减少手术难度,可给予药物对症治疗。对月经过多继发贫血,有膀胱、直肠压迫症状或肌瘤生长较快疑有恶变者,保守治疗失败或反复流产排除其他原因者,可采用手术治疗。

(五)护理评估

1.健康史及相关因素

月经史、生育史、是否有(因子宫肌瘤所致的)不孕或自然流产史。是否存在长期使用女性性激素的诱发因素,了解发病后月经变化情况及伴随情况。

2.症状体征

多数患者无明显症状或没有自觉症状,只有半数患者有症状,且与肌瘤生长的部位、大小、数目有关。评估是否有月经改变、下腹部肿块、白带增多、腹痛、腰酸、下腹坠胀、压迫症状及不孕或流产等。

3.辅助检查

妇科双合诊或三合诊检查、B超、内镜检查等。

4.心理和社会支持状况

常表现恐惧、不安,迫切需要咨询指导。

(六)护理诊断

1.知识缺乏

患者对疾病不了解,缺乏对疾病的正确认识,而不重视随访观察,不配合治疗方案。

2.焦虑

焦虑与担心肌瘤恶变、害怕手术有关。

3.有感染的风险

感染与失血、手术、机体抵抗力下降有关。

4.潜在并发症

贫血。

(七)护理措施

1.一般护理

患者应注意休息,避免劳累,保证充足睡眠。加强营养,尤其是贫血的患者应从饮食中补充营养物质,多食含蛋白质、铁丰富的食物,如动物肝脏、瘦肉、蛋类、海带、紫菜、菠菜、豆类、黑木耳、藕粉、枣。保持外阴清洁,防止感染。

2.药物治疗护理

(1)雄激素:可对抗雌激素,使子宫内膜萎缩,并能促进子宫收缩,减少出血。常用丙酸睾酮25 mg,肌内注射,出血期每天1次,连用3天,以后每5天1次;也可用甲睾酮5 mg舌下含服,每天2次,连续20天为1个疗程。注意每月总剂量不超过300 mg,以免引起男性化。

(2)促性腺激素释放激素类似物(GnRH-a):如亮丙瑞林能降低雌激素水平,使肌瘤缩小或消失。用药超过6个月,可因雌激素下降而导致围绝经期综合征表现,如出现潮热、急躁、阴道干涩等,应避免长期用药。

(3)抗孕激素药物:如米非司酮与孕激素竞争受体,拮抗孕激素。每天12.5 mg口服,连服3个月。不宜长期服用,避免抗糖皮质激素作用。

(4)按医嘱给予止血药和子宫收缩剂止血,对贫血者遵医嘱补充铁剂。对应用激素治疗的患者,应讲明药物作用原理、剂量、用药方法、可能出现的不良反应及应对措施,告之服药过程中不能擅自增减药量,以免出现撤药性出血或男性化。

3.手术治疗护理

协助选择手术方式。

(1)肌瘤切除术:适用于35岁以下有生育要求、希望保留子宫者。可经腹或经腹腔镜下切除肌瘤;黏膜下肌瘤可经阴道或宫腔镜切除。术后复发率为50%,约1/3的患者需再次手术。

(2)子宫切除术:适用于肌瘤较大、症状明显、不需保留生育功能或怀疑有恶变者,有子宫全切术或子宫次全切术。根据不同的手术方式,做好不同的术前、术后护理,术后尤其应注意阴道残端出血情况的观察及护理。

(3)阴道手术后的特殊护理:保持外阴清洁,每天外阴擦洗2次,大小便后随时擦洗;伤口处可用红外线照射,保持伤口干燥,促进血液循环,有利于创面的愈合;阴道内填塞的止血纱布需在术后24小时内取出,注意清点纱布数量,并观察有无出血;术后5天内为少渣半流质饮食,每天服用肠道抗生素;术后第5天口服液状石蜡,软化大便,保持大便通畅。

4.心理护理

给患者及家属讲解有关疾病的知识,使患者确信子宫肌瘤为良性肿瘤,不是恶性肿瘤的先兆。让患者及家属了解手术的必要性,纠正错误认识,使其消除顾虑。

二、子宫颈癌

(一)定义

子宫颈癌习称宫颈癌,是最常见的妇科恶性肿瘤,高发年龄为50～55岁。

(二)病因

对子宫颈癌的研究,主要包括两个方面:一是行为危险因素,如性生活过早、多个性伴侣、多孕多产、社会经济地位低下、营养不良等;二是生物学因素,包括细菌、病毒和衣原体等各种微生物的感染。在宫颈癌病因学取得突破性进展的是明确人乳头瘤病毒是宫颈癌发生的必要条件。

(三)临床表现

1.症状

原位癌与微小浸润癌常无任何症状。宫颈癌患者主要症状是阴道分泌物增多、阴道流血,晚期患者可同时表现为疼痛等症状,其表现的形式和程度取决于临床期别、组织学类型、肿块大小和生长方式等。

(1)阴道分泌物增多:是宫颈癌最早出现的症状,大多为稀薄、可混有淡血性的。若合并感染,可有特殊的气味。

(2)阴道流血:是宫颈癌最常见的症状。早期患者大多表现为间歇性、无痛性阴道流血,或表现为性生活后及排便后少量阴道流血。晚期患者可表现长期反复的阴道流血。量也较前增多。若侵犯大血管,可引起致命性大出血。由于长期反复出血,患者常可合并贫血症状。

(3)疼痛:是晚期宫颈癌患者的症状。产生疼痛的原因主要是癌肿侵犯或压迫周围脏器、组织或神经所致。

(4)其他症状:主要取决于癌灶的广泛程度及所侵犯脏器。癌肿压迫髂淋巴、髂血管使回流受阻,可出现下肢水肿。侵犯膀胱时,可引起尿频、尿痛或血尿,甚至发生膀胱阴道瘘。如两侧输尿管受压或侵犯,严重者可引起无尿及尿毒症,是宫颈癌死亡的原因之一。当癌肿压迫或侵犯直肠时,出现里急后重便血或排便困难,甚至形成直肠阴道瘘。

2.体征

宫颈原位癌、微小浸润癌和部分早期浸润癌患者局部可无明显病灶,宫颈光滑或为轻度糜烂。随宫颈浸润癌生长发展可出现不同体征,外生型者宫颈可见菜花状赘生物,组织脆易出血。内生型者由于癌细胞向周围组织生长,浸润宫颈管组织,使宫颈扩张,从而表现为宫颈肥大、质硬和颈管膨大。无论是外生型或内生型,当癌灶继续生长时,其根部血管被浸润,部分组织坏死脱落,形成溃疡或空洞。阴道壁受侵时可见赘生物生长。宫旁组织受侵时,盆腔三合诊检查可扪及宫旁组织增厚或结节状或形成冰冻骨盆。晚期患者可扪及肿大的锁骨上和腹股沟淋巴结,也有患者肾区叩痛阳性。

(四)治疗

可根据患者的临床分期、年龄、全身情况、生育要求以及医院的设备和医疗技术水平等因素,综合分析后确定个体化治疗方案。目前主要采用以手术和放疗为主、化疗为辅的综合治疗。

1.手术治疗

主要适用于早期、无手术禁忌证的宫颈癌患者。

(1)宫颈原位癌一般主张行全子宫切除术。如果患者有生育要求,也可在充分与患者及家属沟通的前提下,行宫颈锥形切除术,术后密切定期随访。

(2)Ⅰa～Ⅱa期患者多采用根治性子宫切除术及盆腔淋巴结切除术。由于宫颈癌较少发生卵巢转移,因此卵巢无病变的年轻患者可保留双侧或单侧卵巢。

2.放射治疗

放射治疗简称放疗,可用于宫颈癌各期患者。临床上主要用于有手术禁忌证、年老或晚期不能手术以及术后需做补充治疗的患者。

3.化疗

主要适用于晚期或有复发转移的患者,也可用于手术或放疗的辅助治疗。

(五)护理评估

1.健康史及相关因素

不良婚育史、性生活史、与高危男子有性接触病史。

2.症状体征

评估是否有点滴样出血或因性交、阴道灌洗、妇科检查而引起接触性出血,出血多可致贫血;了解患者阴道分泌物是否增多,是否稀薄如水样,是否有腥臭味,是否出现大量脓性或米泔样恶臭白带;晚期有消瘦、贫血、发热等全身衰竭症状。

3.辅助检查

包括盆腔检查、子宫颈刮片细胞学检查、碘试验、阴道镜检查、宫颈和宫颈管活体组织检查、宫颈锥切术等。其中子宫颈刮片细胞学检查是普查常用的方法,也是目前发现宫颈癌前病变和早期宫颈癌的主要方法。通常采用巴氏5级分类法报告检查结果:Ⅰ级正常,Ⅱ级炎症,Ⅲ级可疑,Ⅳ级可疑阳性,Ⅴ级阳性。

4.心理和社会支持状况

患者早期表现为震惊恐惧,后期表现为否认愤怒、忧郁接受等心理。

（六）护理诊断

1.恐惧

恐惧与担心疾病预后有关。

2.知识缺乏

缺乏疾病相关知识和手术相关知识。

3.疼痛

疼痛与晚期癌浸润或手术后创伤有关。

4.排尿障碍

排尿障碍与宫颈癌根治术后影响膀胱功能有关。

（七）护理措施

1.饮食护理

为增强患者抗病能力,提高免疫功能,应尽可能地补给营养物质,蛋白质、糖类、脂肪维生素等合理食用。当患者阴道出血多时,应服用具有补血、止血功能的食物,如藕、薏苡仁、山楂、黑木耳、乌梅等。当患者白带较多且有腥臭味时,忌食生冷、难消化的食物,宜食清淡利湿之品,如薏苡仁、赤小豆等。晚期的患者应进食高蛋白、高热量的食物,以保证充足的营养摄入。

2.个人卫生护理

教会患者每天用流动温水清洗会阴2次,嘱勤换会阴垫及内裤。

3.术前护理

按照腹部及阴道手术患者常规进行护理。

4.术后护理

（1）留置引流的护理:保持引流管通畅,记录引流液及尿液的色、质、量,有异常及时告知医师。妥善固定引流管,防止脱出。

（2）预防感染:每天进行会阴冲洗,保持外阴清洁;遵医嘱应用抗生素,做好宣教;减少人员探视,保持病室环境整洁。

（3）患者安全的管理:术后卧床期间协助其定时翻身,减少局部受压;协助患者下床活动。

（4）加强营养:予以静脉营养时,保持静脉通路的通畅,记录24小时出入量,指导患者的过渡饮食,增加高蛋白、高能量、高维生素饮食。

（5）膀胱功能的锻炼:拔除尿管前遵医嘱予以宣教,定时夹闭尿管锻炼膀胱功能。

5.心理护理

提供疾病相关知识,给予情感支持,多与患者沟通,了解其心理活动,与患者共同讨论疾病相关问题,解除其疑虑,缓解其不安情绪,帮助患者增强治疗疾病的信心。年轻有生育要求的患者,疾病对其心理影响更大,对于此类患者,要向其解释目前根据疾病分期情况,有相应的治疗方案。

三、子宫内膜癌

（一）定义

子宫内膜癌是一组来源于子宫内膜的上皮性恶性肿瘤,多来源于子宫内膜腺体上皮,是女性生殖系统三大恶性肿瘤之一,与社会经济水平、饮食环境密切相关。

（二）病因

子宫内膜癌的确切病因仍不清楚,可能与下列因素有关。

1.雌激素对子宫内膜的长期持续

刺激与无排卵性功血、多囊卵巢综合征、功能性卵巢肿瘤、绝经后长期服用雌激素而无孕酮拮抗有关。

2.与子宫内膜增生过长有关

国际妇科病理学协会将子宫内膜增生过长分为单纯型、复杂型与不典型增生过长。单纯型增生过长发展为子宫内膜癌约为 1%;复杂型增生过长约为 3%;而不典型增生过长发展为子宫内膜癌约为 30%。

3.体质因素

内膜癌易发生在肥胖、高血压、糖尿病、未婚、少产的妇女。这些因素是内膜癌高危因素。

4.绝经后延

绝经后延妇女发生内膜癌的危险性增加 4 倍。内膜癌患者绝经年龄比一般妇女平均晚 6 年。

5.遗传因素

约 20% 内膜癌患者有家族史。内膜癌患者近亲有家族肿瘤史者比宫颈癌患者高 2 倍。

(三)临床表现

异常子宫出血是子宫内膜癌典型的临床表现,围绝经期及绝经后妇女异常子宫出血尤应引起重视,及时进行内膜癌筛查。

1.异常子宫出血

子宫内膜癌患者 75%～90% 存在异常子宫出血。绝经后出血患者中 3%～20% 存在子宫内膜癌。既往月经规律,近 3～6 个月出现经间期出血,月经周期缩短或延长(<21 天或>35 天),出血量增多,出血时间延长(>7 天)等情况均应进行内膜癌筛查。

2.阴道排液

可为血性、浆液性分泌物,合并感染时出现脓性分泌物。

3.下腹疼痛

可因肿瘤合并感染或晚期肿瘤浸润周围组织或压迫神经出现下腹部疼痛及腰骶部疼痛。晚期可出现贫血、消瘦及恶病质等症状。

4.子宫颈脱落细胞学检查异常

宫颈脱落细胞学检查发现腺癌或非典型腺体细胞时应通过子宫内膜活检及颈管内活检进一步检查。

5.影像学检查异常

部分患者因其他原因进行超声、CT 或 MRI 检查时发现子宫内膜增厚或占位,即使患者无其他症状体征,也应对子宫内膜进行进一步评估。

6.手术切除子宫病理检查异常

发现患者因其他疾病或子宫内膜增生过长接受全子宫切除术,术后病理检查发现子宫内膜癌。诊刮发现子宫内膜不典型性增生患者 25%～40% 在切除子宫后发现同时存在子宫内膜癌。对这部分患者应进一步评估内膜癌子宫外转移的可能性。

(四)治疗

子宫内膜癌治疗参照 NCCN 指南及 FIGO 指南。以手术、放疗、化疗和内分泌治疗为主要治疗方法。根据患者病理类型、病变范围、一般情况、年龄、生育要求等因素进行综合评估,制订个体化治疗方案。

(五)护理评估

1.健康史及相关因素

询问近亲家属中是否有乳腺癌、子宫内膜癌等肿瘤病史;使用激素治疗效果不佳的月经失调史;注意高危因素如老年、肥胖绝经期推迟、少育、不育及是否用过雌激素补充治疗等。

2.症状体征

评估阴道流血情况。一般不规则阴道流血最为常见,绝经后阴道流血是典型症状;评估患者是否伴有异常阴道排液,如浆液性或浆液血性白带;评估晚期有没有伴随全身症状,如贫血、消瘦、恶病质、发热及全身衰竭等。

3.辅助检查

妇科检查、分段诊断性刮宫、细胞学检查、宫腔镜检查、B超检查等。

4.心理和社会支持状况

常常表现为焦虑、恐惧不安的心理,迫切需要咨询指导,同时又会担心影响自身形象和夫妻关系。

(六)护理诊断

1.恐惧

恐惧与担心疾病预后有关。

2.知识缺乏

缺乏疾病相关知识和手术相关知识。

3.疼痛

疼痛与晚期癌浸润或手术后创伤有关。

4.排尿障碍

排尿障碍与术后影响膀胱功能有关。

(七)护理措施

1.一般护理

指导患者进食高蛋白、富含维生素等含营养素全面、丰富的食物,增强机体抗病能力,出现恶病质时,应加强观察,记录出入量,按医嘱补液。阴道排液多,应取半卧位,注意会阴部卫生,每天冲洗外阴 1～2 次,便器床旁隔离消毒,防止交叉感染。

2.手术治疗护理

给予妇科腹部手术护理常规及宫颈癌护理常规,同时执行以下护理措施:术后 6～7 天阴道残端缝合线吸收或感染可致残端出血,须密切观察并记录出血情况,嘱患者卧床休息,减少活动。

3.药物治疗护理

(1)孕激素治疗:①对晚期或复发癌患者、不能手术切除、年轻、癌变早期、要求保留生育功能的患者,可采用孕激素(醋酸甲羟孕酮、己酸孕酮、甲羟孕酮)治疗。②因孕激素用药剂量大,至少用 10～12 周才能评价疗效,需告知患者耐心配合治疗。③应告知患者药物名称、口服用药的时间、剂量及不良反应。④注意观察药物不良反应,主要表现为水钠潴留、水肿、药物性肝炎等,停药后逐渐好转。

(2)抗雌激素制剂治疗:①抗雌激素制剂(他莫昔芬,TMX)治疗子宫内膜癌,其适应证与孕激素治疗相同。②应告知患者药物名称、口服用药的时间、剂量及不良反应。③注意观察药物不良反应,表现为潮热、畏寒、急躁等类似围绝经期综合征的症状;骨髓抑制表现为白细胞、血小板计数下降;其他不良反应可有头晕、恶心、呕吐、不规则阴道少量出血、闭经等。

4.盆腔放疗护理

晚期不能手术或治疗后复发者可考虑使用化疗。

(1)放疗前应灌肠并留置导尿管,以保证肠道、膀胱空虚状态,避免放射性损伤。

(2)在腔内放置放射源期间,需保证患者绝对卧床,应教会患者在床上运动肢体的方法,以避免发生长期卧床并发症。

(3)在取出放射源后,鼓励患者渐进性下床活动及逐渐恢复生活自理。

5.心理护理

鼓励患者及家属说出疑虑,提供针对性指导,增强治疗信心。

四、卵巢肿瘤

(一)定义

卵巢肿瘤是常见的女性生殖器官肿瘤,可发生于任何年龄,组织学类型复杂。卵巢上皮肿瘤好发于50～60岁女性,卵巢生殖细胞肿瘤多见于30岁以下年轻女性。卵巢恶性肿瘤是妇科常见的三大恶心肿瘤之一。

(二)病因

目前对卵巢肿瘤的病因认识还不完全清楚,可能与内分泌因素、个体因素、盆腔污染学说和化学致癌物质因素、病毒因素、遗传与免疫因素有关。

(三)临床表现

卵巢良性肿瘤早期体积小,多无症状,可在妇科检查中偶然扣及。伴随体积增至中等大小时,患者可感轻度腹胀,或腹部触及肿块。妇科检查时,在子宫一侧或双侧触及肿块,囊性、边界清,表面光滑,活动好,与周围无粘连。若体积增长充满整个盆、腹腔,可出现压迫症状,如尿频、便秘、气急、心悸等,查体可见腹部膨隆,叩诊呈实音,无移动性浊音。

1.腹胀和下腹不适感

随着肿瘤逐渐长大,由于肿瘤本身的体积、重量及受肠蠕动及体位的影响,使肿瘤在盆腔内移动时牵拉,产生腹胀和不适感。合并大量腹水时亦可发生此症状。

2.腹部包块

肿瘤增大,患者可于腹部自觉肿块。良性肿瘤边界清楚,妇检于子宫一侧触及块物,多为囊性,可活动,与子宫无粘连;恶性肿瘤则为实性或囊实性居多,表面不规则,有结节,周围有粘连或固定。

3.腹痛

如肿瘤无并发症,极少疼痛。肿瘤迅速长大,包膜破裂或由于外力导致肿瘤破裂,囊液进入腹腔,刺激腹膜引起剧烈腹痛,妇科检查可见腹部压痛伴肿瘤缩小或消失;患者若突然改变体位,或肿瘤与子宫位置相对改变发生蒂扭转时,可有腹痛、恶心、呕吐等症状;肿瘤感染时则有发热、腹痛等症状。

4.压迫症状

肿瘤长大压迫盆腹腔内脏器,则出现相应压迫症状。如压迫横隔,则有呼吸困难及心悸;盆腔脏器受压,则因脏器不同而有不同症状,如膀胱受压致尿频、排尿困难或尿潴留,压迫直肠可致排便困难或便秘等;巨大肿瘤充满整个腹腔,可影响静脉回流,致腹壁及双下肢水肿。

5.腹水

腹水多并发于恶性卵巢肿瘤,尤其是有腹膜种植或转移者。腹水一般呈黄色、黄绿色,或带红色甚至明显的血性,有时由于混有黏液或瘤内容物而混浊。卵巢纤维瘤是一种良性卵巢肿瘤,常并发腹水或胸腔积液,即梅格斯综合征,切除肿瘤后,胸腔积液及腹水多自然消失。

6.不规则阴道流血

卵巢上皮性肿瘤不破坏所有的正常卵巢组织,故大部分患者无月经紊乱,少数患者可出现月经改变、绝经后阴道出血等症状。而功能性卵巢肿瘤可出现雌激素过多引起月经紊乱。

7.性激素紊乱

功能性卵巢肿瘤分泌雌激素过多时,可引起性早熟、月经失调或绝经后阴道流血;睾丸母细胞瘤等分泌雄激素肿瘤,可使患者出现男性化体征,如多毛、痤疮、声音变粗等。

8.癌浸润和转移症状

肿瘤浸润或压迫周围组织器官出现腹壁和下肢的水肿,大小便不畅和下坠、腰痛;转移至大网膜、肠管,可粘连形成腹部肿块或肠梗阻;侵犯盆壁,累及神经时可出现疼痛并向下肢放射;远处转移可出现相应症状,如肺转移可出现咳嗽、咳血、胸腔积液;骨转移可造成转移灶局部剧痛;肠道转移可有便血,严重的可造成肠梗阻;脑转移可出现神经症状等。

9.恶病质

晚期患者可出现显著消瘦、贫血及严重衰竭等恶病质表现。

(四)治疗

1.卵巢良性肿瘤

一旦明确诊断,应进行手术治疗。根据患者年龄、生育要求及对侧卵巢情况决定手术范围。

(1)怀疑为卵巢瘤样病变且直径<5 cm者,可进行短期随访观察。

(2)双侧良性卵巢肿瘤者可行肿瘤剥除术。

(3)年轻卵巢肿瘤患者、单侧良性卵巢肿瘤者可行患侧卵巢剥除术或患侧卵巢切除术。

(4)老年卵巢肿瘤患者可行单侧附件切除术或子宫全切及双侧附件切除术。

手术中切下的卵巢肿瘤标本应剖开观察,判断其性质,怀疑恶性时需进一步做病理检查确诊。

2.卵巢恶性肿瘤

治疗原则是手术为主、辅以化疗和放疗等综合治疗措施。疾病预后与分期、病理类型及分级、年龄等有关。手术病理分期越早,预后越好;残存肿瘤越少,预后越好。

3.卵巢肿瘤并发症

(1)蒂扭转一经确诊,应立即手术。

(2)破裂:疑卵巢肿瘤破裂时应立即进行剖腹探查手术,彻底清洗盆腹腔,收集清洗液并行涂片细胞学检查,切除的标本送病理学检查。

(3)感染:抗感染治疗后手术。

(4)恶变:怀疑恶变时应尽早手术。

(五)护理评估

1.健康史及相关因素

询问月经、婚育史;是否有不孕或自然流产史;是否有长期使用雌激素的诱发因素。

2.症状体征

评估是否出现腹部疼痛不适、腹胀、腹部肿块及腹水,甚至伴随出现膀胱、直肠等压迫症状,以及营养消耗、食欲下降等恶性肿瘤的症状。良性肿瘤如无并发症极少疼痛,若出现突发腹痛,多系卵巢肿瘤蒂扭转所致。

3.辅助检查

包括妇科检查、B超检查腹腔镜检查、细胞学检查、细针穿刺活检、放射学诊断肿瘤标志物。其中肿瘤标志物可用于辅助诊断及病情监测,主要有血清 CA125、血清甲胎蛋白(AFP)、血癌胚抗原(CEA)、血清 HCG 及性激素测定等。

4.心理和社会支持状况

患者常会产生极大的压力,在整个治疗过程中焦虑和恐惧等心理挫折始终较重,迫切需要相关信息支持。

(六)护理诊断

1.焦虑/恐惧

焦虑/恐惧与担心病情、预后、手术有关。

2.营养失调

低于机体需要量与癌症慢性消耗、化疗、手术创伤有关。

3.有感染的风险

感染与机体抵抗力低、手术、化疗有关。

(七)护理措施

1.一般护理

提供安静、舒适、整洁的环境,避免各种刺激。鼓励进食高蛋白、高热量、富含维生素、易消化的食物,必要时静脉补充营养,如输血、白蛋白、氨基酸等。若卵巢肿瘤过大或伴有大量腹水时,指导采取舒适的体位(如侧卧位、半卧位),并提供优质生活护理。

2.术前护理

给予妇科腹部手术护理常规和宫颈癌护理常规,同时执行以下护理措施。

(1)协助检查治疗。

(2)向患者及家属介绍手术经过、检查项目,以及护理操作目的、方法,以取得配合。

(3)腹腔穿刺放液者的护理:①备齐腹腔穿刺用物。②操作过程中严密观察记录患者生命征变化,观察患者有无头晕、恶心、心悸、虚弱感等反应。记录腹水的性质及量。③一次放液不宜>3 000 mL。④放液速度宜慢,后用腹带包扎,发现不良反应立即报告医师。

(4)保证手术能够按时实施的护理:①评估患者血糖变化,控制血糖<8 mmol/L。②评估患者血压和心脏功能,保护肝肾功能。③术前 3 天开始肠道准备,给予少渣、半流质饮食,遵医嘱给予肠道抑菌剂和导泻剂。术前 1 天晚清洁灌肠,保证肠道清洁。④巨大肿瘤或大量腹水者应备沙袋术后加压腹部,预防腹压骤降腹腔充血,出现虚脱。⑤将化疗药物带入手术室,以备术中置于腹腔。⑥术日晨访视患者,监测生命体征,评估肠道准备情况,安慰鼓励患者。

3.术后护理

(1)卧位与活动:术后平卧 6 小时,头偏向一侧,根据麻醉情况和病情及时改为半卧位,鼓励患者活动肢体。

(2)保持输液通畅,做好用药观察及宣教。

（3）氧气吸入：遵医嘱给予持续低流量吸氧。

（4）了解手术、麻醉方式及患者术中生命体征状况、出血量等，以指导术后护理。

（5）观察生命体征、心电监护、血氧饱和度监测情况。

4.心理护理

（1）了解患者疑虑与需求，并耐心解答。对患者得知病情后的情绪反应表示理解、同情，鼓励其表达、宣泄自己的感受。

（2）鼓励家属照顾患者，增强家庭的支持作用。

（蔚婷婷）

第四节　生殖器发育异常及损伤的护理

一、阴道发育异常

（一）定义

阴道发育异常患者在青春期前一般无症状，多在青春期因原发性闭经、腹痛、婚后性生活困难等原因就医时被确诊，常见的阴道发育异常包括先天性无阴道、阴道闭锁、阴道横隔和阴道纵隔。

（二）病因

1.先天性无阴道

双侧副中肾管发育不全，或双侧副中肾管尾端发育不良，多合并无子宫，或仅有痕迹子宫。

2.阴道闭锁

尿生殖窦未参与形成阴道下段。

3.阴道横隔

两侧副中肾管会合后的尾端与尿生殖窦相接处未贯通或部分贯通。

4.阴道纵隔

两侧副中肾管会合后，其纵隔未消失或未完全消失。

（三）临床表现

1.先天性无阴道

患者一般无症状，多数为青春期后无月经来潮或婚后性交困难而就诊。极少数患者有发育正常的子宫，表现为青春期因宫腔积血而出现周期性下腹部疼痛。

2.阴道闭锁

患者症状与处女膜闭锁相似，无阴道开口，但闭锁处黏膜表面色泽正常，亦不向外膨隆，直肠指诊扪及向直肠凸出的阴道积血包块，其位置较处女膜闭锁高。

3.阴道横隔

患者一般无症状，横隔位于上段者，常于妇科检查时发现。位置较低者少见，多因性生活不满意而就医。

4.阴道纵隔

绝大多数患者无症状，有些是婚后性交困难或潴留在斜隔盲端的积血继发感染后才诊断，另一些可能晚至分娩时产程进展缓慢才确诊。

(四)治疗

1.先天性无阴道

对准备有性生活的无子宫或只有痕迹子宫者,有短浅阴道者可先用机械扩张法。不适宜机械扩张或机械扩张无效者行人工阴道成形术。手术应在性生活开始前进行,以乙状结肠阴道成形术效果较好,其他方法包括游离皮瓣阴道成形术、羊膜阴道成形术、腹膜阴道成形术和外阴阴道成形术等。

子宫发育正常者,在初潮时即应行人工阴道成形术,同时引流宫腔积血,并将人工阴道与子宫相接以保留生育能力,子宫无法保留者应予切除。

2.阴道闭锁

应尽早手术。术时应先切开闭锁段阴道,并游离积血下段的阴道黏膜,再切开积血包块,排净积血后,利用已游离的阴道黏膜覆盖创面。术后定期扩张阴道以防瘢痕挛缩。

3.阴道横隔

一般应将横隔切开并切除其多余部分,最后缝合切缘以防粘连形成。术后短期放置模型防止瘢痕挛缩。若是分娩时发现横隔阻碍胎先露部下降,横隔薄者,当胎先露部下降至横隔处并将横隔撑得极薄时,将其切开后胎儿即能经阴道娩出;横隔厚者应行剖宫产。

4.阴道纵隔

若斜隔妨碍经血排出或纵隔影响性交时,应将其切除,创面缝合以防粘连。若临产后发现纵隔阻碍胎先露部下降,可沿隔的中部切断,分娩后缝合切缘止血。

(五)护理评估

1.症状评估

绝大多数患者的症状为青春期后无月经来潮,极少数伴有周期性下腹痛,已婚者有性生活困难及不孕史。有些患者仅因为产程进展缓慢而确诊。

2.身心状况

患者第二性征发育正常,绝大多数患者青春期前无症状,青春期后表现为无月经来潮、周期性下腹痛、性交困难或仅有产程进展缓慢。先天性无阴道的患者无阴道口或在阴道外口处有一浅窝;肛诊时未见子宫或仅有较小的始基子宫,极少数子宫发育正常者有宫腔积血时可扪及增大有压痛的子宫。阴道闭锁的患者直肠指诊扪及向直肠突出的阴道积血包块。

患者因原发性闭经、周期性下腹部疼痛或性交困难而感到紧张、恐惧。一旦确诊后,患者会感到自卑,已婚者会对丈夫及家庭产生负疚感;家庭成员也会难以接受患者不能生育的现实。护理人员应评估患者就诊时的心情、家庭支持状况等,已婚或准备结婚者要评估丈夫对生育的态度。

(六)护理诊断

1.急性疼痛

急性疼痛与宫腔积血、手术创伤或更换阴道模型有关。

2.长期低自尊

长期低自尊与不能生育有关。

（七）护理措施

1.教会患者机械扩张方法

对于有短浅阴道选用机械扩张方法的患者应教会其正确使用阴道模型的方法。按顺序由小到大使用阴道模型局部加压扩张，逐渐加深阴道长度，直至能满足性生活要求为止。阴道模型夜间放置，日间取出，便于工作和生活。

2.术前特殊准备

根据患者的年龄选择适当型号的阴道模型，并为患者准备两个以上的阴道模型及丁字带，消毒后备用。对游离皮瓣阴道成形术者，应准备一侧大腿中部皮肤，皮肤进行剃毛及消毒后，用无菌治疗巾包裹，以备术中使用。对于涉及肠道的手术如乙状结肠阴道成形术者应做好肠道的准备。其他术前准备同一般会阴部手术患者。

3.术后护理

术后一般护理与会阴部手术相同。乙状结肠阴道成形术者应观察人工阴道的血运情况，分泌物的量、性状，有无感染，并控制首次排便时间。需使用阴道模型者应教会患者更换阴道模型的方法。患者第一次更换阴道模型时疼痛明显，需在更换前半小时用止痛药。应选择适当的型号，并在模型表面涂抹润滑剂，以减轻疼痛；阴道模型应每天消毒并更换。

4.心理护理

某些患者及家属知道不能生育时，往往会感到绝望，护士应多与患者及家属沟通交流，讲解治疗的方式与效果，与患者、家属一起商讨手术方式，让患者、家属了解有关知识，让家属（特别是丈夫）了解疾病的发生、发展过程，积极面对现实，理解患者，并鼓励患者及家属参与手术方案的选择和制订过程。术后鼓励患者尽快恢复原来的学习和工作，积极参与集体活动，充分认识自己其他方面的才能，使其对今后的生活充满信心。

二、子宫脱垂

（一）定义

子宫从正常位置沿阴道下降，子宫颈外口达坐骨棘水平以下，甚至子宫全部脱出阴道口外，称为子宫脱垂。常伴发阴道前、后壁膨出。

（二）病因

1.盆底组织薄弱，韧带过度松弛

（1）产伤子宫脱垂：女性生殖器官由盆底肌肉和筋膜、提肛肌及子宫各韧带支持，包括宫颈主韧带、耻骨尿道韧带及子宫骶骨韧带等。盆底的骨骼肌、平滑肌及其致密的结缔组织，多数以会阴中心体为中心，构成一个坚固的盆底，在分娩时极度扩张。在急产、难产，以及分娩时宫口未开全，而过早的向下屏气用力，均可使子宫支持组织过度伸展或撕裂，尤其是提肛肌。产时过度推压子宫底，或产程延长，过分保护会阴，可使韧带伸张受伤，肌肉过度伸展、肌纤维断裂，均导致子宫脱垂的发生。多数产妇随着产后休息而促使子宫复旧，在数周内恢复正常。产后早期进行适当活动和运动，有利于盆底肌肉张力的恢复，但产褥期过早体力劳动或久站、休息不好、营养不良等，均可影响盆底正常功能的恢复，而导致子宫脱垂。

（2）卵巢功能衰退：老年妇女或哺乳时间过久的妇女，卵巢功能衰退，雌激素水平低落，或因某些原因切除卵巢、盆腔放射治疗，使卵巢功能衰退，均可导致生殖器官萎缩，组织弹性消失，支持组织退行性变、薄弱、松弛，而发生子宫脱垂。

（3）先天性发育异常：先天性发育不良、生殖器官及盆底的支持组织薄弱，松弛无力，造成子宫脱垂。

（4）体质因素：营养不良、体质衰弱、肌肉松弛及子宫结构不良，均是发生子宫脱垂的因素。

2.腹腔内压力增加

（1）产褥期产妇喜仰卧位，久之，子宫易成后位，子宫轴与阴道轴方向一致，如长期从事站立劳动，腹压持续增大，压迫子宫，子宫即沿阴道方向下降而致脱垂。或产后蹲位劳动，如洗尿布，亦可使腹压增加，促使子宫脱垂。

（2）慢性支气管炎、慢性咳嗽、便秘，以及腹盆腔肿瘤、腹水等，增加腹腔内压力，可促使子宫脱垂的发生。

（三）临床表现

1.症状

子宫脱垂症状的轻重视子宫脱垂的程度及伴发周围脏器的膨出情况而定。通常轻度脱垂者可无症状或症状较轻，重度脱垂者则症状显著。

（1）阴道内脱出块物：轻度子宫脱垂指宫颈位于阴道内，病情进展于久站、久蹲或大便用力后子宫脱出外阴口或阴道壁膨出于外阴口，经平卧休息后能自动回纳。膨出物随时间的进展越来越大，且不能自行回缩，需用手还纳。如果局部组织因血流淤滞而致水肿、肥大，严重时发生机械性障碍而使脱出物不能回纳。脱出外阴的子宫、阴道壁使行走时极感不适，少数严重者还可使患者无法行动而终日卧床。

（2）下坠感及腰背酸痛：脱垂程度越重，下坠感也越剧烈，而且可有上腹部不适甚至恶心。

（3）分泌物阴道分泌物增加。

（4）泌尿系统症状：子宫脱垂常伴有膀胱膨出，故可发生排尿困难、尿潴留、残余尿。排尿困难者膀胱内经常有残余尿，易引起膀胱感染而发生尿频、尿痛、尿急等症状。久而久之，感染向上蔓延，最终将损害肾脏，形成肾盂肾炎、肾盂输尿管积水，表现为肾区疼痛、腰痛等。

（5）直肠症状：轻度直肠膨出者常不引起症状，重度直肠膨出者可有下坠感、腰酸、便秘、肠胀气或大便困难等症状。

2.体征

（1）全身检查可有营养不良、体质虚弱。

（2）行妇科检查时，嘱患者向下屏气用力，于腹压增加时检查子宫脱垂的程度。①Ⅰ度轻：子宫颈距离处女膜缘<4 cm，但未达到处女膜缘。②Ⅰ度重：子宫颈已达处女膜缘，但未超过该缘，于阴道口可见到子宫颈。③Ⅱ度轻：子宫颈已脱出阴道口外，但宫体仍在阴道内。④Ⅱ度重：子宫颈及部分宫体已脱出于阴道口外。⑤Ⅲ度：子宫颈及子宫体全部脱出于阴道口外。

（3）阴道前后壁膨出。

（4）张力性尿失禁的检查与分类：让患者屏气或咳嗽，同时注意有无尿液自尿道口流出，如有，再用食、中指压迫尿道两侧重复上述动作，无尿溢出，表示有张力性尿失禁。尿失禁分类法如下。①Ⅰ级：休息情况下用力屏气时发生尿失禁。②Ⅱ级：行走、登高或突然改变体位时发生尿失禁。③Ⅲ级：卧床时有尿失禁。

（四）治疗

除非合并张力性尿失禁，无症状者不需要治疗，有症状者采取保守治疗或手术治疗，治疗方案应个体化。治疗应以安全、简单和有效为原则。

1.非手术治疗

包括一般支持治疗及子宫托治疗。适用于轻型子宫脱垂、年老不能耐受手术或需要生育的患者。

（1）一般支持疗法：包括加强营养，合理安排休息和工作，避免重体力劳动，保持排便通畅，积极治疗引起腹压增加的疾病，盆底肌肉锻炼，绝经后女性补充雌激素。

（2）子宫托治疗：用子宫托治疗子宫脱垂是利用子宫托的支撑作用，使脱垂的子宫上升至阴道内，从而改善盆底组织血液循环，达到病情好转。

2.手术治疗

目的是消除症状，修复盆底支持组织。应根据患者的年龄、脱垂程度、生育情况、全身状况选择手术方式。

（1）阴道前后壁修补术适用于Ⅰ度、Ⅱ度阴道前、后壁脱垂的患者。

（2）阴道前后壁修补术加主韧带缩短及宫颈部分切除术适用于年龄较轻、宫颈延长，希望保留子宫的Ⅰ度、Ⅱ度子宫脱垂伴有阴道前、后壁脱垂的患者。

（3）经阴道子宫全切除及阴道前后壁修补术适用于Ⅰ度、Ⅱ度子宫脱垂伴有阴道前、后壁脱垂、年龄较大，不需要保留子宫的患者。

（4）阴道纵隔形成术适用于年老体弱不能耐受大手术、不需要保留性能力者。

（5）阴道、子宫悬吊术通过缩短圆韧带，或利用生物材料制成各种吊带悬吊子宫和阴道。

（五）护理评估

1.健康史

询问患者有无腰骶部酸痛和下坠感，若有，应询问其严重程度，在久站、下蹲、行走与劳动时是否会加重，并询问与月经的关系。询问患者既往生育史，是否有滞产、产伤病史。同时，还应评估患者其他系统健康状况。

2.身体状况

了解患者有无下腹部坠胀、腰痛症状，是否有排尿便困难，阴道肿物脱出。是否在用力蹲下、增加腹压时，上述症状加重，甚至出现尿失禁，但卧床休息后症状减轻。

3.心理-社会状况

由于长期的子宫脱出使患者行动不便，不能从事体力劳动，排便排尿异常导致其烦恼的心理反应；严重者性生活受到影响，患者出现焦虑，情绪低落；因保守治疗效果不佳而悲观失望，不愿与他人交往。

（六）护理诊断

1.焦虑

焦虑与长期子宫脱垂影响正常的生活有关。

2.疼痛

疼痛与牵拉韧带、宫颈及阴道壁溃疡有关。

3.尿潴留/尿失禁

尿潴留/尿失禁与脱垂的子宫压迫膀胱颈有关。

（七）护理措施

1.一般护理

（1）加强营养：增强体质，帮助患者选择食物，使其摄入相当量的碳水化合物、脂肪、蛋白质、维生素、矿物质、电解质以及微量元素以维持正常的新陈代谢功能。

（2）防止便秘：从心理上和生理上帮助患者建立正常的排便形态。如摄入足够的液体、高纤维素食物（如粗粮、粗纤维蔬菜包括芹菜和韭菜）等。

（3）肛提肌锻炼：适合不严重的患者，利用盆底有关肌肉的运动锻炼，增加其张力，最终达到功能恢复。具体方法：用力一收一缩肛门，每次连续进行 10 分钟左右，每天数次，第一次锻炼应在起床前进行。有压力性尿失禁者，每次排尿时，有意识地停顿排尿动作数次，并使之形成习惯，对加强肛提肌的张力，甚为有益。注意事项：治疗期间及治疗结束后 3 个月内，应注意休息及避免重体力劳动和不适当的家务劳动体位（如蹲位）。

2.治疗护理

（1）非手术治疗：以子宫托治疗为主，这种治疗简便、安全、有效、经济。一般适用于Ⅰ度重、Ⅱ度轻的子宫脱垂，体弱或因其他疾病不能耐受手术者。其他的非手术治疗有中药口服、肌内注射（如宫旁注射中药治疗）、局部熏洗等。

（2）手术治疗：适应证为保守治疗无效者，或Ⅱ度重、Ⅲ度子宫脱垂，应根据患者的年龄、生育要求及全身健康情况选择适当的手术方式。常用的手术方式：①阴道前、后壁修补术加缩短主韧带及子宫颈部分切除术；②阴道子宫全切除及阴道前、后壁修补术；③阴道前、后壁修补术；④阴道纵隔形成术。

三、尿瘘

(一)定义

尿瘘是指生殖器与泌尿系统之间形成异常通道。

(二)病因

1.产伤

主要由于滞产、胎头长时间压迫导致组织坏死。一般在分娩1周内形成大小不等的瘘孔，亦可因难产、阴道手术造成膀胱损伤。子宫破裂可并发膀胱损伤，或剖宫产手术切口撕裂延长累及膀胱，手术中疏忽，未予处理而形成尿瘘。

2.妇科手术损伤

经腹或阴道进入盆腔的妇科手术。遇严重盆腔炎症粘连，或生殖器官肿瘤（子宫、卵巢或阔韧带内肿瘤）、子宫脱垂等使盆腔邻近器官的解剖关系变异，则在施行全子宫切除或广泛性子宫切除术，损伤输尿管或膀胱，损伤未被发现或虽发现修补愈合不佳，而形成输尿管阴道瘘或膀胱阴道瘘。子宫颈癌根治手术时，游离输尿管、损伤其外鞘，也可致输尿管壁缺血、坏死，尤其在术后、腹膜后有感染的情况下，更易造成输尿管阴道瘘。瘘多发生在输尿管远侧端，或接近输尿管膀胱结合部。可能有几个瘘孔沿阴道断端与阴道腔相通，且无例外地有输尿管狭窄。

3.癌肿

侵蚀或放射治疗损伤子宫颈癌晚期自阴道穹隆向膀胱侵蚀，可形成膀胱阴道瘘。可能在诊断癌症时已出现，或在放射治疗后，肿瘤组织坏死、皱缩、瘢痕形成后出现。瘘管一般位于膀胱三角区或紧靠其上方，亦可伴有输尿管梗阻。子宫颈癌放射治疗后，其周围的组织发生持久反应，产生闭塞性末梢血管炎，引起瘢痕形成、组织固定及血液供应减少。尤其较大肿块放射量较大时，瘘管形成的危险性增加。放射治疗结束至瘘管发生平均 18 个月，亦有间隔几年的报道。因此，有些癌症虽获得根治，但瘘管发生的危险性仍持续存在。

4.其他

阴道内放置腐蚀性药物(如治疗阴道炎)使局部组织被腐蚀坏死、溃烂,最终形成瘘。阴道内长期放置子宫托、嵌顿、组织受压缺血、坏死而致尿瘘。

(三)临床表现

1.漏尿

主要症状为患者不能自主排尿,尿液不断由阴道流出。分娩时所致尿瘘多在产后 3～7 天开始漏尿。术时直接损伤者术后即有漏尿。其表现因瘘孔的大小而略有不同,有的尿液日夜外溢,有的侧卧或平卧时漏尿,有的除能自主排尿外,同时有尿液不自主地自阴道流出。

2.外阴瘙痒和疼痛

局部刺激、组织炎症增生及感染和尿液刺激、浸渍,可引起外阴部痒和烧灼痛,外阴呈皮炎改变。若一侧输尿管下段断裂而致阴道漏尿,由于尿液刺激阴道一侧顶端,周围组织引起增生,盆腔检查可触及局部增厚。

3.尿路感染

伴有膀胱结石者多有尿路感染,出现尿频、尿急、尿痛症状。

4.闭经

不少患者长期闭经或月经稀发,其原因尚不清楚,可能与精神创伤有关。

5.性交困难及不孕

阴道狭窄可致性交障碍,并可因闭经和精神抑郁导致不孕症。

(四)治疗

目前尿瘘治疗的主要手段是手术,但由于致瘘原因不同、情况各异。非手术治疗适合分娩或手术 1 周后出现的膀胱阴道瘘、手术 1 周后出现的输尿管阴道瘘、直径较小的膀胱阴道瘘,对于年老体弱、不能耐受手术的患者也可以采用非手术治疗。

在术前应进行评估,给予个体化处理。确定尿瘘性质、部位、类型、选择适当的手术时机。根据瘘孔类型、性质、大小选择术式。原则是首选简单术式,不要任意扩大手术范围及手术时间,防止感染。

(五)护理评估

1.健康史

了解患者有无难产、阴道助产及盆腔手术史。通过询问病史,了解患者的既往史,尤其与肿瘤、结核、接受放射治疗等相关病史。详细了解患者漏尿的时间、有无自控排尿。

2.身体状况

询问患者漏尿的症状及表现形式,评估外阴部、臀部有无皮损,其面积的大小、涉的范围,有无溃疡、瘙痒、灼痛、行走不便。

3.心理-社会状况

由于漏尿,患者身体发出异常的气味,患者表现为不愿意出门,与他人接触交往减少,常伴有无助感,心理上出现自卑、失望等。了解患者及家属对漏尿的感受,有助于缓解负性的情感。

(六)护理诊断

1.皮肤完整性受损

皮肤完整性受损与尿液刺激外阴导致皮炎有关。

2.身体意象紊乱

身体意象紊乱与长期漏尿引起巨大精神压力有关。

3.社交孤立

社交孤立与长期漏尿,不愿与人交往有关。

(七)护理措施

1.一般护理

指导患者保持外阴部清洁、干燥,鼓励患者多饮水。由于漏尿,很多患者为了减少排尿,往往自己限制饮水量,造成对皮肤刺激更大的酸性尿液,而多饮水可达到稀释尿液,减少对皮肤的刺激作用,还能起到自身冲洗膀胱的目的。护理人员应向患者解释限制饮水的危害,指导患者每天饮水不少于 3 000 mL。

2.治疗护理

(1)术前护理:除按外阴、阴道手术术前常规准备外,有外阴湿疹、溃疡者,需治疗待痊愈后再行手术。老年妇女或闭经者,术前1周给予雌激素口服,促使阴道上皮增生,有利于术后伤口的愈合。有尿路感染者应先遵医嘱控制感染后,再行手术。

(2)术后护理:术后护理是手术能否成功的关键,除按外阴、阴道手术术后一般护理外,还应注意以下事项。①术后体位,应根据患者瘘孔位置决定,原则上是使瘘孔处于高位,减少尿液浸渍感染。瘘孔在侧面者可采取健侧卧位;膀胱阴道瘘若瘘孔在后底部,应采取俯卧位;由于患者手术后俯卧位会压迫伤口,而又难以保持一种姿势时,多采用侧卧位与平卧位交替进行。②尿管护理,术后保留尿管或耻骨上膀胱造瘘 10~14 天,注意固定尿管,保持引流通畅,发现阻塞及时处理。尿管拔除后协助患者每 1~2 小时排尿 1 次,以后逐步延长排尿时间。③术后遵医嘱给予抗生素,每天补液 2 500~3 000 mL,鼓励患者多饮水,稀释尿液,防止发生血尿或尿液浓缩沉积过多形成结石。④术后加强盆底肌锻炼,预防咳嗽和便秘等使腹压增加的因素。

3.心理护理

关心体贴患者,理解患者因疾病所导致的不良心理反应和痛苦,耐心讲解尿瘘相关知识,回答患者所提出的各种问题,消除其思想顾虑。

四、粪瘘

(一)定义

粪瘘指生殖道与肠道间的异常通道,常见为直肠阴道瘘。

(二)病因

多因难产时胎头滞留在阴道内,阴道后壁及直肠受压,使局部组织缺血、坏死、脱落而形成瘘;会阴裂伤未缝合,缝合后未愈合,或会阴切开缝合时,缝线穿透直肠黏膜而未被发现,感染后形成直肠阴道瘘。

(三)临床表现

1.症状

(1)大便及气体不自主地由阴道排出,腹泻时尤甚。

(2)若瘘孔小且部位高时,大便可积于阴道中。

(3)外阴皮炎。

2.体征

妇科检查见大的瘘孔可在阴道窥诊时见到或触诊时证实。小的瘘孔往往在阴道后壁见到一鲜肉芽组织,插入子宫探针,另一手手指伸入肛门,手指与探针相遇。

(四)治疗

粪瘘的治疗为手术修补。修补效果比尿瘘佳。其损伤后自愈的机会也比尿瘘多。新鲜创伤(如手术或外伤),应立即进行修补,陈旧性粪瘘,如为部位较高的直肠阴道瘘,则按尿瘘修补的原则方法及手术需求,分离瘘孔的周边组织,使阴道壁与直肠壁黏膜分离,先缝直肠壁(不透黏膜),后缝合阴道壁。如直肠阴道壁近于肛门,则首先从正中剪开肛门与瘘孔之间的阴道直肠壁,使会阴三度裂伤再行修补。

如系粪瘘与尿瘘两者并存,宜同时修补。如粪瘘较大,或瘢痕组织较多,估计手术困难者可先做腹壁结肠造瘘及尿瘘修补,待尿瘘愈合后,间隔4周,再进行粪瘘修补。成功后再使造瘘的结肠复位。

直肠阴道瘘的瘘孔巨大,瘢痕组织过多,瘘孔经多次修补失败,可考虑做永久性人工肛门手术。

(五)护理评估

1.病史

重点收集患者生育史,了解患者有无因头盆不称、难产、第二产程延长、阴道助产、盆底组织撕裂伤、盆腔损伤、子宫托放置不当等病史。了解其他病史,尤其与肿瘤、结核、放射治疗等相关病史。分析粪瘘与手术、分娩的关系,找出患者发生粪瘘的原因。详细了解患者粪瘘的程度,有无合并尿痛、性交困难及月经稀发、闭经等。

2.身体评估

询问粪瘘的症状,瘘孔小者,阴道内可无粪便污染,但肠内气体可自瘘孔经阴道排出,稀便时则从阴道流出。瘘孔大者,成形粪便可经阴道排出,稀便时呈持续外流。阴道检查、直肠指检等方法了解瘘孔的位置和大小。瘘孔小,不易发现的瘘孔可以进行钡剂灌肠检查。患者可能有外阴糜烂,感灼痛、刺痒,行动不便。

3.心理社会评估

由于漏粪及身体异味,给患者生活带来诸多不便,患者不能或不愿出门、与他人交往减少,社交孤立,感到无助。患者性生活可能受到影响,严重影响夫妻感情。由于疾病长期折磨,治疗效果不佳,长期承受肉体和精神折磨,易产生悲观、孤独和无助感。重点评估疾病对患者日常生活带来的影响,患者家属及配偶对疾病的看法。

(六)护理诊断

1.皮肤完整性受损

皮肤完整性受损与长期受粪便刺激和浸渍有关。

2.长期自我贬低

长期自我贬低与长期承受肉体与精神折磨有关。

3.感染的危险

感染与患者抵抗力降低和原病灶感染未控制有关。

(七)护理措施

1.一般护理

指导患者保持外阴部清洁、干燥、鼓励患者多饮水。护理人员应该积极向患者解释产生粪瘘的原因及治疗方法以解除患者的心理压力。

2.术前护理

(1)按妇科腹部、阴部手术前护理。

(2)加强外阴护理。术前1周用1∶5 000高锰酸钾水坐浴,每天2次,每次20～30分钟,保持外阴及肛周清洁干燥。外阴及肛周有皮炎时,可上药治疗。

(3)术前3天肠道准备,甲硝唑每天服1.0 g,环丙沙星0.2 g,每天3次,进无渣半流食3天,高热量流质饮食2天,术前禁食1天。

(4)术前1天晨番泻叶3 g茶饮,晚灌肠1次,术日晨清洁灌肠及阴道冲洗1次。

(5)备皮范围:外阴、肛周及大腿内下1/3处。

3.术后护理

(1)同尿瘘。

(2)患者取半卧位。

(3)术后进无渣流食,排气后改无渣半流食。

(4)保留尿管5～7天,保持局部清洁。敷料浸湿及时更换,会阴护理每天2次。术后服复方樟脑酊2 mL,每天3次,共7天,控制大便。7天后番泻叶茶饮或液状石蜡30 mL顿服。软化大便,术后1～2个月不能有干大便。

(5)给予广谱抗生素预防和控制感染。

4.心理护理

关心体贴患者,理解患者因疾病所导致的不良心理反应和痛苦,耐心讲解粪瘘相关知识,回答患者所提出的各种问题,消除其思想顾虑。

(蔚婷婷)

第六章

产 科 护 理

第一节　妊娠期妇女的管理

一、妊娠分期

临床上将妊娠分为 3 个时期,即早期妊娠(未达 14 周)、中期妊娠(第 14～27^{+6} 周)、晚期妊娠(第 28 周及其后)。

(一)早期妊娠

1.症状与体征

(1)停经:育龄妇女,若平时月经规则,月经过期 10 天以上,应考虑妊娠可能,进行常规尿妊娠试验。应当注意的是,某些情况下(如内分泌疾病、哺乳期、服用口服避孕药等药物)妇女可能在月经本来就不规则、稀发甚至无月经来潮的情况下发生妊娠,均应首先进行妊娠试验,明确是否妊娠后进行后续检查和治疗。

(2)早孕反应:有半数以上妇女在妊娠 6 周左右开始出现食欲缺乏、偏食、恶心、晨起呕吐、头晕、乏力、嗜睡等症状,此为早孕反应。可能与血清人绒毛膜促性腺激素(HCG)水平增高、胃肠道功能紊乱、胃酸分泌减少等有关。症状严重程度和持续时间各异,多在孕 12 周后逐渐消失。严重者可持续数月,出现严重水、电解质紊乱和酮症酸中毒。在末次月经不详的病例,早孕反应出现的时间可协助判断怀孕时间。

(3)尿频:早期妊娠增大的子宫可能压迫膀胱或造成盆腔充血,出现尿频的症状,但不伴尿急、尿痛等尿路刺激症状,应与尿路感染相鉴别。随着妊娠子宫逐渐增大,一般妊娠 12 周后子宫上升进入腹腔,不再压迫膀胱,尿频症状消失。直到临产前先露入盆压迫膀胱,尿频症状再次出现。

(4)乳腺胀痛:妊娠后由于雌孕激素、垂体催乳素等妊娠相关激素的共同作用,乳腺管和腺泡增生,脂肪沉积,使乳腺增大。孕妇自觉乳房胀痛、麻刺感,检查可见乳头、乳晕着色变深,乳头增大、易勃起。乳晕上皮脂腺肥大形成散在结节状小隆起即蒙氏结节。

(5)妇科检查:双合诊可触及子宫增大、变软。随着妊娠进展,子宫体积逐渐增大,孕 8 周时子宫增大至未孕时的 2 倍;孕 12 周时为未孕时的 3 倍,超出盆腔,可在耻骨联合上方触及。孕

6周左右由于宫颈峡部极软,双合诊时感觉宫颈与宫体似乎不相连,称为黑加征。孕8~10周时由于子宫充血,阴道窥视可见宫颈充血、变软,呈紫蓝色,此为Chadwick征。

2.辅助检查

(1)实验室检查:许多激素可用于妊娠的诊断和检测,最常用的是人绒毛膜促性腺激素β亚单位(β-HCG)。其他还包括孕酮和早孕因子。

(2)超声检查:是诊断早孕和判断孕龄最快速准确的方法。经腹壁超声最早能在末次月经后6周观察到妊娠囊。阴道超声可较腹壁超声提早10天左右,末次月经后4周2天即能观察到1~2 mm妊娠囊。

正常早期妊娠的超声检查:首先能观察到的是妊娠囊,为宫内圆形或椭圆形回声减低结构,双环征为早期妊娠囊的重要特征。囊外层的低回声环则可能为周围的蜕膜组织。随着妊娠的进展,妊娠囊逐渐增大,内层强回声环逐渐厚薄不均,底蜕膜处逐渐增厚,形成胎盘。强回声环其余部分逐渐变薄,形成胎膜的一部分。末次月经后5~6周阴道超声可见卵黄囊,为亮回声环状结构,中间为无回声区,位于妊娠囊内。卵黄囊是宫内妊娠的标志,它的出现可排除宫外妊娠时的宫内的假妊娠囊。卵黄囊大小为3~8 mm,停经10周时开始消失,12周后完全消失。妊娠囊大于20 mm却未见卵黄囊或胎儿时,可能为孕卵枯萎。阴道超声在停经5周时可观察到胚芽,胚芽径线超过2 mm时常能见到原始心血管搏动。6.5周时胚芽头臀长约与卵黄囊径线相等。7周多能分出头尾,8周时肢芽冒出。孕5~8周期间,可根据妊娠囊径线推断孕龄。孕6~18周期间根据头臀长推断孕龄。妊娠11~14周时可准确测量颈部透明带。颈部透明带的厚度联合血清标志物检查是筛查胎儿染色体非整倍体的重要方法。在多胎妊娠中,早孕期超声检查对发现双胎或多胎妊娠,超声观察多胎妊娠绒毛膜囊、羊膜囊的个数对判断单卵双胎或双卵双胎有重要作用。

(二)中、晚期妊娠

随着妊娠进展,子宫逐渐增大,可感知胎动,腹部检查可及胎体,听到胎心音。此时,除通过宫底高度、超声检查等方式推断胎龄、胎儿大小和预产期外,重要的是通过各项筛查排除胎儿畸形、妊娠并发症等异常,早期诊断、早期治疗,确保母儿安全。

1.症状与体征

孕妇经历早孕期各种症状,自觉腹部逐渐增大,孕16周后开始感知胎动。

(1)子宫增大:随着妊娠进展,子宫逐渐增大,可根据宫底高度初步推断妊娠周数。晚期妊娠可根据宫底高度和腹围推算胎儿体重。

(2)胎动:胎儿在子宫内的活动即为胎动,是活胎诊断依据之一,也是评估胎儿宫内安危的重要指标之一。一般孕16周起部分孕妇即可感知胎动。随着孕周增加,胎动逐渐增多,孕32~34周达峰值,孕38周后逐渐减少。

(3)胎心音:孕10周起可用多普勒听到胎心音,18~20周能通过听诊器经腹壁听到胎心音。胎心音呈双音,正常胎心频率为110~160次/分。胎心率低于或超出此范围均提示胎儿宫内异常可能。临床上胎心率检测是判断胎儿宫内安危的重要方法之一。胎心音应与子宫血管杂音、母体心率、脐血管杂音等相鉴别。

(4)胎体:孕20周后可于腹壁触及胎体,甚至可看到胎儿肢体在子宫前壁上造成的小隆起。胎头通常呈球状,质硬而圆,有浮球感;胎背宽而平坦;胎臀宽、软,形状略不规则;胎儿肢体小而有不规则活动。可通过腹部触诊判断胎产式和胎方位。

2.辅助检查

(1)超声检查:在中、晚期妊娠中,超声检查能随访胎儿生长发育情况,估算胎儿体重,筛查胎儿畸形,评估胎儿宫内安危,及时发现和诊断产科异常,包括胎盘、羊水、脐带、宫颈等的异常,以便及时采取相应治疗措施。另外对于致死性或存活率低的胎儿畸形,如严重神经管缺陷、α-地中海贫血纯合子、致死性骨骼畸形、18-三体综合征、13-三体综合征等,以及严重影响出生后生活质量的畸形如严重解剖结构异常、21-三体综合征、β-地中海贫血纯合子等可在孕 28 周前进行诊断,及时终止妊娠,降低围产儿死亡率,减少先天缺陷儿的出生,有效提高人口质量。另外,对于合并各种并发症的异常妊娠,超声检查可通过生物物理评分等方式密切监测胎儿宫内健康状况,以助选择最佳治疗方案和最佳分娩时机,降低围产儿死亡率和发病率,提高产科质量。

(2)胎儿心电图(FECG):是通过将电极分别接在孕妇宫底、耻骨联合上方等体表部位,通过间接检测的方式描记出胎儿心电活动的非侵袭性检测方法。一般于妊娠 12 周以后即可检测出。正常 FECG 诊断标准:胎心率 110～160 次/分,FQRS 时限 0.02～0.05 秒,FQRS 综合波振幅 10～30 μV,FST 段上下移位不超 5 μV。

二、胎儿姿势、胎产式、胎先露及胎方位

(一)胎儿姿势

在妊娠晚期,胎儿身体在宫内形成特定的姿势,称为胎儿姿势。通常为适应胎儿生长和宫腔形态,胎儿身体弯曲成与宫腔形态大致相似的椭圆形。胎儿整个身体弯曲,胎背向外突出,头部深度屈曲,下巴贴近前胸,大腿屈曲至腹部,膝部屈曲使足弓位于大腿前方。所有头位胎儿的上肢交叉或平行置于胸前。脐带位于上下肢之间的空隙内。某些情况下,胎儿头部仰伸导致胎儿姿势由屈曲形态改变为仰伸形态,导致异常胎儿姿势的出现。胎儿姿势与是否能够正常分娩以及一些产科并发症,如脐带脱垂等密切相关。

某些情况下,胎儿头部仰伸导致胎儿姿势由屈曲形态改变为仰伸形态,导致异常胎儿姿势的出现。胎儿姿势与是否能够正常分娩以及一些产科并发症,如脐带脱垂等密切相关。

(二)胎产式

胎体纵轴与母体纵轴的关系成为胎产式。两纵轴平行者为纵产式,占妊娠足月分娩总数的99.75%;两纵轴垂直者称为横产式,占妊娠足月分娩总数的 0.25%。横产式无法自然分娩,临产后如不能及时转为纵产式或剖宫产终止妊娠,会导致子宫破裂、胎死宫内等严重后果。两纵轴交叉成角度者称为斜产式,为暂时性,在分娩过程中多转为纵产式,偶转为横产式。

(三)胎先露

最先进入骨盆入口的胎儿部分称为胎先露。纵产式有头先露和臀先露。横产式有肩先露。头先露时因胎头屈伸程度不同又分为枕先露、前囟先露、额先露及面先露。前囟先露和额先露多位暂时性的,在分娩过程中通过胎儿颈部屈曲或仰伸转变为枕先露或面先露分娩。如始终保持前囟先露和额先露可导致难产发生。臀先露因下肢屈伸程度不同分为混合臀先露、单臀先露、足先露(包括单足先露和双足先露)。偶尔头先露或臀先露与胎手或胎足同时入盆,称复合先露。正常阴道分娩胎儿多为枕先露。其他胎先露方式如不能及时纠正可能造成难产或意外。

(四)胎方位

胎儿先露部的指示点与母体骨盆的关系称为胎方位,简称胎位。枕先露以枕骨、面先露以颏骨、臀先露以骶骨、肩先露以肩胛骨为指示点,根据指示点与母体骨盆前后左右的关系描述胎

方位。

三、妊娠期护理评估

(一)健康史评估

1.社会人口学资料

年龄小于 18 岁者容易发生难产,年龄 35 岁以上的高龄初产妇容易并发妊娠期高血压疾病、产力异常等;妊娠早期接触放射线、铅、汞、苯及有机磷农药者可发生流产、胎儿畸形;孕妇的受教育程度、婚姻状况、经济状况、宗教信仰、住址等均应进行评估。

2.目前健康状况

询问孕妇有无早孕反应,以及对饮食的影响程度;休息与睡眠情况、排泄情况、日常活动与自理情况;有无病毒感染史及用药情况;胎动开始时间;妊娠过程中有无阴道流血、头痛、心悸、下肢水肿等症状。

3.既往史

了解有无高血压、心脏病、糖尿病、甲状腺功能亢进、肝肾疾病、血液病等疾病史,有无手术史及手术名称;询问家族中有无高血压、糖尿病遗传性疾病史;询问月经初潮的年龄、月经周期和月经持续时间,有助于准确推算预产期;了解既往的孕产史及其分娩方式,有无流产、早产、难产、死胎、死产、产后出血史。

4.配偶健康状况

重点了解有无烟酒嗜好及遗传性疾病。

(二)推算预产期

询问末次月经(LMP)的日期,推算预产期(EDC)。计算方法为:末次月经第一天起,月份减 3 或加 9,日期加 7。如为阴历,月份减 3 或加 9,日期加 15。实际分娩日期与推算的预产期可以相差1~2周。如孕妇记不清末次月经,可根据早孕反应出现的时间、胎动开始时间、子宫底高度和 B 型超声检查的胎囊大小(GS)、胎头双顶径(BPD)及股骨长度(FL)值等推算预产期。

(三)身体评估

1.全身检查

观察发育、营养、精神状态、身高及步态。测量身高和体重,计算体质指数(BMI)。测量生命体征,正常孕妇血压不超过 18.7/12.0 kPa(140/90 mmHg),或与基础血压相比,升高不超过 4.0/2.0 kPa(30/15 mmHg)。协助检查心肺有无异常、乳房发育情况、脊柱及下肢有无畸形。

2.产科检查

包括腹部检查、骨盆测量、阴道检查、肛诊和绘制妊娠图。检查前告知孕妇检查目的,注意保护隐私。

3.腹部检查

排尿后,孕妇仰卧于检查床上,头部稍抬高,露出腹部,双腿略屈曲分开,放松腹肌。检查者站在孕妇右侧。

(1)视诊:注意腹部大小及形状,有无妊娠纹、手术瘢痕。腹部过大者,应考虑双胎、羊水过多、巨大儿的可能;腹部过小、宫底过低者,应考虑胎儿生长受限、孕周推算错误等;如孕妇腹部向前突出(尖腹,多见于初产妇)或向下悬垂(悬垂腹,多见于经产妇),应考虑有骨盆狭窄的可能。

(2)触诊:注意腹壁肌肉的紧张度,有无腹直肌分离,注意羊水量的多少及子宫肌的敏感度。

用手测宫底高度,用软尺测耻骨上方至子宫底的弧形长度及腹围值。用四步触诊法检查子宫大小、胎产式、胎先露、胎方位及先露是否衔接。在做前3步手法时,检查者面向孕妇,做第4步手法时,检查者应面向孕妇足端。

(3)听诊:胎心音在靠近胎背侧上方的孕妇腹壁听得最清楚。枕先露时,胎心音在脐下方右或左侧;臀先露时,胎心音在脐上方右或左侧;肩先露时,胎心音在脐部下方听得清楚。当腹壁紧、子宫较敏感、确定胎背方向有困难时,可借助胎心音及胎先露综合分析判断胎位。

4.骨盆外测量

了解骨产道情况,以判断胎儿能否经阴道分娩。

5.阴道检查

确诊早孕时即应进行阴道检查,妊娠最后一个月以及临产后应避免不必要的检查。

6.肛诊

以了解胎先露部、骶骨前面弯曲度、坐骨棘及坐骨切迹宽度,以及骶骨关节活动度。当难以确定胎先露是胎头或胎臀时,可进行肛诊以协助判断。

7.绘制妊娠图

将各项检查结果如血压、体重、宫高、腹围、胎位、胎心率等填于妊娠图中,绘制曲线图,观察动态变化,及早发现并处理孕妇或胎儿的异常情况。

(四)心理-社会评估

1.孕妇心理评估

妊娠早期,评估孕妇对妊娠的接受程度,有哪些影响因素,妊娠以后与家人和配偶的关系等。妊娠中、晚期,评估孕妇对妊娠和分娩有无焦虑、恐惧心理。妊娠中、晚期,子宫明显增大,孕妇负担加重,行动不便,甚至可出现睡眠障碍、腰背痛等症状,大多数孕妇急切盼望分娩。随着预产期的临近,孕妇又因对分娩疼痛而焦虑,担心能否顺利分娩、分娩过程中母儿安危等。

2.家庭支持系统评估

配偶对此次妊娠的态度最为重要。妊娠对准父亲也是一种心理压力,他会经历与孕妇同样的情感冲突,他为妻子在妊娠过程中的身心变化而感到惊讶,要适应妻子多变的情绪。因此,评估准父亲对妊娠的感受和态度,可帮助他成为孕妇强有力的身心支持者。另外,还需评估孕妇的家庭经济、居住环境、宗教信仰等状况。

(五)高危因素评估

重点评估孕妇是否存在下列高危因素:年龄<18岁或≥35岁;残疾;遗传性疾病史;既往有无流产、异位妊娠、早产、死产、死胎、难产、畸胎史;有无妊娠合并症如心脏病、肾病、肝病、高血压、糖尿病等;有无妊娠并发症如妊娠期高血压疾病、前置胎盘、胎盘早剥、羊水异常、胎儿生长受限、过期妊娠、母儿血型不符等。

(六)辅助检查

1.常规检查

血常规、尿常规、血型(ABO和Rh)、肝功能、肾功能、空腹血糖、乙型肝炎表面抗原(HBsAg)、梅毒螺旋体、人类免疫缺陷病毒(HIV)筛查等。

2.超声检查

妊娠18~24周时进行胎儿系统超声检查,筛查胎儿有无严重畸形;超声检查可以观察胎儿生长发育情况、羊水量、胎位、胎盘位置、胎盘成熟度等。

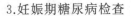

3.妊娠期糖尿病检查

直接行 75 g OGTT,诊断标准为空腹血糖 5.1 mmol/L,1 小时血糖 10.0 mmol/L,2 小时血糖为 8.5 mmol/L。

四、妊娠期营养管理

(一)妊娠期增强营养的重要性

妊娠期是生命早期 1 000 天的起始阶段,营养作为最重要的环境因素,对母儿双方的近期和远期健康都将产生至关重要的影响。孕期胎儿的生长发育、母体乳腺和子宫等生殖器官的发育,以及为分娩后乳汁分泌进行必要的营养储备,都需要额外的营养。因此,妊娠各期妇女膳食应在非孕妇女的基础上,根据胎儿生长速度及母体生理和代谢的变化进行适当调整。

(二)妊娠期营养评估与计划实施

1.妊娠期营养评估

(1)询问孕妇过去的饮食习惯,包括饮食形态、内容及摄入量。

(2)询问孕妇有无胃肠道疾病史;有无甲状腺功能亢进或糖尿病等内分泌疾病史;有无食物过敏史。

(3)妊娠后孕妇饮食习惯有无改变,有何改变,早孕反应对孕妇饮食的影响程度等。

(4)身体评估:测量体重,结合身高和妊娠前体重,判断孕妇体重的增长是否在正常范围内;定期产检,测宫高、腹围,判断胎儿在宫内的生长发育情况。

(5)心理和社会因素评估:评估有无影响孕妇膳食的心理或社会文化因素,如宗教信仰对饮食的限制(如回族),经济拮据限制孕妇的购买力等。

(6)诊断检查:必要时做血常规检查测孕妇血红蛋白值以了解其营养状况。

2.妊娠期营养计划实施

在全面评估孕妇营养状况的基础上,制定个性化的孕妇营养管理计划,可提高健康教育效果,促进孕妇采取有利于自身和胎儿健康的膳食行为和生活方式。

(1)补充叶酸,常吃含铁丰富的食物,选用碘盐。叶酸对于预防神经管畸形和高同型半胱氨酸血症、促进红细胞成熟和血红蛋白合成极为重要。孕期叶酸应达到 600 μgDFE/d,除经常吃含叶酸丰富的食物外,还应补充叶酸 400 μgDFE/d。孕期应常吃含铁丰富的食物,铁缺乏严重者可在医师指导下适量补铁。此外,碘是合成甲状腺素的原料,是调节新陈代谢和促进蛋白质合成的必需微量元素,除了选用碘盐外,每周应摄入 1～2 次含碘丰富的海产品。

(2)妊娠呕吐严重者,可少量多餐,保证摄入含必要量碳水化合物的食物。妊娠早期无明显早孕反应者可继续保持孕前平衡膳食,孕吐较明显或食欲不佳的孕妇不必过分强调平衡膳食,可根据个人的饮食嗜好和口味选用清淡适口、易于消化的食物,少量多餐,尽可能多地摄入食物,特别是含碳水化合物的谷薯类食物。进餐时间和地点亦可依据个人反应特点而异,具体可采取以下饮食措施:①早晨可进食干性食品,如馒头、面包干、饼干、鸡蛋等。②避免油炸及油腻食物和甜品,以防胃液逆流而刺激食管黏膜。③可适当补充维生素 B_1、维生素 B_2、维生素 B_6 及维生素 C 等以减轻早孕反应的症状。

(3)孕中晚期适量增加奶、鱼、禽、蛋、瘦肉的摄入。孕中期开始,胎儿生长速度加快,可在孕前膳食的基础上,增加奶类 200 g/d,动物性食物(鱼、禽、蛋、瘦肉)孕中期增加 50 g/d,孕晚期增加125 g/d,以满足对优质蛋白质、维生素 A、钙、铁等营养素和能量增加的需要。建议每周食用

2～3 次鱼类,以满足对胎儿脑发育有重要作用的不饱和脂肪酸的需要。

(4)适量身体活动,维持孕期适量增重。体重增长是反映孕妇营养状况的最实用的直观指标,与胎儿出生体重、妊娠并发症等妊娠结局密切相关。为保证胎儿正常生长发育,应使孕期体重增长保持在适宜范围。

身体活动有利于愉悦心情和自然分娩。若无医学禁忌,多数活动和运动对孕妇都是安全的。孕中、晚期每天应进行 30 分钟中等强度的身体活动。常见的中等强度运动包括快走、游泳、打球、跳舞、孕妇瑜伽等。孕妇应根据自身情况和孕前运动习惯,结合主观感觉选择活动类型,量力而行,循序渐进。

(5)禁烟酒,愉快孕育新生命,积极准备母乳喂养。烟草、酒精对胚胎发育的各个阶段都有明显的毒性作用,容易引起流产、早产和胎儿畸形。有吸烟饮酒习惯的妇女必须戒烟禁酒,远离吸烟环境,避免二手烟。

五、妊娠期常见症状的护理

(一)恶心与呕吐

1.原因

妊娠期恶心、呕吐的原因和机制尚不明确,一般认为与孕妇体内 HCG 增多、胃酸分泌减少及胃排空时间延长有关,也有人认为与孕妇的精神状态、心理压力、家庭经济状况等也有一定的关系。

2.临床表现

(1)恶心与呕吐特点:约半数孕妇在妊娠 6 周左右出现,尤其于清晨起床时更为明显;一般于妊娠 12 周左右消失。

(2)伴随症状:除了恶心、呕吐外,还可伴有头晕、疲乏、嗜睡等不适,食欲与饮食习惯也有所改变,如食欲缺乏、厌油腻等。孕妇虽有晨吐,但体重会随着妊娠进展而增加,一般不会出现脱水。

(3)妊娠剧吐:妊娠剧吐与普通呕吐有所不同,主要表现为频繁恶心呕吐,不能进食,以致发生体液失衡及新陈代谢障碍,甚至危及孕妇生命。

3.护理措施

(1)起床时宜缓慢,避免突然起身。

(2)每天进食 5～6 餐,少量多餐,避免空腹状态;清晨起床时可先吃几块饼干或面包;两餐之间进食液体;食用清淡食物,避免油炸、难消化或引起不舒服气味的食物。

(3)给予精神鼓励与支持,以减少困扰和忧虑。

(4)若妊娠 12 周以后仍继续呕吐,甚至影响孕妇营养时,应考虑妊娠剧吐的可能,需住院治疗,以纠正水、电解质紊乱。

(5)对偏食的孕妇,在不影响饮食平衡的情况下,可不做特殊处理。

(二)尿频

1.原因

(1)尿量增加:妊娠以后,母体的代谢产物增加,胎儿的代谢产物需由母体排出,因而大大增加了肾脏的工作量,使尿量增加。

(2)膀胱受压:在妊娠初期和晚期,骨盆腔内的器官位置发生相对改变,导致膀胱承受的压力增加,容量减少,即便有很少的尿也会使孕妇产生尿意,进而发生尿频。妊娠 3 个月内,子宫尚未超出盆腔,在盆腔占据大部分位置,直接压迫膀胱;妊娠晚期,胎头衔接进入骨盆,再次压迫膀胱,孕妇出现尿频。

2.临床表现

(1)小便次数增多:白天超过 7 次,晚上超过 2 次,且两次间隔在 2 小时以内。

(2)尿色正常:不浑浊,没有血尿。

(3)无其他伴随症状:不伴有尿急、尿痛、发热、腰痛等现象。

3.护理措施

(1)若无任何感染征象,可给予解释,不必处理。

(2)孕妇无须通过减少液体摄入量的方式来缓解症状,有尿意时应及时排空,此现象产后可逐渐消失。

(三)白带增多

1.原因

妊娠以后,黄体分泌大量雌激素和孕激素,以维持孕卵的着床和发育;12 周后,胎盘逐渐替代黄体继续合成大量雌激素和孕激素,致阴道上皮增厚、血管充血、渗出液和脱落细胞增多,宫颈肥大、柔软、充血,腺体分泌旺盛,分泌物和阴道渗出液以及脱落细胞混在一起形成白带,不断排出体外。

2.临床表现

于妊娠初 3 个月及末 3 个月明显,是妊娠期正常的生理变化,但应排除假丝酵母菌、滴虫、淋球菌、衣原体等感染。从阴道流出的白带增多,颜色呈乳白色、清澈透亮、鸡蛋清样,无味或稍有腥味,无其他不适。

3.护理措施

(1)嘱孕妇每天清洗外阴或经常洗澡,以避免分泌物刺激外阴部,保持外阴部清洁,但严禁阴道冲洗。

(2)指导穿透气性好的棉质内裤,经常更换。分泌物过多的孕妇,可用卫生巾并经常更换,增加舒适感。

(四)便秘

1.原因

(1)激素水平的变化:妊娠以后,孕妇血中孕激素增加、胃肠激素下降,致胃酸分泌减少、胃肠道肌肉张力下降及蠕动能力减弱,食物在胃肠道停留时间延长,食物残渣中的水分被肠壁细胞重吸收,粪便变得干而硬,排出困难。

(2)生活方式的改变:妊娠早期,孕妇卧床时间增多,运动相对减少,肠蠕动减慢;孕妇的膳食结构中粗粮减少,缺少膳食纤维,粪便量减少,缺乏对肠壁的刺激和推动作用。

(3)其他因素:增大的子宫压迫肠道,使粪便运转速度减慢;痔核引起的疼痛等。

2.临床表现

(1)伴随症状:孕妇有便意却不能排出,可致腹胀和食欲下降;经常排便用力,还可引发或加重原有的痔疮。

(2)影响胎儿发育:长期便秘可增加孕妇体内的毒素,可出现皮肤色素沉着、瘙痒、毛发枯干等。若毒素重新被回收至血液,可致食欲减退、精神萎靡、头晕乏力,甚至影响胎儿发育。

3.护理措施

(1)嘱孕妇养成每天定时排便的习惯。

(2)多吃水果、蔬菜等含纤维素多的食物,同时增加每天饮水量。

(3)适当增加活动。

(4)未经医师允许不可随便使用大便软化剂或泻剂。

(五)水肿

1.原因

(1)醛固酮分泌增多:妊娠以后,孕妇体内醛固酮分泌增多,机体对钠和水的吸收作用增强,易引起水肿。

(2)下肢静脉受压:随着孕妇子宫的逐渐增大,子宫压迫下肢静脉,引起下肢静脉血液回流不畅而产生水肿,这是孕期水肿发生的主要原因。

(3)血容量增加:妊娠以后,孕妇的血容量增加,体内水分也增加。妊娠期增加的血液中,血浆所占的比例更大,血液相对变稀,血浆胶体渗透压降低,水分移向组织间隙而水肿。

(4)不健康的生活方式:包括摄取的盐分过多、长时间站立步行或久坐等。摄取盐分过多加重水、钠潴留。下肢长时间处于较低位置,因重力作用,下肢静脉血液回流困难加重下肢水肿。

2.临床表现

多见于妊娠晚期。初期表现为活动后的双侧足部或手指肿胀,休息后或晨起后水肿减轻或消退。随着子宫的增大,压迫更加明显,水肿可扩散至两侧小腿,一般产后一周逐渐恢复。

3.护理措施

(1)指导孕妇采取左侧卧位,解除增大的子宫对下腔静脉的压迫,下肢稍垫高,避免久站久坐。

(2)对需长时间站立的孕妇,可采取两侧下肢轮流休息,收缩下肢肌肉,以利于血液回流。

(3)适当限制孕妇对盐的摄入,但不必限制水分。

(4)如下肢明显凹陷性水肿或经休息后不消退者,应及时诊治,警惕妊娠期高血压疾病的发生。

(六)腰背痛

1.原因

随着子宫的增大,孕妇的身体重心逐渐前移,在站立或行走时,为保持重心平衡,头部及肩部后仰,腹部前凸,这种姿态容易造成腰部脊柱的过度前凸,从而引起腰背酸痛。妊娠期分泌的激素使支撑关节之间的韧带松弛,增加了腰背痛的风险。腰背痛是正常的生理现象,但如果同时伴有尿频、尿急等症状,应考虑肾盂肾炎的可能。

2.临床表现

多发生于妊娠后期,由于孕妇为保持身体平衡而重心前移,体态改变等,部分孕妇感觉腰背部疼痛或不适。

3.护理措施

(1)指导孕妇穿低跟鞋,在俯拾或抬举物品时,保持上身直立,弯曲膝部,用两下肢的力量拾起。

(2)如因工作需要长时间弯腰,妊娠期以后应调整工作岗位。

(3)疼痛严重者,需卧床休息,局部热敷。

（刘　辉）

第二节 分娩期妇女的管理

一、影响分娩的因素

(一)产力

产力是指胎儿及其附属物由子宫排出的动力,包括子宫收缩力,腹肌、膈肌收缩力、肛提肌收缩力。

1.子宫收缩力

子宫收缩力起主导作用,具有节律性、对称性、极性、缩复作用四大特点。

(1)节律性:不随意、有规律的阵发性收缩伴疼痛。

(2)对称性:正常宫缩时,宫缩由两侧宫角底集中向下段扩散,然后均匀、协调的宫缩遍及全子宫。

(3)极性:宫缩时宫底部肌肉收缩最强、最持久,向下逐渐变弱。

(4)缩复作用:子宫纤维每次收缩后变短变粗,不能恢复至原来的长度。缩复作用可使宫腔逐渐变小,从而使胎儿先露逐渐下降。宫颈管慢慢展平,有利于产后子宫复旧。

2.腹肌和膈肌的收缩力

第二产程时,先露下降压迫骨盆底及直肠,反射性引起肌肉收缩,出现排便感及屏气。

3.骨盆肛提肌收缩力

宫口开全后,帮助完成分娩机制及胎盘娩出,有助于胎儿内旋转、胎头仰伸。

(二)产道

产道是胎儿娩出的通道,可分为骨产道和软产道。

1.骨产道

骨产道由有骶骨、两侧髂骨、耻骨、坐骨及其相互连接的韧带组成。骨产道各平面径线、骨盆倾斜度、骨盆类型均对分娩有影响。骨盆任一平面或任何一径线异常将导致难产,严重时危及母儿生命。

2.软产道

软产道由子宫下段、子宫颈、阴道和骨盆底软组织组成。子宫峡部未孕时长 1 cm,妊娠后逐渐拉长,至妊娠末期形成子宫下段。临产后,因子宫缩复作用,下段可达 7～10 cm,成为软产道的一部分。

(三)胎儿

在分娩过程中,胎儿能否顺利通过产道,除产力和产道因素外,还取决于胎儿大小及有无畸形。

1.胎儿大小

胎儿大小是决定分娩难易的重要因素之一。胎头是胎体最大部分,是胎儿通过产道最困难的部分,胎儿过大致胎头径线大时,尽管骨盆正常大,也可引起相对性头盆不称形成难产。

2.胎儿畸形

胎儿某一部分发育异常,如脑积水、连体儿等。由于胎头或胎体异常,通过产道常发生困难,影响胎儿顺利娩出。分娩前对胎儿能否阴道分娩时应及时评估。

(四)精神、心理因素

分娩对产妇来说是一种持久而强烈的应激原,产妇精神、心理因素能够影响机体内平衡、适应力等,使机体产生一系列变化。

二、产程分期与护理

(一)第一产程与护理

第一产程是宫颈扩张期,是产程的开始。第一产程时间长,可发生各种异常,需严密观察。

1.护理评估

(1)健康史:查看产妇产前检查记录了解孕期情况,重点了解年龄、身高、体重、有无不良孕产史、有无合并症等;了解孕期是否产前定期检查,有无阴道流血或流液;心理状况;B超等重要辅助检查的结果。

(2)专科评估。①子宫收缩:产程开始时,出现伴有疼痛的子宫收缩,俗称"产痛"或"阵痛"。开始时宫缩持续时间较短且弱,间歇时间较长。随着产程进展,持续时间变长,且强度不断增强,间歇时间渐短。护士在产程中需重视观察并记录子宫收缩的情况,包括宫缩持续时间、间歇时间及强度,临床常用触诊观察法和电子胎儿监护。②胎心:胎心是产程中极为重要的观察指标,正常胎心率为 110～160 次/分。临产后更应严密监测胎心的频率、规律性和宫缩后胎心有无变异,注意与孕妇的脉搏区分。③宫口扩张和胎头下降:宫口扩张和胎头下降的速度和程度是产程观察的两个重要指标,通过阴道检查可了解宫口扩张及胎头下降情况,胎头下降程度是决定胎儿能否经阴道分娩的重要观察指标。④胎膜破裂:正常破膜时间多发生于宫口近开全时,若破膜,推动先露部可见羊水流出。确定破膜时间,羊水颜色、性状及量。破膜后宫缩常暂时停止,产妇略感舒适,随后宫缩重现且较前增强。

2.护理措施

(1)一般护理。①生命体征监测:临产后,宫缩频繁致产妇出汗较多,加之阴道血性分泌物及胎膜破裂羊水流出,易导致感染。因此在做好基础护理的同时,应注意监测体温。宫缩时,血压会升高 0.7～1.3 kPa(5～10 mmHg),间歇期复原。产程中应每 4～6 小时测量 1 次,若发现血压升高或高危人群,应增加测量次数并给予相应的处理。②饮食指导:临床过程中,长时间的呼吸运动和流汗,孕妇体力消耗大。为保证顺利分娩,应鼓励孕妇在宫缩间歇期少量多次进食高热量、易消化、清淡的食物。③休息与活动:临床后,应鼓励产妇在室内活动,可采取站、蹲、走等形式,利于产程的进展。④排尿及排便:临床后,鼓励产妇每 2～4 小时排尿 1 次,以免膀胱充盈影响宫缩及胎先露下降。⑤人文关怀:对产妇的陪伴和心理支持非常重要,待产过程中,改变产妇对分娩的认识,通过按摩来镇痛等,都有利于分娩。

(2)专科护理。①胎心监测:胎心监测应在宫缩间歇期完成,潜伏期每小时听胎心音 1 次,活跃期每 15～30 分钟听诊胎心音 1 次,每次听诊 1 分钟。②观察宫缩潜伏期:应每 2～4 小时观察 1 次,活跃期每 1～2 小时观察 1 次,一般需要连续观察至少 3 次。若产程进展慢、子宫收缩欠佳,应及时处理。处理方法是没有破膜的产妇,可行人工破膜,使胎先露充分压迫宫口,加强子宫收缩;对于已破膜但宫缩欠佳的产妇,可以遵医嘱静脉滴注缩宫素以促进宫缩。③观察宫颈扩张和胎头下降程度:通过阴道检查来判断。如果胎膜已破,则应上推胎头了解羊水和胎方位。若胎方位异常、产程进展好,则可继续观察到宫口开全。若产程进展慢,应了解宫缩情况,宫缩好可改变产妇体位以助改变胎方位;宫缩差,应加强宫缩。④胎膜破裂的处理:一旦胎膜破裂,应立即听诊胎心,并观察羊水性状和流出量。有无宫缩,同时记录破膜时间。若羊水粪染,胎心监测正常,宫口开全或近开全,可继续观察,给予产妇吸氧等待胎儿娩出。若胎儿已出现宫内缺氧征象,应用产钳或胎头吸引术助产。

(3)分娩期疼痛护理:分娩期疼痛是一种很独特的疼痛,有别于其他任何一种病理性疼痛。疼痛多为痉挛性、压榨性、撕裂样,由轻、中度疼痛开始,随宫缩增强而逐渐加剧,部位不只限于下腹部,会放射至腰骶部、盆腔及大腿根部。护士可协助产妇采取舒适体位,及时补充热量和水分,定时督促排尿,减少不必要的检查。也可采用药物性、非药物性方法减轻疼痛。

(二)第二产程与护理

第二产程又称胎儿娩出期,是从宫口开全至胎儿娩出的全过程。

1.护理评估

(1)生命体征及临床表现:观察产妇的生命体征,有无不适主诉;评估有无尿潴留,询问有无便意感。评估产妇及家属精神状态,是否有焦虑、急躁、恐惧等情绪反应,家属是否紧张,是否配合。

(2)专科评估。①子宫收缩增强:进入第二产程后,宫缩的频率和强度达到高峰。宫缩持续时间 1 分钟或以上,间歇期仅 1～2 分钟。②胎儿下降及娩出:当胎头将至骨盆出口压迫骨盆底组织时,产妇有排便感。宫缩时,产妇不自主地向下屏气。宫缩时胎头露出于阴道口,露出部分不断增大,宫缩间歇期胎头又缩回阴道内,称胎头拨露。当胎头双径线越过骨盆出口,宫缩间歇时胎头也不再回缩,称胎头着冠。此时会阴极度扩张,产程继续进展,胎头枕骨以耻骨弓下方为支点,出现仰伸动作,胎头娩出。接着出现复位及外旋转,随后胎儿前肩和后肩相继娩出,胎体很快顺利娩出,后羊水随着涌出,第二产程结束。

2.护理措施

(1)心理护理:第二产程时,护士应陪伴在产妇身旁,及时提供产程进展信息,给予安慰、鼓励和支持,协助其完成进食、擦汗、排尿等生活需求。

(2)产程观察。①宫缩观察:观察宫缩的强度和持续时间,有无宫缩减弱或强直性宫缩,产程进展缓慢时应注意观察子宫的形状及有无压痛,排除先兆子宫破裂的可能。②胎心监测:此期应密切监测胎心,仔细观察胎儿有无急性缺氧等情况。应每 5～10 分钟听胎心 1 次,若发现胎心减慢,需持续胎心监测,及时评估、采取措施。③判断胎先露下降程度:判断胎先露下降程度及胎方位,注意有无头盆不称。避免胎头长时间受压。④生命体征监测:每小时测量产妇血压、脉搏,每 4 小时测量体温、呼吸,如有异常或产妇有不适,随时监测。

(3)指导产妇屏气用力:正确使用腹压是缩短第二产程的关键。宫口开全后,指导产妇在宫缩时正确运用腹压,宫缩间歇期休息,保持体力。

(4)接产准备:当初产妇宫内开全、经产妇宫口扩张 4～5 cm,且宫缩规律有力时,应做好接产准备工作。

(5)接产:接产前要评估胎儿宫内情况、评估产妇会阴条件,护士配合医师,做好助产工作。新生儿娩出后注意保暖,必要时清理口腔、咽部及鼻腔内的黏液。之后对新生儿进行全身检查,注意新生儿外观有无畸形,系好脚腕带和手腕带,印足印,测量身长,称体重等。在分娩记录单上需详细记录产妇姓名、各产程时间、出血量、会阴情况、特殊情况等。新生儿病历单需记录新生儿性别、出生时间、身长、体重、Apgar评分、新生儿外观检查结果等。

(三)第三产程与护理

第三产程又称胎盘娩出期,从胎儿娩出至胎盘胎膜娩出需5~15分钟,不应超过30分钟。

1.护理评估

(1)了解第一、第二产程的经过及其处理。①生命体征监测:监测产妇的生命体征,观察有无不适主诉。②心理-社会状况:评估产妇的情绪状态,对新生儿性别、健康及外形等是否满意,能否接受新生儿。有无进入母亲角色等。

(2)专科评估。①子宫收缩:胎儿娩出后,子宫底将至脐平,产妇略感轻松,宫缩暂停数分钟后再次出现。②胎盘娩出:胎儿娩出后,由于宫腔容积突然明显缩小,胎盘不能相应缩小,胎盘附着面与子宫壁发生错位而剥离。剥离面出血形成胎盘后血肿;子宫继续收缩,增大剥离的面积,直至胎盘完全剥离而娩出。③阴道流血:胎盘娩出后,子宫迅速收缩,子宫底下降与脐平,经短暂间歇后,子宫再次收缩成球形,宫底上升。注意评估阴道流血的时间、颜色和量,常用的评估方法有称重法、容积法和面积法。④会阴伤口:仔细观察软产道,注意有无宫颈裂伤、阴道撕裂及会阴裂伤。

2.护理措施

(1)新生儿分娩护理:①清理呼吸道,以免发生吸入性肺炎;②处理脐带。

(2)协助胎盘娩出:正确处理胎盘娩出,能够减少产后出血的发生。接产者不应在胎盘尚未完全剥离时用力按揉、下压宫底或牵拉脐带,以免引起胎盘部分剥离而出血或拉断脐带,甚至造成子宫内翻。胎盘娩出后应仔细检查胎盘的母体面,确定没有胎盘成分残留。胎盘胎膜排出后,按摩子宫刺激其收缩以减少出血,同时注意观察并测量出血量。

(3)产后护理。①会阴伤口护理:教会产妇尽量健侧卧位,利用体位引流,减少恶露污染伤口的机会,并注意保持伤口的清洁、干燥以防感染。同时产妇诉会阴及肛门部疼痛、坠胀不适且逐渐加重时,要及时告知医护人员排除阴道血肿。伤口轻度水肿多在产后2~3天自行消退,可嘱其适当抬高臀部,以利血液回流而减轻水肿。②排空膀胱:告知孕妇排空膀胱的必要性和重要性,产后4~6小时要及时解小便。因分娩过程中膀胱受压使其黏膜充血、水肿,肌张力降低;加之产妇会阴伤口疼痛不敢用力排尿及不习惯卧床排尿等原因,使产妇容易发生排尿困难,导致尿潴留。对于排尿困难的产妇,可给予小腹部湿热敷,或听滴水声诱导等方法进行排尿,必要时导尿。③母婴皮肤接触:告知产妇母婴皮肤接触、早吸吮、早开奶对母亲和新生儿的重要性,以及母乳喂养成功的意义。新生儿出生后1小时内协助产妇进行母婴皮肤接触,并帮助新生儿吸吮母亲的乳头。④生活指导:告知产妇充分的睡眠和休息的重要性。教会产妇采取舒适卧位,及时更换会阴垫、衣服,并注意保暖。产妇进食流质或清淡半流质食物,饮食宜富营养、易消化、有足够热量个水分,以利于产妇恢复体力。⑤新生儿护理:教会产妇如何保持新生儿于正确卧位,防止发生呛咳或窒息;注意保暖,同时告知产妇如果发生新生儿面色发紫、哭声异常、吸吮能力差或脐部有渗血等,及时告知医护人员。

三、分娩后最初阶段的护理

产妇分娩后2小时为分娩后最初阶段,有学者称为"第四产程"。此期产妇和新生儿情况不稳定,可能随时发生变化或出现异常,需要密切关注。

（一）护理评估

1.健康史

评估产妇第一、第二、第三产程及新生儿出生情况。

2.身心状况

（1）产妇情况。①生命体征：测量产妇血压、脉搏，观察是否有异常，如有异常应及时处理；为产妇保暖，询问是否有不舒适的主诉，如头晕、头痛、视物不清等症状。②子宫收缩：为预防产后出血，应观察是否有子宫收缩乏力的现象，同时按压子宫观察阴道流血的情况。③阴道流血：宫腔出血可能由子宫收缩不好导致，若子宫收缩好，阴道持续流血，应考虑是否有软产道裂伤。④膀胱充盈：观察膀胱充盈情况，避免膀胱过度充盈影响宫缩。⑤阴道血肿：询问产妇是否有会阴或肛门坠胀。

（2）新生儿情况：①观察新生儿呼吸、肤色、肌张力是否有异常，脐带有无渗血等。②协助新生儿与母亲进行皮肤接触，完成三早，并保证新生儿安全。③当新生儿出现觅食反射时，帮助新生儿正确地含接母亲乳房，观察新生儿吸吮能力。

（二）护理措施

（1）产妇分娩后，为产妇安置舒适体位，盖好被子或毯子保暖。

（2）产后第一小时内，每15分钟1次，然后30分钟1次，至产后2小时观察产妇。按摩产妇子宫，按压宫底，观察流血情况，有异常及时报告医师处理。

（3）每小时测量产妇血压、脉搏1次，必要时可使用心电监护监测产妇生命体征。

（4）如在耻骨联合上方触到充盈的膀胱，应督促和协助产妇排尿；若产妇疲劳，应为其提供床上便器排尿，避免下床排尿造成体位性晕厥甚至发生跌倒。也要注意产后协助产妇适当饮水，争取产后6小时内自行排尿。

（5）为产妇提供温度适宜的饮水和易消化饮食，满足产妇生理需求和补充体力消耗。

（6）母婴生命体征稳定，无异常情况时，核对母婴手腕带信息无误后，送母婴回到母婴同室病房继续休养。

（刘　辉）

第三节　产褥期妇女的管理

从胎盘娩出至产妇全身各器官恢复或接近正常未孕状态所需的一段时间为产褥期。一般是6周左右。

一、产褥期妇女的生理与心理变化

（一）产褥期妇女的生理变化

1.生殖系统的变化

（1）子宫：变化最大，自胎盘娩出后逐渐恢复至未孕状态的全过程，称为子宫复旧。①宫体肌纤维缩复：胎盘娩出后宫体逐渐缩小至脐平或以下，产后一周在耻骨联合上方可触及，产后10天降至盆腔，腹部触及不到，产后6周恢复到孕前大小。②子宫内膜增生：产后3周除胎盘附着部位外的宫腔表面均有新生内膜覆盖,产后 6 周,胎盘附着部位内膜全部修复。③子宫血管变化:随着胎盘的娩出,子宫复旧使开放的螺旋动脉和静脉窦压缩变窄,可形成出血。④子宫下段和宫颈变化:产后 2～3 天,宫口可容纳 2 指,产后 1 周宫口闭合,宫颈管复原,产后 4 周宫颈恢复至非孕形态。分娩时可导致宫颈外口的裂伤,使初产妇由产前的圆形变为产后横裂。

(2)阴道:分娩导致阴道壁松弛和肌张力降低,产褥期逐渐恢复,产后 3 周阴道黏膜皱襞重现出现,阴道腔逐渐缩小,使阴道紧张度在产褥期不能恢复到未孕期。

(3)外阴:产后 2～3 天外阴水肿逐渐消失,分娩时因处女膜撕裂而形成残缺的处女膜痕。

(4)盆底组织:分娩可导致盆底肌及筋膜弹性减弱,常伴有肌纤维撕裂,产褥期若能坚持做产后康复可能恢复至产前状态。若严重盆底肌或筋膜撕裂导致盆底组织松弛,加上产褥期过重体力活动或短期内多产,则很难恢复,是导致阴道壁脱垂和子宫脱垂的重要原因。

2.乳房变化

主要变化是泌乳,孕妇体内激素的作用,以及新生儿吸吮乳头的刺激导致乳腺不断泌乳。产妇的营养、睡眠、情绪和健康状况与乳汁的分泌量密切相关。

3.循环和血液系统变化

产后 72 小时内产妇循环血量增加,易诱发心力衰竭。产褥早期血液呈高凝状态,有利于子宫胎盘剥离面血栓形成,减少产后出血,纤维蛋白原、凝血酶、凝血酶原于产后 2～4 周恢复正常水平,血红蛋白于产后 1 周回升,白细胞总数产褥早期仍较高,于产后 1～2 周恢复正常。

4.消化系统变化

产后 1～2 周胃张力和蠕动力逐渐恢复,产后 1～2 天产妇常有口渴感,喜进流质或半流质食物。产褥期活动减少,腹肌和盆底肌松弛易引起便秘。

5.泌尿系统变化

产褥期膀胱肌张力降低,对膀胱内压敏感性降低,加上会阴部的疼痛、麻醉等可导致尿潴留,尤其在产后 24 小时内。

6.内分泌系统变化

产后雌、孕激素水平急剧下降,于产后 1 周降至未孕水平。月经复潮及排卵时间受哺乳时间的影响,不哺乳产妇一般在产后 6～10 周月经复潮,10 周左右恢复排卵,哺乳产妇一般在产后 4～6 周恢复排版,哺乳期可不复潮,通常首次来经前多有排卵,故哺乳期月经未复潮仍有受孕可能。

7.腹壁变化

下腹正中线的色素沉着逐渐消失,初产妇腹壁出现的紫红色妊娠纹逐渐变成银白色的陈旧妊娠纹,腹壁紧张度在产后 6～8 周恢复。

(二)产褥期妇女的心理变化

产褥期妇女经历妊娠、分娩,到新生儿诞生,接纳新成员的心理调适过程。影响产妇心理调适的原因很多:妊娠的心理状态、对分娩的态度、所处的社会文化环境、产妇的性格倾向、生活背景,以及丈夫的态度等可使产妇表现出精力充沛、兴奋、热情幸福感和满足感,也可表现出不同程度的焦虑、抑郁、悲观的不良情绪。

1.依赖期

给予周到的生活照顾,鼓励进食,保证休息,注意产妇主诉,加强宣教,注意调适生活节奏,帮助转换母亲角色,协助指导喂哺。

2.依赖-独立期

加倍关心产妇,提供新生儿喂养和护理知识,耐心指导和鼓励产妇参与照护新生儿的工作,鼓励亲子接触,增进情感交流,鼓励产妇表达自己的内心感受,提高自信心和自尊感,促进角色转换。

3.独立期

积极帮助产妇和丈夫正确应对家庭模式的转换、角色的转换、生活方式的改变,积极鼓励夫妻共同参与照护新生儿,培养和谐关系,共同承担责任,互相体贴,尤其是丈夫更应积极主动。

二、产褥期妇女护理

(一)适当活动及产后康复

经阴道自然分娩的产妇,应于产后6～12小时起床稍事活动,于产后第2天可在室内随意走动,行产后康复锻炼。行会阴后-斜切开或行剖宫产的产妇,可推迟至产后第3天起床稍事活动,待拆线后伤口不感疼痛时,也应做产后康复锻炼。尽早适当活动及做产后康复锻炼,有助于体例恢复,避免腹部皮肤过度松弛。

(二)优生优育指导

产褥期内禁忌性生活。产后不哺乳者,通常在产后6～10周月经复潮,产后10周左右恢复排卵。产后哺乳者,月经延迟复潮,甚至哺乳期不来潮,平均在产后4～6个月恢复排卵。产后较月经复潮者,首次月经来潮前多有排卵,故于产后42天起应采取避孕措施,原则是哺乳者以工具避孕为宜,不哺乳者可选用药物避孕。

(三)产后检查

产后检查包括产后访视和产后健康检查。产后访视至少3次,第1次在产妇出院后3天,第2次在产后14天,第3次在产后28天,了解产妇及新生儿健康状况,内容包括了解产妇饮食、大小便、恶露及哺乳情况,并做妇科检查,观察盆腔内生殖器官是否已恢复至非孕状态,同时最好带婴儿来医院做1次全面检查。

三、正常新生儿护理

新生儿期是指出生后脐带结扎开始到产后28天。此时新生儿发育尚不够成熟,仍需继续适应,护理仍很重要。

(一)新生儿生理特点

1.生命征象

(1)体温:出生时与母体体温相同或稍高,很快降低,故应注意保暖。

(2)呼吸:平均30～40次/分,应在出生后30秒内建立。若有呼吸窘迫的征象,应注意观察。

(3)血压:平均8.0～10.7/5.3～6.7 kPa,2周后血压增至13.3/6.77 kPa。

2.循环系统

婴儿出生时,心脏血管系统会发生许多变化,但这些变化不是立即完成的,有一个过渡时间。

3.消化系统

新生儿肠道容量较胃容量大,胃蠕动较快;吸吮母乳后易发生溢乳;消化蛋白质能力强,消化淀粉的能力弱;足月儿24小时内排胎便,2～3天排完,如果新生儿出生后24小时不排胎便,应排除肛门闭锁或其他消化系统畸形。

4.泌尿生殖系统

新生儿出生时肾脏已具有正常数目的肾单位,但尚不成熟,仅能适应正常的代谢。出生后12~24小时新生儿应第一次排尿。当新生儿尿量达15 mL时,膀胱会不自主地排出尿液,导致一天排尿次数达20次之多。

新生儿由于肾功能不足,血氮及乳酸含量较高,人工喂养者血磷、尿磷均高,易引起钙磷平衡失调,产生低血钙症。

(二)新生儿日常护理

1.生命体征监测

每天测1次体温,于腋下或颈下测,测量时不要翻动新生儿。新生儿照射阳光时注意避免阳光直射,夏季避免烈日直射,冬季注意保暖。

2.皮肤护理

24小时后每天沐浴、清洁,尤其是皮肤皱褶处(颈部、腋下、腹股沟、手心、指缝等)要清洁到位,同时检查全身皮肤有无皮疹破损发生,每天给予阳光照射。

3.脐部护理

沐浴后用棉签消毒,每天2~3次,脐部保持干燥。

4.臀部护理

两便后擦拭干净,肛门周围可适当涂护臀膏。

5.室温、环境、衣着

保持室温在22~24 ℃,恒定,空气清新,阳光充足。房间每天宜通风2次,衣服以棉质、透气为好,款式以宽松、方便穿脱为好。

6.疫苗接种

遵医嘱接种疫苗。

7.新生儿出生检查

出生后采集新生儿足跟内外侧血,做新生儿疾病筛查,注意无菌操作、严格核对、采血量足、符合要求。进行听力测试要保持环境安静,新生儿也要处在安静状态。如没有通过,产后42天需复查。

8.体重监测

每天沐浴时称重,监测有无生理性体重下降。

(三)新生儿喂养

新生儿出生后必须通过自身的胃肠道来摄取和消化营养物质,以促进生长发育,维持身体健康。因此,合理喂养对新生儿非常重要。

1.新生儿母乳喂养

(1)母乳喂养对新生儿的益处。①提供营养及促进发育:母乳中所含的营养物质很适合婴儿的消化吸收,生物利用率高。②提高免疫功能,抵御疾病:母乳中含有丰富的免疫球蛋白,母乳喂养可明显降低婴儿腹泻、呼吸道和皮肤的感染。③有利于牙齿的发育和保护:吸吮时的肌肉运动有助于面部正常发育,且可预防因奶瓶喂养引起的龋齿。④促进心理健康发育:母乳喂养时,通过母婴皮肤接触,有利于母婴情感的建立和婴儿心理、情感的发展。

(2)母乳喂养对母亲的益处。①有助于防止产后出血:吸吮刺激催乳素的分泌。②哺乳期闭经:哺乳者的月经复潮及排卵较不哺乳者延迟,利于产后恢复。同时,闭经有利于延长生育间隔。

（3）母乳喂养的原则和方法。①尽早开始：母乳喂养应在出生后尽早开始。②按需哺乳：一般按照婴儿的需要量，每天多次哺乳，两侧乳房交替喂养，至喂饱为止。③保持正确的喂奶姿势：母乳喂养的姿势有坐、侧卧、俯卧等，不论哪种姿势，以婴儿能含住乳头，且母亲舒适、婴儿安全为宜。当奶流过急，婴儿有呛、溢乳时，母亲可用中指和示指轻轻夹住乳房，控制奶的流量，以免婴儿呛奶并防止乳房堵住婴儿鼻孔。喂完后可将婴儿竖直抱起，轻拍其背部，让胃里的空气排出，然后将婴儿右侧卧，头稍抬高。

2.新生儿人工喂养

当因为种种原因导致新生儿不能进行母乳的时候，可以选择配方奶或牛奶进行人工喂养。

（1）喂奶时间：新生儿生后 2 小时可试喂 5％的糖水，如吸吮好，无其他异常，生后 6 小时开始喂奶。

（2）配方奶粉摄入量估计：一般市售婴儿配方奶粉 100 g 供能 2 093 kJ,根据介绍的新生儿能量需要可计算大致的奶粉需要量。实际喂养量应按每个新生儿的吸吮、胃容量、体重等具体情况增减，按需喂养。

（3）正确的喂养技巧：首先选择合适的奶瓶和奶嘴，奶液的温度以滴到手背或手腕处不烫为宜，喂养时将大部分的奶嘴放入新生儿口中，且奶嘴中充满奶液防止新生儿吸入空气，注意奶瓶、奶嘴的清洁和消毒。

（刘　辉）

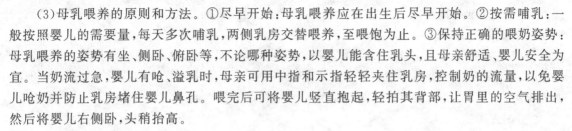

第四节　高危妊娠妇女的管理

一、高危因素的评估与监护

（一）高危妊娠因素

高危妊娠是指妊娠期孕妇由于个人或社会不良因素及某种并发症、合并症，导致孕妇、胎儿的健康受到威胁或造成伤害。具有高危因素的孕妇，称为高危孕妇。

1.个人或社会因素

孕妇年龄＜18 周岁或≥35 周岁，身高＜145 cm,BMI＞25 或＜18.5,受教育时间＜6 年，未婚或独居，有吸烟、酗酒、吸毒史，长时间接触有害物质或放射线，家族中有明显遗传性疾病，孕妇及丈夫职业稳定性差、收入低下，居住条件差，为规范做或晚做产前检查者。

2.疾病因素

（1）产科病史：有不良妊娠分娩史，如自然流产、异位妊娠、早产、死胎、死产、剖宫产史或阴道助产史，新生儿死亡、畸形、巨大，有产后出血、产褥感染等。

（2）妊娠合并症：妊娠合并内外科疾病等。

（3）妊娠并发症。

（二）高危妊娠监护

1.人工监护

（1）确定孕龄：根据末次月经、早孕反应、胎动出现时间及子宫大小推算孕龄。

（2）宫底高度及腹围：根据子宫底高度及腹围数值可估算胎儿大小，简单、易记的胎儿体重方法为宫底高度（cm）×腹围（cm）+200，以了解胎儿宫内的发育情况。

（3）高危妊娠评定：可在第一次产前检查时，根据产妇的病史及体征，评定早期妊娠是否有高危妊娠，并对孕妇进行动态观察。属于高危妊娠的孕妇应给予高危监护，随着妊娠进展，可随时再重新评定。

2.妊娠图

妊娠图是反映胎儿在宫内发育及孕妇健康情况的动态曲线图。将每次产前检查测得的体重、子宫底高度、腹围及胎头双径值记录下来，绘制成标准曲线，动态观察其变化，即妊娠图。同时记录血压、水肿、尿蛋白、胎心率和胎位等数值，以了解母儿情况。

3.B超检查

B超能显示胎儿数目、胎位、有无胎心搏动以及胎盘位置，亦能测量胎头的双顶径、股骨长度、胸径和腹径，以估计孕周及预产期，并可估计胎儿体重、胎盘成熟度及有无胎儿体表畸形等。通常将双顶径≥8.5 cm作为胎儿成熟的标志。

4.胎心听诊

用听诊器或多普勒监测，应注意胎心的强弱及节律，每次听诊1分钟，有疑问时应延长听诊的时间。胎儿听诊可判断胎儿是否存在宫内缺氧，缺点是不能分辨瞬间变化，不能识别胎心率的变异。

5.电子胎心监护

电子胎心监护可以连续记录胎心率的变化，并能同时观察胎动和宫缩对胎心率的影响。胎心监护有内、外监护两种形式。电子胎心监护可监测胎心率及预测胎儿宫内的储备能力。外监护室将宫缩描绘探头和胎心率探头直接放在孕妇的腹壁上，操作方便，临床应用广泛。内监护是在宫口开大1 cm以上后，将单级电极经宫口与胎头直接连接进行监测，在破膜后操作监测记录较准确，但会增加感染的机会。

（1）胎心率监测：指用胎儿监护仪记录胎心率，有基线胎心率及周期性胎心率两种基本变化。

基线胎心率：指在无胎动、无宫缩时，正常胎心率在110～160次/分，如持续＞160次/分或＜120次/分，历时10分钟，为心动过速或心动过缓。胎心率的基线摆动包括胎心率的变异振幅及变异频率。变异振幅为胎心率波动范围，一般在6～25次/分，变异频率为1分钟内胎心率波动的次数，正常为≥6次/分。

周期性胎心率：指与子宫收缩有关的胎心率变化，有加速和减速两种情况。加速是指胎动时胎心基线率增加15次以上，持续时间＞15秒，是胎儿状况良好的表现。减速可分为3种。①早期减速：与子宫收缩几乎同时开始，宫缩后即恢复正常。减速的开始到胎心率最低点的时间≥30秒。这是由于宫缩时胎头受压，导致脑血流量一时性减少的表现，不因体位或吸氧而改变。②变异减速：由于宫缩时脐带受压兴奋迷走神经，导致宫缩开始后胎心率减慢，虽然减速与宫缩的关系不恒定，但减速出现后下降幅度＞70次/分，持续时间长短不一，恢复迅速。③晚期减速：宫缩开始一段时间（一般在高峰后）出现胎心率减慢，减速的开始到胎心率最低点的时间≥30秒，持续时间较长，恢复缓慢，可能是胎儿缺氧的表现。

（2）预测胎儿宫内储备能力：观察胎动、自然宫缩或因药物刺激引起的宫缩对胎心率有无影响，包括无应激试验、缩宫素激惹试验。①无应激试验（NST）：观察胎动时胎心率的变化，是以胎动时伴有一过性胎心率加速为基础，判断胎儿宫内储备能力的试验。20分钟内有2次或2次以上胎心率加速,加速幅度超过15次/分,持续时间超过15秒,称 NST 有反应。如无意外,胎儿在一周内是安全的。如缺少足够的胎心率加速超过40分钟,称 NST 无反应,被视为异常。对于低危孕妇,NST 可以从妊娠34周开始监护,高危妊娠孕妇应提前,可从妊娠26~28周开始。②缩宫素激惹试验(OCT):通过用缩宫素诱导宫缩进行的暂时性的缺氧负荷试验,检查宫缩对胎心率的影响。观察孕妇10分钟无宫缩后,静脉滴注稀释的缩宫素。如宫缩时或宫缩后胎心变异正常或无晚期减速者为 OCT、阴性。如多次宫缩后重复出现晚期减速,变异减少,胎动后无胎心率增快,为 OCT 阳性。

(3)胎儿心电图:根据胎儿心电图可推测胎儿宫内情况,如胎位、是否多胎、孕周及胎盘功能等。

(4)羊膜镜检查:使用羊膜镜经宫颈在胎膜处观察羊水性状及颜色,判断胎儿安危,达到监测胎儿的目的。

6.实验室检查

一般包括雌三醇测定、孕妇血清胎盘生乳素及缩宫素酶值的测定、阴道脱落细胞检查、羊水检查等。

二、高危妊娠的护理

(一)护理评估

1.病史

了解产妇年龄、生育史、疾病史,了解早期妊娠时是否用过对胎儿有害的药物或接受过放射性检查、是否患过病毒性感染等,确定高危因素是否存在。

2.身体状况

(1)测身高、体重,身高<145 cm 者,可能有头盆狭窄,步态异常者注意骨盆有无不对称;体重过轻(<45 kg)或超重(>90 kg),注意有无头盆不称。

(2)测量宫高、腹围,判断子宫大小是否与停经周数相符。

(3)检查血压、胎位测量血压,听诊母亲心脏情况,评估心功能。检查胎位有无异常,检查阴道出口有无狭窄,外阴部有无静脉曲张。

(4)分娩评估:评估有无胎膜早破。破膜时估计羊水量及性状,如头位时羊水中混有胎粪或羊水呈黄绿色则提示有胎儿宫内发育迟缓的可能。

(5)正确估计胎龄描绘妊娠图。

(6)胎动计数。

3.心理-社会状况

高危妊娠孕妇在妊娠早期常担心流产及胎儿畸形,在妊娠28周以后则担心早产、胎死宫内或死产。孕妇可因为前次妊娠失败而对此次妊娠产生恐惧;由于需要休息而停止工作,变得烦躁不安。要认真评估高危孕妇的应对机制、心理承受能力及社会支持系统。

(二)护理目标

(1)孕妇安全,胎儿健康。

(2)孕妇恐惧感减轻或消失。

(3)孕妇维持良好的自尊。

(4)孕妇正确面对自己及胎儿的危险。

(三)护理措施

1.指导孕妇采取正确的方式和手段

减轻和转移孕妇的焦虑和恐惧情绪,鼓励和指导孕妇的家人参与和支持。提供有利于孕妇倾诉和休息的环境,避免不良刺激。在做各种检查和操作之前向孕妇解释,提供指导。

2.一般护理

增加孕妇的营养以保证胎儿的发育需要,尊重孕妇的饮食嗜好。对胎盘功能减退、胎儿发育迟缓的孕妇给予高蛋白、高能量饮食,补充维生素、铁、钙及多种氨基酸,对妊娠合并糖尿病者要控制饮食。注意休息,保持正确卧位。注意个人卫生,勤换衣裤。保持室内空气清新、通风良好、温度适宜。

3.病情观察

对高危孕妇做好观察记录。观察一般情况,如孕妇的心率、脉搏、血压、活动耐受力,有无阴道流血、高血压、水肿、心力衰竭、腹痛、胎儿缺氧等症状和体征,及时报告医师并记录处理经过。产时严密观察胎心率及羊水的色、量,做好母儿监护及监护配合。

4.检查及治疗

认真执行医嘱并配合处理。为妊娠合并糖尿病孕妇做好尿糖测定,正确留置血、尿标本等;对妊娠合并心脏病者按医嘱正确给予洋地黄类药物,做好用药观察;间歇吸氧;宫内发育迟缓者给予静脉治疗;前置胎盘患者做好输液、输血准备;如需人工破膜、阴道检查、剖宫产术,应做好用物准备及配合工作;同时做好新生儿的抢救准备及配合,如为早产儿或极低体重儿还需准备好暖箱,并将高危儿列为重点护理对象。

三、高危妊娠的预防

(一)做好产前检查

产前检查为预防高危妊娠发生的主要措施,可对高危妊娠孕妇实施系统管理,对部分妊娠合并疾病进行治疗,从而提高妊娠结局,保障母婴安全。

1.加强产前检查宣传

产前检查重要性在社会中宣传力度不够不能引起孕妇重视,认为妊娠无明显临床表现即为正常。应定期对高危妊娠孕妇进行宣教,提升孕妇自身的保健意识,从而使其对各类危险因素提高警觉,并进一步提升对医护工作的依从性。鼓励产妇规律进行产前检查。提高孕妇认知度是保障产前检查有效进行的前提。

2.针对高危人群进行教育

对高龄、文化程度低、经济收入低家庭,应重点予以关注。对确诊具有妊娠期高危症状的孕妇,则必须告知其家属,并开展针对性的治疗措施。在早期检查阶段,医护人员也需要指导孕产妇进行自我检查,一旦发现可疑问题必须立刻通知医师,以求在最短时间内确定危险因素的种类。

(二)规范高危妊娠管理

(1)充分了解高危妊娠产妇的实际情况,真正地做好筛选、随访以及跟踪等各项工作,为住院的孕产妇建立保健档案,详细记录其相关检查数据,对具有高危妊娠因素的孕产妇进行重点标记,并开展后续的干预和治疗工作。对出院后的孕产妇需继续跟踪随访,并记录相应的实际情况,以完善高危孕产妇医护工作。

（2）日常生活中保暖、防寒；注意用药情况；合理安排孕妇的饮食，营养要符合胎儿和孕妇的需求，要注意维生素和蛋白质的摄入，注重粗粮和细粮的搭配，以保证胎儿的正常发育。

（三）做好高危妊娠孕妇的心理保健工作

医护人员要全面了解高危妊娠孕妇的心理情况，积极有效地与其进行沟通交流，还要与家属做好指导工作，使孕妇能够充分感受到关怀与呵护，以有效缓解其焦虑、不安情绪，从而积极配合治疗，预防难产等现象的发生。

（蔚婷婷）

第五节 妊娠期并发症的护理

一、自然流产

（一）定义

自然流产指一定妊娠孕周前的妊娠过程失败，主要包括生化妊娠、空孕囊、胚胎发育逐渐停止、胚胎或胎儿死亡以及胚胎及其附属物排出等表现。我国将妊娠不足28周、胎儿体重不足1 000 g而终止者称为自然流产。

（二）病因

导致自然流产的原因很多，主要包括胚胎因素、母体因素及母-胎互作因素。胚胎因素主要是染色体异常；母体因素包括遗传因素、解剖因素、内分泌异常、感染、免疫因素、血栓前状态、某些全身性重症疾病与环境因素等；此外，父亲因素如染色体异常和精子异常、夫妇免疫功能不协调也是导致流产的重要原因。早期流产多由遗传因素、内分泌异常、免疫功能紊乱及血栓前状态等所致；晚期流产多见于宫颈功能不全、血栓前状态、严重的先天性畸形等因素。

（三）临床表现

1.停经

多数流产患者有明显的停经史，根据停经时间的长短可将流产分为早期流产和晚期流产。

2.阴道流血

发生在妊娠12周以内流产者，开始时绒毛与蜕膜分离，血窦开放，即开始出血。当胚胎完全分离排出后，由于子宫收缩，出血停止。早期流产的全过程均伴有阴道流血，而且出血量往往较多。晚期流产者，胎盘已形成，流产过程与早产相似，胎盘继胎儿分娩后排出，一般出血量不多。

3.腹痛

早期流产开始阴道流血后宫腔内存有血液，特别是血块，刺激子宫收缩，呈阵发性下腹痛，特点是阴道流血往往出现在腹痛之前。晚期流产则先有阵发性的子宫收缩，然后胎儿胎盘排出，特点是往往先有腹痛，然后出现阴道流血。

尽管阴道流血与下腹痛是自然流产的主要临床表现，但临床仍然有许多早期妊娠妇女没有任何症状，仅仅在B超检查时发现胚芽与心管搏动异常，表现为"空孕囊""胚胎停止发育"，亦有胚胎着床前后的流产又叫生化妊娠与宫外孕很难区分，这些类型统称为"早期妊娠失败"，属于自然流产范畴。

(四)临床类型

根据临床发展过程和特点的不同,流产可以分为 7 种类型。

1.先兆流产

先兆流产指妊娠 28 周前,先出现少量阴道流血,继之常出现阵发性下腹痛或腰背痛。妇科检查:宫颈口未开,胎膜未破,妊娠产物未排出,子宫大小与停经周数相符。妊娠有希望继续者,经休息及治疗后,若流血停止及下腹痛消失,妊娠可以继续;若阴道流血量增多或下腹痛加剧,则可能发展为难免流产。

2.难免流产

难免流产是先兆流产的继续,妊娠难以持续,有流产的临床过程,阴道出血时间较长,出血量较多,而且有血块排出,阵发性下腹痛,或有羊水流出。妇科检查:宫颈口已扩张,羊膜囊突出或已破裂,有时可见胚胎组织或胎囊堵塞于宫颈管中,甚至露见于宫颈外口,子宫大小与停经周数相符或略小。

3.不全流产

不全流产指妊娠产物已部分排出体外,尚有部分残留于宫腔内,由难免流产发展而来。妊娠 8 周前发生流产,胎儿胎盘成分多能同时排出;妊娠 8~12 周时,胎盘结构已形成并密切连接于子宫蜕膜,流产物不易从子宫壁完全剥离,往往发生不全流产。由于宫腔内有胚胎组织残留,影响子宫收缩,以致阴道出血较多,时间较长,易引起宫内感染,甚至因流血过多而发生失血性休克。妇科检查:宫颈口已扩张,不断有血液自宫颈口内流出,有时尚可见胎盘组织堵塞于宫颈口或部分妊娠产物已排出于阴道内,而部分仍留在宫腔内。一般子宫小于停经周数。

4.完全流产

完全流产指妊娠产物已全部排出,阴道流血逐渐停止,腹痛逐渐消失。妇科检查:宫颈口已关闭,子宫接近正常大小。常常发生于妊娠 8 周以前。

5.稽留流产

稽留流产又称过期流产,指胚胎或胎儿已死亡滞留在宫腔内尚未自然排出者。患者有停经史和/或早孕反应,按妊娠时间计算已达到中期妊娠但未感到腹部增大,病程中可有少量断续的阴道流血,早孕反应消失。尿妊娠试验由阳性转为阴性,血清 β-HCG 值下降,甚至降至非孕水平。B超检查子宫小于相应孕周,无胎动及心管搏动,子宫内回声紊乱,难以分辨胎盘和胎儿组织。妇科检查:阴道内可见少量血性分泌物,宫颈口未开,子宫较停经周数小,由于胚胎组织机化,子宫失去正常组织的柔韧性,质地不软,或已孕 4 个月尚未听见胎心,触不到胎动。

6.复发性流产

复发性流产指自然流产连续发生 3 次或 3 次以上者。每次流产多发生于同一妊娠月份,其临床经过与一般流产相同。早期流产的原因常为黄体功能不足、多囊卵巢综合征、高催乳素血症、甲状腺功能减退、染色体异常、生殖道感染及免疫因素等。晚期流产最常见的原因为宫颈内口松弛、子宫畸形、子宫肌瘤等。宫颈内口松弛者于妊娠后,常于妊娠中期,胎儿长大,羊水增多,宫腔内压力增加,胎膜向宫颈内口突出,宫颈管逐渐短缩、扩张。患者多无自觉症状,一旦胎膜破裂,胎儿迅即排出。

7.感染性流产

感染性流产是指流产合并生殖系统感染。各种类型的流产均可并发感染,包括选择性或治疗性的人工流产,但以不全流产、过期流产和非法堕胎为常见。感染性流产的病原菌常常是阴道或肠道的寄生菌(条件致病菌),有时为混合性感染。厌氧菌感染占 60％以上,需氧菌中以大肠埃希菌和假芽孢杆菌为多见,也见有 β溶血链球菌及肠球菌感染。患者除了有各种类型流产的临床表现和非法堕胎史外,还出现一系列感染相关的症状和体征。妇科检查:宫口可见脓性分泌物流出,宫颈举痛明显,子宫体压痛,附件区增厚或有痛性包块。严重时感染可扩展到盆腔、腹腔乃至全身,并发盆腔炎、腹膜炎、败血症及感染性休克等。

(五)治疗

一旦发生流产症状,应根据流产的不同类型,及时进行恰当处理。

1.先兆流产

(1)休息:患者应适当休息,放松心情,禁止性生活,阴道检查操作应轻柔,加强营养,保持大便通畅。

(2)补充黄体酮或 HCG:目前对于黄体酮或 HCG,保胎不建议常规使用,对于有明确黄体功能不足指征者,可用地屈孕酮口服保胎。用法为首次口服地屈孕酮 20 mg,此后 10 mg,每天 2～3 次,或根据黄体酮水平确定用量与时间。

(3)其他药物:维生素 E 为抗氧化剂,每天 100～200 mg 口服。基础代谢率低者可以服用甲状腺素片,每天 1 次,每次 40 mg。

(4)出血时间较长者,可选用无胎毒作用的抗生素预防感染,如青霉素等。

(5)心理治疗:要使先兆流产患者的情绪安定,增强其信心。

(6)经治疗两周症状不见缓解或反而加重者,提示可能胚胎发育异常,进行 B 型超声检查及 β-HCG 测定,确定胚胎状况,给予相应处理,包括终止妊娠。

2.难免流产

(1)孕 12 周内可行刮宫术或吸宫术,术前肌注催产素 10 U。

(2)孕 12 周以上可先用催产素 5～10 U 加于 5％葡萄糖液500 mL内静脉滴注,促使胚胎组织排出,出血多者可行刮宫术。

(3)出血多伴休克者,应在纠正休克的同时清宫。

(4)清宫术后应详细检查刮出物,注意胚胎组织是否完整,必要时做病理检查或胚胎染色体分析。

(5)术后应用抗生素预防感染。出血多者可使用肌注催产素以减少出血。

3.不全流产

(1)一旦确诊,无合并感染者应立即清宫,以清除宫腔内残留组织。

(2)出血时间短,量少或已停止,并发感染者,应在控制感染后再做清宫术。

(3)出血多并伴休克者,应在抗休克的同时行清宫术。

(4)出血时间较长者,术后应给予抗生素预防感染。

(5)刮宫标本应送病理检查,必要时可送检胎儿的染色体核型。

4.完全流产

如无感染征象,一般不需特殊处理。

5.稽留流产

(1)早期过期流产:宜及早清宫,因胚胎组织机化与宫壁粘连,刮宫时有可能遇到困难,而且此时子宫肌纤维可发生变性,失去弹性,刮宫时出血可能较多并有子宫穿孔的危险。故过期流产的刮宫术必须慎重。术时注射宫缩剂以减少出血,如一次不能刮净可于 5 天后再次刮宫。

（2）晚期过期流产：均为妊娠中期胚胎死亡，此时胎盘已形成，诱发宫缩后宫腔内容物可自然排出。若凝血功能正常，可先用大剂量的雌激素，如己烯雌酚 5 mg，每天 3 次，连用 3～5 天，以提高子宫肌层对催产素的敏感性，再静脉滴注缩宫素（5～10 单位加于 5%葡萄糖液内），也可用前列腺素或依沙吖啶等进行引产，促使胎儿、胎盘排出。若不成功，再做清宫术。

（3）预防弥散性血管内凝血：胚胎坏死组织在宫腔稽留时间过长，尤其是孕 16 周以上的过期流产，容易并发弥散性血管内凝血。所以，处理前应检查血常规、出凝血时间、血小板计数、血纤维蛋白原、凝血酶原时间、凝血块收缩试验，以及 D-二聚体、纤维蛋白降解产物及血浆鱼精蛋白副凝试验（3P 试验）等，并做好输血准备。若存在凝血功能异常，应及早使用纤维蛋白原、输新鲜血或输血小板等，高凝状态可用低分子肝素，防止或避免弥散性血管内凝血发生，待凝血功能好转后再行引产或刮宫。

（4）预防感染：过期流产病程往往较长，且多合并有不规则阴道流血，易继发感染，故在处理过程中应使用抗生素。

6.复发性流产

有复发性流产史的妇女，应在怀孕前进行必要的检查，包括夫妇双方染色体检查与血型鉴定及其丈夫的精液检查，女方尚需进行内分泌、血栓前状态、免疫功能、感染因素及生殖道解剖结构等检查，查出原因者，应于怀孕前及时纠治。

7.感染性流产

流产感染多为不全流产合并感染。治疗原则应积极控制感染，若阴道流血不多，应用广谱抗生素 2～3 天，待控制感染后再行刮宫，清除宫腔残留组织以止血。若阴道流血量多，静脉滴注广谱抗生素和输血的同时，用卵圆钳将宫腔内残留组织夹出，使出血减少，切不可用刮匙全面搔刮宫腔以免造成感染扩散。术后继续应用抗生素，待感染控制后再行彻底刮宫。若已合并感染性休克者，应积极纠正休克。若感染严重或腹、盆腔有脓肿形成时，应行手术引流，必要时切除子宫。

（六）护理评估

1.健康史

详细询问孕妇的停经史，阴道流血的时间和量，腹痛的部位、性质和程度。了解阴道有无水样排液及其性质、量和味道，以及有无妊娠排出物；同时了解孕妇有无全身性疾病、内分泌失调及有无接触有害物质，以识别诱因。

2.身心状况

全面评估孕妇各项生命体征，注意贫血和感染的相关征象，关注孕妇的心理状况、情绪反应。

3.相关检查

在消毒条件下进行产科检查，了解宫颈口扩张情况，羊膜是否破裂，子宫大小，有无压痛等。实验室检查如连续测定血 HCG、胎盘生乳素（HPL）、孕激素动态变化等有助于妊娠判断和预后判断。B 型超声显像可显示有无胎囊、胎动、胎心等，从而鉴别流产类型，指导正确处理。

（七）护理诊断

1.潜在并发症

失血性休克。

2.有感染的风险

感染与阴道出血时间过长、宫腔内有残留组织或大出血导致机体抵抗力下降等因素有关。

3.焦虑

焦虑与担心自身及胎儿的安危有关。

(八)护理措施

1.一般护理

(1)注意休息,先兆流产患者禁止性生活。

(2)加强营养,指导患者进食富含蛋白质、铁质的食物。

(3)保持外阴清洁卫生。

(4)告知患者情绪波动会影响保胎效果,给予患者心理护理,并向患者宣传优生优育的重要意义,鼓励患者面对现实,顺其自然。同时与患者家属沟通,促使其理解和配合。

2.专科护理

对于不同类型的自然流产患者。应遵循不同的临床护理措施。

(1)先兆流产患者:①多休息,禁性生活,避免不必要的妇科检查。②重视患者情绪和心理方面的改变,加强患者的心理护理,以帮助患者树立信心,保持情绪的稳定。③按病情选用安胎药物,例如维生素 E、叶酸、黄体酮和甲状腺素等。④观察腹痛及阴道出血情况,如有组织排出,应送病理检查。⑤加强会阴护理,使用无菌会阴垫以防感染。⑥多食用蔬菜、水果,防止便秘发生。出现便秘时禁用肥皂水灌肠,必要时选用开塞露。

(2)难免流产及不全流产患者:①安定患者情绪,消除因大量出血引起的紧张心理。②主动做好清宫术前的准备。③仔细检查宫腔排出物的性质及完整性。④出现休克状况时,予以输液和输血,配合抗休克抢救。⑤观察阴道出血及子宫收缩情况,酌情使用宫缩药。⑥加强会阴护理,防止感染;⑦做好出院指导,1 个月内禁盆浴及性生活,落实避孕措施。

(3)完全流产患者:①做好心理护理。②加强会阴护理,防止感染。

(4)稽留流产患者:①处理前应查血常规及凝血功能,并做好输血准备。②根据孕周及病情选择合适的引产方式。③引产过程警惕子宫穿孔、出血及感染等并发症。④术后根据病情使用宫缩剂及抗生素。

(5)复发性流产:①妊娠前男女双方做详细检查,包括内分泌功能测定、染色体检查等,确定是否可以妊娠。②已经受孕者,多休息,禁止性生活,按先兆流产处理,保胎治疗时间必须超过原先发生流产的妊娠时间。③针对病因治疗。

二、异位妊娠

(一)定义

受精卵在子宫体腔以外的部位着床称为异位妊娠。根据受精卵种植部位的不同,异位妊娠可分为输卵管妊娠、宫颈妊娠、卵巢妊娠、腹腔妊娠、阔韧带妊娠等。

(二)病因

1.具有发生异位妊娠的高危因素

患者有子宫内膜异位症、盆腔炎、异位妊娠史等。

2.体外受精和胚胎移植(IVF-ET)技术

(1)在胚胎移植时,正确操作要求在导管进入子宫腔内 15 秒后注入胚胎,注入后停留 60 秒,等注射物溶于子宫腺体的黏液中再取出导管。

(2)在移植过程中因子宫有收缩,子宫内膜也有蠕动,当导管进入子宫后,子宫活动开始,特别是对未妊娠过的子宫,更易受到激惹。由于行 IVF-ET 的患者大都有输卵管堵塞或炎性疾病,在移植过程中,一旦胚胎进入输卵管,被移植的胚胎不能下降到子宫腔,而形成输卵管妊娠。

(3)有些患者多次刮宫,使子宫内膜不利胚胎着床,可发生宫颈妊娠。

(三)临床表现

1.停经

多数患者有 6~8 周停经史,若输卵管间质部妊娠则停经时间较长。也有 20%~30%患者无停经史,会把异位妊娠的不规则阴道流血误认为月经,或月经延期仅数日而不认为是停经。

2.腹痛

腹痛是输卵管妊娠的主要症状。胚胎在输卵管内生长发育,可使输卵管膨胀,表现为一侧下腹部隐痛或酸胀感。当发生输卵管妊娠流产或破裂时,孕妇会突感一侧下腹部撕裂样疼痛,常伴有恶心、呕吐症状。若血液聚积在直肠子宫凹陷时,会出现肛门坠胀感;若血液由下腹流向全腹时,疼痛可遍及全腹。

3.阴道流血

当胚胎死亡后,有少量点滴状暗红色或深褐色阴道流血,一般不超过月经量,流血时伴有内膜碎片或蜕膜管型排出。

4.晕厥与休克

输卵管妊娠破裂可引起剧烈腹痛及腹腔急性出血,导致晕厥或休克。出血量越多越严重,但与阴道流血量不成正比。

5.腹部包块

50%多的输卵管妊娠流产或破裂,形成血肿时间长,可使血凝固,与周围组织发生粘连而形成包块,包块大且位置高者,腹部触诊扪及。

(四)治疗

绝大部分异位妊娠患者都需要进行内科或外科治疗,应根据病情缓急,采取相应的措施。输卵管妊娠未流产或破裂、病情轻,可行期待疗法或药物治疗。一旦发生输卵管妊娠流产或破裂,应抗休克同时尽快手术治疗,术中根据患者的病情及有无生育要求选择合适的手术方式。

(五)护理评估

(1)评估患者月经史,月经是否规律;有无发生异位妊娠的高危因素,如盆腔炎、输卵管手术史、异位妊娠及辅助生育史。

(2)评估患者下腹疼痛的程度,有无肛门坠胀、头晕、四肢厥冷等症状。

(3)评估患者出血量,贫血的程度;大出血者,有面色苍白、脉搏细速、血压下降等休克体征。观察腹痛和阴道流血情况有无加重或减轻。

(4)评估患者家属对异位妊娠的心理感受,观察其情绪反应,以及患者和家属对出血的恐惧程度,评估家庭对此次妊娠的态度。

(六)护理诊断

1.潜在并发症

出血性休克、切口感染等。

2.恐惧

恐惧与担心生命安危有关。

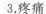

3.疼痛

疼痛与疾病本身或手术创伤有关。

4.自尊紊乱

自尊紊乱与担心未来妊娠能力有关。

(七)护理措施

1.一般护理

(1)行期待疗法治疗的患者应嘱其绝对卧床。

(2)护士应经常巡视为其提供生活护理,患者应减少活动。

(3)患者宜摄入丰富营养、丰富维生素的半流质饮食,避免腹压增加与便秘,以免诱发活动性出血。

(4)密切注意有无出现腹痛、出血、保持外阴清洁。

(二)专科护理

1.非手术治疗的护理

(1)基础护理:绝对卧床休息,避免一切引起腹压增加的行为,如咳嗽、便秘等。

(2)病情观察:密切观察患者病情变化,如有异常及时报告医师,并做好术前准备。嘱咐患者注意是否有阴道排出物,如有及时通知医护人员察看。

(3)药物不良反应护理:①保持口腔清洁,可每天用生理盐水漱口。②病房内温、湿度适宜,空气流通性良好,以防上呼吸道感染引发继发感染。③若药物引起腹泻、恶心等不适症状时,需积极对症处理。④用药期间动态监测血 HCG 的变化情况。B 超复查包块消退情况。

(4)饮食护理:宜食含粗纤维、易消化、营养丰富的食物,以保持大便通畅,避免因腹压增大引起妊娠包块破裂。

(5)心理护理:对患者进行有针对性的心理疏导,告知非手术治疗的成功率高,对后续继续妊娠没有影响,消除患者的后顾之忧。

2.手术治疗的护理

(1)术前护理:破裂出血者应绝对卧床休息,休克者取平卧或中凹位,保暖,吸氧,出血少暂观察。严密监测患者生命体征的同时,开放静脉,做好输血、输液的准备,以便配合医师积极纠正休克,补充血容量,并迅速做好术前准备。

(2)术后护理:全身麻醉未清醒者应去枕平卧头偏向一侧,密切监测生命体征变化,切口以腹带加压包扎,随时观察有无渗血,必要时通知医师。保持尿管通畅,外阴清洁。6 小时后(患者清醒,生命体征平稳)可协助其床上翻身活动,进食流质饮食,有肛门排气后可进食高蛋白、高热量、富含维生素等营养丰富易消化的饮食。做好心理护理,如实告知手术情况,使其安心接受治疗。

三、妊娠期高血压疾病

(一)定义

妊娠期高血压疾病是妊娠期特有的以妊娠合血压升高并存为表现的一组疾病,包括妊娠期高血压、子痫前期-子痫、妊娠合并慢性高血压、慢性高血压伴发子痫前期。

(二)病因

尚未完全阐明,环境、免疫、遗传学因素均可在子痫前期发病过程中发挥作用。目前较为公认的是子痫前期发病机制的"两阶段学说",即第一阶段,在孕早期,由于免疫、遗传、内皮细胞功能紊乱等因素可造成子宫螺旋小动脉生理性血管重铸障碍。滋养细胞因缺血导致侵袭力减弱,造成胎盘浅着床,子宫动脉血流阻力增加,致使胎盘灌注不足,功能下降。第二阶段,孕中晚期缺血缺氧的胎盘局部氧化应激反应,诱发内皮细胞损伤,从而释放大量炎症因子,形成炎症级联效应和过度炎症的发生,引起子痫前期、子痫各种临床症状。

(三)临床表现

1.妊娠期高血压

妊娠 20 周后首次出现高血压,收缩压≥18.7 kPa(140 mmHg)和/或舒张压≥12.0 kPa(90 mmHg),并于产后 12 周内恢复正常;尿蛋白检测阴性;少数患者可伴有上腹部不适或血小板减少。当收缩压≥21.3 kPa(160 mmHg)和/或舒张压≥14.7 kPa(110 mmHg)的持续血压升高存在至少 4 小时,则认为是重度高血压。在妊娠 20 周后,如果血压持续升高,虽然未出现蛋白尿,但母儿的危险性增加,约有 10% 妊娠期高血压患者在出现蛋白尿之前就发生子痫。妊娠期高血压是一个针对不符合子痫前期或慢性高血压(首次检测到高血压是在妊娠第 20 周之前)诊断标准的高血压妊娠女性的暂时诊断。

妊娠期高血压是暂时的,可能发展为子痫前期,也可能产后 12 周血压仍未恢复而诊断为慢性高血压,所以妊娠期高血压在产后 12 周以后才能确诊。

2.子痫前期-子痫

(1)子痫前期:妊娠 20 周后孕妇出现收缩压≥18.7 kPa(140 mmHg)和/或舒张压≥12.0 kPa(90 mmHg),伴有下列任意 1 项:尿蛋白定量≥0.3 g/24 h,或尿蛋白/肌酐比值≥0.3,或随机尿蛋白≥(十)(无条件进行蛋白定量时的检查方法)。无蛋白尿但伴有以下任何 1 种器官或系统受累:心、肺、肝、肾等重要器官,或血液系统、消化系统、神经系统的异常改变,胎盘胎儿受到累及等。子痫前期也可发生在产后。

血压和/或尿蛋白水平持续升高,或孕妇器官功能受累或出现胎盘-胎儿并发症,是子痫前期病情进展的表现。子痫前期孕妇出现下述任一表现为重度子痫前期:①血压持续升高不可控制:收缩压>21.3 kPa(160 mmHg)和/或舒张压>14.7 kPa(110 mmHg)。②持续性头痛、视觉障碍或其他中枢神经系统异常表现。③持续性上腹部疼痛及肝包膜下血肿或肝破裂表现。④转氨酶水平异常:血谷丙转氨酶(ALT)或谷草转氨酶(AST)水平升高。⑤肾功能受损:尿蛋白定量>2.0 g/24 h;少尿(24 h 尿量<400 mL,或每小时尿量<17 mL,或血肌酐水平>106 μmol/L。⑥低蛋白血症伴腹水、胸腔积液或心包积液。⑦血液系统异常:血小板计数呈持续性下降并低于100×10⁹/L;微血管内溶血,表现有贫血、血乳酸脱氢酶(LDH)水平升高或黄疸。⑧心功能衰竭。⑨肺水肿。⑩胎儿生长受限或羊水过少、胎死宫内、胎盘早剥等。

需在妊娠 34 周前因子痫前期终止妊娠者定义为早发子痫前期。

(2)子痫:前期基础上发生不能用其他原因解释的强直性抽搐,可以发生在产前产时或产后,也可以发生在无临床子痫前期表现时。

3.妊娠合并慢性高血压

孕妇存在各种原因的继发性或原发性高血压,各种慢性高血压的病因、病程和病情表现不一。如孕妇既往存在高血压或在妊娠 20 周前发现收缩压≥18.7 kPa(140 mmHg)和/或舒张压>12.0 kPa(90 mmHg),妊娠期无明显加重或表现为急性严重高血压;或妊娠 20 周后首次发现高血压但持续到产后 12 周以后。

4.慢性高血压伴发子痫前期

慢性高血压孕妇妊娠 20 周前无蛋白尿,妊娠 20 周后出现尿蛋白定量≥0.3 g/24 h 或随机尿蛋白≥(＋),清洁中段尿并排除尿少、尿比重增高时的混淆;或妊娠 20 周前有蛋白尿,妊娠 20 周后尿蛋白量明显增加;或出现血压进一步升高等上述重度子痫前期的任何1项表现。慢性高血压并发重度子痫前期的靶器官受累及临床表现时,临床上均应按重度子痫前期处理。

(四)治疗

妊娠期高血压疾病的治疗目的是预防重度子痫前期和子痫的发生,降低母儿围产期并发症发生率和死亡率,改善围产结局。及时终止妊娠是治疗子痫前期子痫的重要手段。治疗基本原则概括为:正确评估整体母儿情况;孕妇休息镇静,积极降压,预防抽搐及抽搐复发;有指征地利尿,有指征地纠正低蛋白血症;密切监测母儿情况以预防和及时治疗严重并发症,适时终止妊娠,治疗基础疾病,做好产后处置和管理。

(五)护理评估

1.健康史

详细询问患者于孕前及妊娠 20 周前有无高血压,蛋白尿和/或水肿及抽搐等征象,既往病史中有无原发性高血压,慢性肾炎及糖尿病等;有无家族史。此次妊娠中出现的异常现象时间及治疗经过。特别应注意有无头痛、视力改变、上腹不适等症状。

2.身心状况

典型表现为妊娠 20 周后出现高血压、水肿蛋白尿。根据病变程度不同,不同临床类型的患者有相应的临床表现。护士除评估患者一般健康状况外,需重点评估患者的血压、尿蛋白、水肿、自觉症状,以及抽搐、昏迷等情况。

3.胎儿健康情况

通过 B 型超声检查胎心监护了解胎儿大小、宫内储备情况。

4.孕妇心理状态

孕妇知道病情后常表现出担心和焦虑,因害怕胎儿受到损害而恐惧,一旦出现病情加重,家属会感到极为无助,要求医护人员确保母儿安全。孕妇及家属均需要不同程度的心理疏导。

(六)护理诊断

1.体液过多

体液过多与下腔静脉受增大子宫压迫使血液回流受阻或营养不良性低蛋白血症有关。

2.有受伤的风险

受伤与发生抽搐有关。

3.潜在并发症

胎盘早期剥离。

(七)护理措施

1.一般护理

(1)保持病房安静,保证充足的休息,每天睡眠不少于 10 小时,取左侧卧位,可改善子宫胎盘血供。

(2)间断吸氧,每天 3 次,每次 30 分钟。

(3)指导摄入丰富蛋白质、热量、维生素、纤维素饮食,不限液体和盐,但全身水肿者应当限盐。

(4)嘱咐患者增加产前检查次数,督促孕妇自测胎动、体质量,及时发现病情变化。

(二)专科护理

1.妊娠期高血压疾病、轻度子痫前期的产前专科护理

(1)遵医嘱测体质量。记录 24 小时出入液量。正确留取血标本、尿标本,并及时送检。

(2)注意询问孕妇有无自觉症状,重视孕妇头晕、头痛、恶心、胸闷、眼花等主诉,及时报告医师。

(3)密切观察血压、脉搏、呼吸变化及水肿分布及程度,及时详细记录。

(4)观察宫缩及阴道出血情况,加强胎儿监护,必要时进行胎心监护。

(5)遵医嘱使用镇静剂或降压药时,预防直立性低血压。

(6)协助患者进行血液常规、凝血功能、肝及肾功能、尿常规、眼底检查、24 小时动态血压检测、心电图检查、超声心动图检查。

(7)心理护理:为患者及家属提供相关信息与支持,指导孕妇尽量保持精神放松与心情愉快。

(8)应用硫酸镁的注意事项:①严格观察其毒性,并准确控制硫酸镁的入量,滴速以 1 g/h 为宜,不超过 2 g/h,总量不超过 30 g/h。②随时准备葡萄糖酸钙注射液,每次用药前和用药期间均应监测血压,同时监测以下指标:膝腱反射必须存在;呼吸不少于 16 次/分;尿量不少于 400 mL/24 h,或不少于 25 mL/h。③发现硫酸镁中毒症状,及时报告医师,遵医嘱处理。

2.重度子痫前期的产前专科护理

(1)将孕妇安于备有呼叫器、安静且光线较暗的病室,医护活动尽量集中,避免因刺激诱发抽搐。

(2)严密监测生命征及病情变化,注意孕妇安全,准备下列物品:①将呼叫器置于孕妇随手可及之处。②加用床挡,防止孕妇坠床、受伤。③准备急救车、吸引器、氧气、开口器等,以备随时使用。④准备急救物品,如硫酸镁、10%葡萄糖酸钙注射液等。⑤备好产包。

(3)防止外伤:①向孕妇解释可能发生外伤的原因及预防措施。②加强安全防护措施。孕妇若需外出、检查、活动、如厕需有人陪伴;告知孕妇起床或改变体位时,动作要缓慢。③告知孕妇减少活动,如有头晕、头痛、眼花表现时立即躺下或坐下休息,防止摔伤。④使用冬眠合剂时,告知孕妇绝对卧床休息,密切监测血压变化。

3.子痫的产前专科护理

(1)设单人暗室,避免声、光刺激,嘱孕妇绝对卧床休息,进行各项治疗及护理操作应相对集中进行,动作轻柔。

(2)监测并记录体温、脉搏、呼吸、血压。

(3)观察孕妇精神状态及神志变化,注意有无头晕、头痛、眼花、胸闷、恶心等自觉症状,有异常及时报告医师。

(4)备好抢救物品,如压舌板、开口器、急救车、吸引器、氧气等。

(5)按医嘱使用镇静、解痉、降压药物,观察药物治疗效果,并及时报告医师。

(6)做好孕妇的心理护理。

(7)子痫护理:①按医嘱使用硫酸镁或冬眠合剂静脉注射。②氧气吸入。③加用床挡,用开口器或纱布包裹压舌板,置于孕妇上下磨牙间。抽搐时切勿暴力按压患者肢体。④专人监护,监测并记录生命体征,观察抽搐次数、持续及间歇时间、昏迷时间,注意观察瞳孔变化、四肢运动、膝腱反射情况,及早发现脑出血征兆。详细记录病情、检查结果及治疗经过、护理措施。⑤观察有

无临产征象,勤听胎心音。⑥昏迷孕妇应禁食,取平卧位,头偏向一侧,取出义齿,随时吸出呼吸道分泌物及呕吐物,必要时用舌钳将舌拉出。⑦留置导尿管,观察尿量及性状,准确记录24小时出入液量,及早发现肾功能障碍或肾衰竭征兆。⑧定时帮助孕妇翻身,按摩受压部位。⑨进行口腔及外阴护理。

4.妊娠期高血压疾病的产时专科护理

(1)第一产程:①建立静脉通道。注意产妇的自觉症状,血压、脉搏、尿量、胎心、宫缩及产程进展情况。②指导产妇减轻宫缩疼痛,或建议采用镇痛分娩。③血压升高时及时报告医师,遵医嘱给药。④宫缩弱者,遵医嘱给予静脉滴注缩宫素加强宫缩,注意观察血压变化。⑤遵医嘱给予肌内注射哌替啶(潜伏期)、地西泮(活跃期)镇静。

(2)第二产程:尽量缩短产程,避免产妇用力诱发产时子痫,可行会阴侧切术、胎头吸引或低位产钳助产。

(3)第三产程:预防产后出血,①胎儿前肩娩出后立即肌内注射缩宫素,及时娩出胎盘并按摩子宫。②观察血压变化,重视产妇主诉。

(4)整个产程中应加强母婴安危状况及血压监测,如患者出现头痛、眼花、恶心、呕吐等症状,立即通知医师,准确执行医嘱。

(5)产后严密监测血压、脉搏变化,注意休息,观察2小时,病情稳定后送回病房。

5.妊娠期高血压疾病的产后专科护理

(1)遵医嘱继续监测血压及使用硫酸镁。

(2)严密观察子宫复旧及阴道出血情况,严防产后出血。

(3)密切观察并及时处理疼痛。

(4)如产后血压稳定,指导产妇参与新生儿喂养和护理。

(5)如果妊娠失败,帮助孕妇及其家属渡过哀伤期,并提供有关疾病预后相关知识。

6.HELLP综合征

(1)预防出血及静脉通道的护理:①尽可能避免肌内注射。②静脉穿刺时先消毒,后扎止血带,拔针时局部按压至少3分钟。③加强输血管理。

(2)产时护理:①注意观察胎心、胎动变化,严密监护产程进展、羊水性状、阴道出血量。②注意观察子宫形状和子宫收缩情况。③经阴道分娩护理。第一产程:密切监测产妇血压、脉搏、尿量、胎心及子宫收缩情况以及自觉症状。第二产程:应缩短产程,避免产妇用力,初产妇可行会阴侧切并助产。第三产程:胎儿娩出前肩后静脉注射缩宫素,及时娩出胎盘并按摩宫底,观察血压变化,重视产妇主诉。

(3)产后护理:①产后1小时内每15分钟观察1次宫底高度、阴道出血及会阴伤口有无渗血情况,观察脉搏、血压。②产后2~3小时每30分钟观察1次宫底高度、阴道出血、会阴伤口渗血情况,观察脉搏、血压,以后每小时观察1次,至每4小时观察1次并记录。③重视产妇主诉。④剖宫产者腹部切口压沙袋8小时,同时观察腹部切口有无渗血。

四、早产

(一)定义

早产是多种病因引起的一种综合征,是一个重要、复杂而又常见的妊娠并发症。根据世界卫生组织定义,早产定义为妊娠周数不足37周(孕259天)分娩者,但没有规定下限。

(二)病因

目前比较统一的观点为,早产是多种病因引起的一种综合征。按可能原因将早产分为以下2类:①自发性早产,约占早产总数的80%,其中未足月分娩发作者约占50%,未足月胎膜早破者约占30%。可能的高危因素包括年龄过大(>35岁)或过小(<18岁)、营养状况不良或体质指数低、教育程度低、种族、吸烟或滥用药物、精神因素(焦虑或抑郁)、多胎妊娠、辅助生殖技术助孕者、晚期流产和/或早产史、宫颈手术史、宫颈功能不全、感染(尤其是泌尿生殖道感染)、子宫畸形等。②治疗性早产或医源性早产,是指由于母体或胎儿的健康原因不允许继续妊娠,在37周前终止妊娠者。可能的原因包括前置胎盘、胎盘早剥等产前出血性疾病,子痫前期、子痫等妊娠期特有疾病,糖尿病、心脏病、肾脏疾病等妊娠合并症,胎儿畸形、胎儿窘迫、羊水过多等羊水及胎儿异常,约占20%。

(三)临床表现

1.先兆早产

先兆早产指妊娠37周前孕妇出现规律或不规律宫缩,伴有宫颈管的进行性缩短,但宫颈尚未扩张。若仅出现以下非特异性症状,如下腹坠胀、腰背痛、阴道压迫感或宫颈黏液栓脱落等,而宫颈没有发生进行性变化时则不应诊断。目前还无法准确鉴别真性宫缩(可以造成宫颈进行性变化的宫缩)和假性宫缩。

2.早产临产

早产临产指妊娠37周前孕妇出现规律宫缩(指每20分钟4次或每60分钟8次),同时宫颈管进行性缩短(宫颈缩短≥80%)或宫颈扩张>2 cm,伴随的阴道出血和/或胎膜破裂会增加早产可能性。至于宫颈扩张的程度,>1 cm、>2 cm抑或>3 cm诊断早产临产,不同指南的推荐有所不同。有研究认为,宫颈扩张>3 cm时宫缩更难以抑制,更容易发生早产。

(四)治疗

若胎膜未破、胎儿存活、无胎儿窘迫,无严重的妊娠并发症时,处理原则为抑制宫缩,尽可能延长孕周。若胎膜已破,早产已不可避免时,处理原则为预防新生儿并发症,提高早产儿存活率。

(五)护理评估

1.健康史

详细评估可致早产的高危因素,如既往流产、早产史或本次妊娠期有阴道出血,则发生早产的可能性大,应详细询问出血症状及接受治疗的情况。

2.身心状况

妊娠满28周至不满37周前出现明显的规律宫缩,每10分钟1次,伴有宫颈管缩短即为先兆早产;如出现20分钟≥4次且每次持续≥30秒的规律宫缩,并伴有宫颈管缩短75%,宫颈管扩张2 cm以上者即为早产临产。

3.相关检查

通过全身检查及产科检查,结合阴道分泌物的生化指标检测,核实孕周评估胎儿成熟度、胎方位等;观察产程进展,确定早产的进程。

(六)护理诊断

1.有新生儿受伤的风险

新生儿受伤与新生儿发育不成熟有关。

2.焦虑

焦虑与担心早产儿预后不良有关。

3.自尊低下

自尊低下与认为自己对早产的发生负有责任而又无力阻止早产有关。

(七)护理措施

1.预防早产

(1)孕妇良好的身心状况可减少早产的发生,突然的精神创伤也可诱发早产,因此,应做好孕期保健工作,指导孕妇加强营养,保持平静的心情。

(2)应避免诱发宫缩的活动,如抬举重物性生活等。

(3)高危孕妇必须多卧床休息,以左侧卧位为宜,以增加子宫血液循环,改善胎儿供氧,慎做肛查和阴道检查等。

(4)积极治疗合并症,宫颈内口松弛者应于孕 14~16 周或更早些时间做子宫内口缝合术,防止早产的发生。

2.药物治疗的护理

常用的抑制宫缩的药物有硫酸镁、β肾上腺素受体激动剂、钙通道阻滞剂和前列腺素合成酶抑制剂。先兆早产的主要治疗是抑制宫缩,与此同时,还要积极控制感染,治疗合并症和并发症。护理人员应明确药物的作用、用法,并能识别药物的不良反应,以避免毒性作用的发生,同时应对患者做好相应的健康教育。

3.预防新生儿合并症的发生

(1)在保胎过程中应每天行胎心监护,教会患者自数胎动,有异常时及时采取应对措施。

(2)对妊娠 34 周前的早产者,在分娩前按医嘱给予孕妇糖皮质激素如地塞米松等,可促胎肺成熟,明显降低新生儿呼吸窘迫综合征的发病率。

4.为分娩做准备

(1)如早产已不可避免,应尽早决定合理的分娩方式,如臀位横位,估计胎儿成熟度低,而产程又需较长时间者,可选择剖宫产结束分娩;经阴道分娩者,应考虑使用产钳和会阴切开术以缩短产程,从而减少分娩过程中对胎头的压迫。

(2)同时充分做好早产儿保暖和复苏的准备,临产后慎用镇静剂,避免复苏新生儿时出现呼吸抑制的情况;产程中应给产妇吸氧;新生儿出生后立即结扎脐带,防止过多母血进入胎儿循环造成循环系统负荷过重的状况。

5.为孕妇提供心理支持

护士可安排时间与孕妇进行开放式的讨论,让患者了解早产的发生并非她的过错,有时甚至是无缘由的。也要避免为减轻孕妇的负疚感而给予过于乐观的保证。由于早产是出乎预料的,孕妇多没有精神和物质准备,对产程中的孤独感、无助感尤为敏感,因此,丈夫、家人和护士在身旁提供支持较足月分娩更显重要,并能帮助孕妇重建自尊,以良好的心态承担早产儿母亲的角色。

（刘　辉）

第六节　妊娠期合并症的护理

一、妊娠合并心脏病

(一)定义

妊娠合并心脏病是严重的妊娠合并症,可分为原先存在的心脏疾病和妊娠期诱发的心脏病。

(二)病因

在妊娠合并心脏病的病因中,先天性心脏病位居第一。随着广谱抗生素的应用,以往发病率较高的风湿性心脏病的发病率逐年下降。妊娠期高血压性心脏病、围产期心肌病、心肌炎、各种心律失常、贫血性心脏病等在妊娠合并心脏病中也占有一定比例。而二尖瓣脱垂、慢性高血压心脏病、甲状腺功能亢进性心脏病等较少见。不同类型心脏病的发病率随不同国家及地区的经济发展水平差异较大。在发达国家及我国沿海经济发展较快的地区,风湿性心脏病已较少见。而在发展中国家及贫困、落后的边远地区仍未摆脱风湿病的困扰,风湿性心脏病合并妊娠者仍较多见。

(三)临床表现

1.早期心力衰竭的临床表现

(1)轻微活动后即有胸闷、心悸、气短。

(2)休息时心率>110 次/分。

(3)夜间常因胸闷而需坐起,或需到窗口呼吸新鲜空气。

(4)肺底部出现少量持续性湿啰音,咳嗽后不消失。

2.左心衰竭的临床表现

左心衰竭以肺淤血及心排出血量降低为临床表现。

(1)不同程度的呼吸困难。

(2)急性肺水肿:咳嗽、咯粉红色泡沫痰、咯血。

(3)疲倦、乏力、头晕、心悸。

(4)少尿及肾功能损害症状。

(5)体征:心率快,左室扩张,心尖部收缩期杂音、舒张期奔马律、双肺底湿啰音,发绀,交替脉。

3.右心衰竭的临床表现

(1)体循环静脉压升高:颈静脉怒张,肝大、有压痛,双下肢水肿,胸腔积液、晚期腹水,发绀。

(2)体征:心率上升,胸骨右缘3～4肋间舒张期奔马律,右心显著扩大者可在心尖部闻及收缩期杂音,吸气时加强。

4.全心衰竭的临床表现

右心衰竭继发于左心衰竭而形成全心衰,右心衰竭后阵发性呼吸困难等肺淤血症状有所减轻。而左心衰竭以心排血量减少的相关症状和体征为主,如疲劳、无力、头晕。

（四）治疗

心脏病变较轻，心脏代偿功能Ⅰ～Ⅱ级，无心力衰竭病史，无其他并发症者，可以妊娠。妊娠后须加强监护。心脏病变较重，心功能Ⅲ～Ⅳ级、既往有心力衰竭病史、肺动脉高压、严重心律失常、风湿热活动期、急性心肌炎和发绀型先天性心脏病等，不宜妊娠。不宜妊娠者一旦受孕，则应尽早终止妊娠。

1.妊娠期

（1）加强孕期保健，发现异常均应及时住院治疗。

（2）减轻心脏负担，及时去除心力衰竭诱因。

（3）积极控制心力衰竭。

（4）于预产期前1～2周入院待产。

2.分娩期

提前选择适宜的分娩方式，心功能Ⅰ～Ⅱ级无产科手术指征者，可在严密监护下经阴道分娩，其余可选择剖宫产。

3.产褥期

（1）产后1周内，尤其是产后3天内，应卧床休息并严密观察。

（2）心功能Ⅲ级及Ⅳ级者，不宜哺乳，应及时退奶。

（3）预防控制感染。

（五）护理评估

1.健康史

详细全面的了解产科病史和既往病史，孕妇对妊娠的适应状况及遵医行为，日常活动睡眠与休息、营养及排泄，动态地观察心功能状况等。

2.身心状况

判断心功能状态，评估与心脏病有关的症状和体征，尤其注意有无早期心力衰竭的表现。由于缺乏相关知识孕产妇及家属心理负担较重，甚至产生恐惧心理而不能合作。

3.相关检查

心电图检查提示心律失常，X线检查显示心脏扩大，超声心动图可精确地反映各心腔大小、心瓣膜结构及功能状况。采用胎儿电子监护仪、胎动评估等预测宫内胎儿储备能力，评估胎儿健康状况。

（六）护理诊断

1.知识缺乏

缺乏有关妊娠合并心脏病的自我护理知识。

2.焦虑

焦虑与担心自己无法承担妊娠分娩压力有关。

3.活动无耐力

活动无耐力与心排血量下降有关。

4.自理能力缺陷

自理能力缺陷与心功能不全需绝对卧床休息有关。

5.潜在并发症

心力衰竭和感染。

(七)护理措施

1.一般护理

(1)休息保证充足睡眠,孕妇每天睡眠时间不少于10小时,每餐后休息半小时,休息时应采取左侧卧位或半卧位。避免过度劳累和情绪激动,以防诱发心力衰竭。室内保持安静、整洁、空气清新、温湿度适宜。

(2)合理营养摄取高蛋白、富含维生素、低盐、低脂,且富含多种微量元素如铁、锌、钙等的食物,少食多餐,多食蔬菜水果,防止便秘。防止体质量增加过多,整个妊娠期体质量增加不宜超过12.5 kg。自妊娠16周起,每天食盐量不超过4～5 g。

(3)心理护理:向孕产妇及家属详细解释妊娠合并心脏病的相关知识,能够识别早期心力衰竭的常见症状及体征。耐心听取孕产妇的主诉,缓解或消除其焦虑、恐惧等心理,使孕妇保持心情开朗、情绪稳定。

2.专科护理

(1)非妊娠期:对心脏病变较重,心功能Ⅲ～Ⅳ级以上者,不宜妊娠,严格避孕。

(2)妊娠期:①妊娠20周前每2周1次,20周后每周1次接受心血管内科和产科高危门诊共同监护。心功能Ⅱ级以上有心力衰竭表现者,住院治疗。②孕妇每天保证8～10小时睡眠,左侧卧位,避免过劳和增大精神压力。③合理营养,妊娠期体质量增加<12.5 kg。妊娠4个月限盐,每天量<5 g。④防止并纠正贫血、心律失常、妊娠期高血压、各种感染性疾病。⑤指导孕妇及家属了解妊娠合并心脏病有关知识,掌握自我监护方法。

(3)产前住院期间护理:执行产前一般护理常规,并做好以下护理。①卧床休息,必要时半卧位吸氧。②低盐饮食,防止便秘,多食水果及新鲜蔬菜。③做好生活护理,防止孕妇情绪激动。④每天测量体温、脉搏、呼吸4次,脉搏需测量1分钟。⑤严密观察病情变化,特别注意心力衰竭及肺水肿的发生。⑥服用洋地黄者,应严格遵守给药时间及剂量,观察洋地黄中毒反应(恶心、呕吐、黄视、绿视、心率减慢、心律失常)。脉搏低于60次/分时,应及时报告医师。⑦定时听取胎心音,必要时行胎儿电子监护,有临产兆者送产房分娩。⑧心力衰竭者应严格控制输液量,以1 000 mL/24 h为宜,输液速度以20～30滴/分为宜。⑨适度安抚,倾听诉说,提供心理支持。

(4)分娩期护理:包括一般护理、第一产程护理、第二产程护理、第三产程护理。

一般护理:①评估产妇心功能状态。②协助左侧卧位,上半身抬高30°,持续吸氧。③给予产妇安慰、鼓励,遵医嘱使用镇静剂。

第一产程护理:①每15～30分钟测血压、脉搏、呼吸、心率及心律1次。②临产后遵医嘱使用抗生素至产后1周左右。③使用胎儿电子监护仪评估胎心率变化。④鼓励产妇多休息,在两次宫缩间歇尽量放松。⑤运用呼吸及腹部按摩缓解宫缩痛。⑥严格控制液体滴速。⑦助产士应始终陪伴产妇身旁,随时解答问题。

第二产程护理:①避免过早屏气用力。②宫口开全后及时行会阴侧切术,经阴道助产缩短第二产程。③做好抢救新生儿的准备。④分娩时指导孕妇于宫缩时张口哈气,间歇时完全放松。

第三产程护理:①胎儿娩出后,立即在腹部放置1 kg重沙袋持续24小时。②遵医嘱肌内注射哌替啶,严密观察血压、脉搏、子宫收缩情况。③静脉或肌内注射缩宫素10～20 U,禁用麦角新碱。④产后出血多时,遵医嘱及时输血、输液,并严格控制速度。⑤在产房观察3小时,病情稳定后送母婴同室。

(5)产褥期护理:①产后24小时内必需静卧,尽量住小房间,保暖、备氧气,遵医嘱给予镇静剂。②遵医嘱继续使用抗生素。③产后 72 小时严格监测心率、心律、呼吸、血压、体温变化,详细记录出入液量。注意识别早期心力衰竭症状。④补液量每天不超过 1 500 mL,滴数控制在30 滴/分。⑤注意观察子宫收缩及阴道出血情况。注意观察会阴及腹部切口情况。每天擦洗会阴 2 次。⑥进食低盐、易消化食物,少食多餐,保持大便通畅。⑦注意洋地黄中毒反应,服药前监测心率,如心率 60 次/分以下应立即报告医师。⑧对心功能Ⅰ级者、Ⅱ级者,鼓励母乳喂养;心功能Ⅲ、Ⅳ级者宜退奶,指导人工喂养。⑨出院指导,不适随时复诊。

二、妊娠期高血糖

(一)定义

中华医学会妇产科学分会 2022 年制定的《妊娠期高血糖诊治指南》,将妊娠期高血糖包括两种情况:一种妊娠前已有糖尿病的患者妊娠,称为孕前糖尿病;另一种为妊娠后首次发生的糖尿病,又称妊娠期糖尿病。糖尿病孕妇中,90%以上为妊娠期糖尿病。

(二)病因

妊娠后,母体糖代谢的主要变化是葡萄糖需要量增加、胰岛素抵抗和分泌相对不足。妊娠期糖代谢的复杂变化使无糖尿病者发生妊娠期糖尿病,原有糖尿病的患者病情加重。

1.葡萄糖需要量增加

胎儿能量的主要来源是通过胎盘从母体获取葡萄糖;妊娠时母体适应性改变,如雌、孕激素增加母体对葡萄糖的利用、肾血流量及肾小球滤过率增加,而肾小管对糖的再吸收率不能相应增加,都可使孕妇空腹血糖比非孕时偏低。在妊娠早期,由于妊娠反应、进食减少、严重者甚至导致饥饿性酮症酸中毒或低血糖昏迷等。

2.胰岛素抵抗和分泌相对不足

胎盘合成的胎盘生乳素、雌激素、孕激素、肿瘤坏死因子、瘦素等及母体肾上腺皮质激素都具有拮抗胰岛素的功能,使孕妇体内组织对胰岛素的敏感性下降。妊娠期胰腺功能亢进,特别表现为胰腺 β 细胞功能亢进,增加胰岛素分泌。维持体内糖代谢。这种作用随孕期进展而增加。产后随胎盘排出体外,胎盘所分泌的抗胰岛素物质迅速消失,孕期胰岛素抵抗状态逐渐恢复。

(三)临床表现

(1)多饮、多尿、多食及体重减轻。合并感染时可有皮肤化脓感染、真菌性阴道炎、泌尿道、胆道感染症状及其他心血管等慢性并发症症状。腹部过大、羊水过多、巨大儿症状和胎动异常等。

(2)肥胖,宫高、腹围测量大于妊娠周数,以及其他如羊水过多、巨大儿体征。

(四)治疗

在妊娠前、孕期、产时、产后都应考虑糖尿病所产生的特殊问题,以预防为主,减少母婴并发症及降低死亡率。

(1)若已有严重心血管病史,肾功能减退或眼底有增生性视网膜炎者,不宜妊娠,如已妊娠,宜早日终止。

(2)继续妊娠者,定时产前检查,积极控制糖尿病,通过饮食控制或药物治疗,控制血糖,在治疗过程中严密观察母儿情况,选择终止妊娠的最好方案,通常于妊娠 37～38 周终止妊娠最为理想。一般从阴道分娩,若胎儿大于 4 000 g,胎盘功能不良或有其他产科指征应考虑剖宫产术,产褥期需预防感染,防止因巨大儿羊水过多发生产后出血,并监测血糖值,指导治疗。

（五）护理评估

1.健康史

评估糖尿病病史及糖尿病家族史、孕产史、本次妊娠经过及用药情况；有无胎儿过大、羊水过多等潜在高危因素；有无肾脏、心血管系统及视网膜病变等合并症情况。

2.身心状况

评估孕妇有无糖代谢紊乱综合征，有无瘙痒、视力模糊症状，有无血压、血糖异常等表现；注意胎儿宫内发育情况，有无胎儿生长受限或巨大胎儿。分娩期重点评估产妇有无低血糖及酮症酸中毒症状。产褥期主要评估血糖是否正常、有无出血及感染征兆。由于糖尿病的特殊性，应评估孕妇及家属对疾病知识的掌握情况、认知态度、有无焦虑或恐惧心理、社会家庭支持系统是否完善等。

3.相关检查

孕期进行血糖测定，建议妊娠24～28周进行糖筛实验、葡萄糖耐量实验等，肝肾功能检查、24小时尿蛋白定量及眼底检查可帮助判断糖尿病严重程度。

（六）护理诊断

1.有感染的风险

感染与孕妇对感染的抵抗力下降有关。

2.焦虑

焦虑与担心自己身体状况和胎儿预后有关。

3.知识缺乏

缺乏饮食控制及胰岛素使用的相关知识。

4.有胎儿受伤的风险

胎儿受伤与巨大儿、畸形儿、早产、手术产等有关。

5.潜在并发症

低血糖、产后出血。

（七）护理措施

1.一般护理

注意卫生清洁，预防感染，如保护皮肤清洁，避免破损；勤清洗会阴、勤换内裤。

2.专科护理

（1）加强围生期保健，及早发现。实行饮食控制与胰岛素治疗，控制血糖水平。教会产妇如何注射胰岛素并能自觉控制饮食。

（2）加强对产妇及胎儿的监测，防止胎死宫内，教会产妇自测胎动的方法。

（3）分娩时行胎心监测，注意巨大儿和肩难产，警惕产后出血的发生。定时观察产妇的子宫收缩和出血情况。

（4）产时和产后需根据血糖水平随时调整胰岛素用量。使用胰岛素时应严格核查制度，防止低血糖的发生。

（5）根据需要使用地塞米松促进胎肺成熟，并做好新生儿的抢救准备工作。

（6）糖尿病患者抵抗力低，易受细菌和真菌的感染，因此，要保持良好的休养环境，产时产后给予抗生素预防感染，并需注意口腔及皮肤的清洁卫生。

（7）加强新生儿的观察与护理，注意呼吸情况，保暖，加强哺乳，预防低血糖的发生。

(8)鼓励产妇母乳喂养,可降低产后血糖水平。

(9)因妊娠期糖尿病患者易发生糖尿病,建议产妇产后于内科随诊,便于及早发现及早治疗。

三、妊娠合并病毒性肝炎

(一)定义

病毒性肝炎是孕妇最常见的肝脏疾病,妊娠期感染可严重地危害孕妇及胎儿,病原发病率为非妊娠期妇女的 6～9 倍,急性重型肝炎发生率为非孕期妇女的 65.5 倍。

(二)病因

1.甲型肝炎

甲型肝炎多呈散发或流行发病。甲型肝炎病毒(HAV)属核糖核酸(RNA)病毒,主要经消化道也可经血液传播,在肝细胞内大量复制并释放至全身。主要杀伤肝细胞。

2.乙型肝炎

乙型肝炎主要经血液,也可经唾液或其他体液或生殖道感染。乙型肝炎病毒(HBV)为脱氧核糖核酸(DNA)病毒,所致病变与免疫有关。病毒进入血液循环后人体所产生的淋巴细胞和特异抗体与肝细胞表面的病毒抗原结合,释放出多种体液因子,在杀灭病毒的同时造成肝细胞损害,引起坏死和炎症反应。反应强烈者可引起急性重症肝炎(暴发型肝炎);轻者成为慢性肝炎或病毒携带者;侵入病毒量较多而免疫功能正常者则表现为一般的急性肝炎。

3.丙型肝炎

丙型肝炎病毒(HCV)是一类单股正链 RNA 病毒,很可能存在不同的型和亚型,为疫苗制备带来困难。丙型肝炎病毒主要经血液传播,占输血后肝炎的 90%。母婴之间、静脉用药、密切接触也可传染。

4.丁型肝炎

丁型肝炎病毒(HDV)具有环状 RNA 基因,是一种缺陷性病毒,复制时需要乙型肝炎病毒(HBV)或土拨鼠肝炎病毒(WHV)的辅助。结构上体现了 HDV-HBV 的共生关系,因此决定了HDV 只能感染 HBsAg 阳性患者。传播途径与乙肝相同,能导致乙肝病情的加重或引起急性重型肝炎。

5.戊型肝炎

戊型肝炎病毒(HEV)为单股正链 RNA 病毒,由肠道传染,经口食入后,随血液进入肝细胞中复制增殖,并引起免疫反应。受损的肝细胞破裂后,释放出的 HEV 部分再侵入新的肝细胞,部分随胆汁入胆管,最终主要由粪便排出。戊型肝炎以流行性或散发性形式出现。孕妇感染后病死率高达 20%,但少见。

(三)临床表现

1.甲型肝炎

临床表现均为急性,好发于秋冬季,潜伏期为 2～6 周。前期症状可有发热、厌油、食欲下降、恶心呕吐、乏力、腹胀和肝区疼痛等,一般于 3 周内好转。此后出现黄疸、皮肤瘙痒、肝脏肿大,持续 2～6 周或更长。多数病例症状轻且无黄疸。

2.乙型肝炎

乙型肝炎分急性乙型肝炎、慢性乙型肝炎、重症肝炎和 HBsAg 病毒携带者。潜伏期一般为1～6 个月。急性期妊娠合并乙肝的临床表现出现不能用妊娠反应或其他原因解释的消化道症状,与甲肝类似,但起病更隐匿,前驱症状可能有急性免疫复合物样表现,如皮疹、关节痛等,黄疸出现后症状可缓解。乙型肝炎病程长,5%左右的患者转为慢性。极少数患者起病急,伴高热、寒战、黄疸等,如病情进行性加重,演变为重症肝炎则黄疸迅速加深,出现肝性脑病症状、凝血机制障碍,危及生命。妊娠时更易发生重症肝炎,尤其以妊娠晚期多见。

3.其他类型的肝炎

临床表现与乙型肝炎类似,症状或轻或重。丙型肝炎的潜伏期为 2～26 周,输血引起者为 2～16 周。丁型肝炎的潜伏期为 4～20 周,多与乙型肝炎同时感染或重叠感染。戊型肝炎与甲肝症状相似,于暴发流行时易感染孕妇,妊娠晚期发展为重症肝炎,导致肝功能衰竭,病死率可达 30%。

(四)治疗

原则上与非孕期病毒性肝炎治疗相同,根据不同病因,给予不同处理,同时辅以支持治疗。

1.一般处理

急性期应充分卧床休息,减轻肝脏负担,以利于肝细胞的修复。黄疸消退症状开始减轻后,逐渐增加活动。合理安排饮食,以高糖、高蛋白和高维生素"三高饮食"为主,对有胆汁淤积或肝性脑病者应限制脂肪和蛋白质。禁用可能造成肝功能损害的药物。

2.保肝治疗

以抗感染、抗氧化和保肝辅助恢复肝功能为原则。甘草酸制剂、水飞蓟宾制剂、多不饱和卵磷脂制剂以及双环醇等,有不同程度的抗感染、抗氧化、保护肝细胞膜及细胞器等作用,临床应用可改善肝脏生物化学指标。如黄疸较重、凝血酶原时间延长或有出血倾向,可给予维生素 K,新鲜血、血浆和人体白蛋白等可改善凝血功能,纠正低蛋白血症起到保肝作用。抗感染保肝治疗只是综合治疗的一部分,并不能取代抗病毒治疗。对于谷丙转氨酶(ALT)明显升高者或肝组织学明显炎性坏死者,在抗病毒治疗的基础上可适当选用抗感染保肝药物。不宜同时应用多种抗感染保肝药物,以免加重肝脏负担及因药物间相互作用而引起不良效应。

3.抗病毒制剂干扰素-a(IFNa)和核苷(酸)类似物

IFNa 和恩替卡韦、替诺福韦酯和拉米夫定、替比夫定、阿德福韦酯可使血清 HBV-DNA 及乙型肝炎 E 抗原(HBeAg)缓慢下降,同时肝内 DNA 形成及 HBeAg 减少,病毒停止复制,肝功渐趋正常。

4.免疫调节药物

糖皮质激素目前仅用于急性重型肝炎、淤胆型肝炎及慢性活动性肝炎。常用药物为泼尼松、泼尼松龙及地塞米松。疗程不宜过长,急性者 1～2 周;慢性肝炎疗程较长,用药过程中应注意防止并发感染或骨质疏松等,停药时需逐渐减量。转移因子、左旋咪唑、白细胞介素-2(IL-2)、干扰素及干扰素诱导剂等免疫促进剂,效果均不肯定。

5.产科处理

(1)妊娠期:早期妊娠合并急性甲型肝炎,因 HAV 无致畸依据,也没有宫内传播的可能性,如病程短、预后好,则原则上可继续妊娠,但有些学者考虑到提高母婴体质,建议人工流产终止妊娠。合并乙型肝炎者,尤其是慢性活动性肝炎,妊娠可使肝脏负担加重,应积极治疗,病情好转后行人工流产。中晚期妊娠合并肝炎则不主张终止妊娠,因终止妊娠时创伤、出血等可加重肝脏负担,使病情恶化,可加强孕期监护,防止妊娠期高血压疾病。

(2)分娩期及产褥期:重点是防治出血和感染。可于妊娠近预产期前一周左右,每天肌内注射维生素 K 20～40 mg,临产后再加用 20 mg 静脉注射。产前应配好新鲜血,做好抢救休克及新生儿窒息的准备,如可经阴分娩,应尽量缩短第二产程,必要时可行产钳或胎头吸引助产。产后要防止胎盘剥离面严重出血,及时使用宫缩剂,必要时给予补液和输血。产时应留脐血做肝功能及抗原的测定。如有产科指征需要行剖宫产时,要做好输血准备。选用大剂量静脉滴注对肝脏影响小的广谱抗生素如氨苄西林、三代头孢类抗生素等防止感染,以免病情恶化。产褥期应密切检测肝功变化,给予相应的治疗。

(3)新生儿的处理:新生儿在出生 12 小时内注射乙肝免疫球蛋白和乙型肝炎疫苗后,可接受 HBsAg 阳性母亲的哺乳。

(五)护理评估

1.健康史

评估有无肝炎家族史及密切接触史,治疗情况。

2.身心状况

临床上孕妇常出现原因不明的食欲减退、恶心、呕吐、腹胀、乏力、厌油腻、肝区叩击痛等消化道症状;重症肝炎多见于妊娠末期,起病急,病情重,表现为发热、皮肤巩膜黄染、尿色深黄、食欲极度减退、呕吐频繁、腹胀、腹水、肝臭气味、肝脏进行性缩小、急性肾衰竭及不同程度的肝性脑病症状,如嗜睡烦躁、神志不清,甚至昏迷。孕妇由于担心感染胎儿,会产生焦虑、矛盾及自卑心理。还应注意孕妇与家人对疾病的认知程度,以及家庭社会支持系统是否完善。

3.相关检查

肝功能检查、血清病原学检测可确诊病毒类型;凝血功能及胎盘功能检查可帮助判断孕妇及胎儿整体状态。

(六)护理诊断

1.营养失调

低于机体需要量与食欲下降、厌油、呕吐等有关。

2.知识缺乏

缺乏病毒性肝炎感染途径、传播方式、母儿危害及预防保健等知识。

3.潜在并发症

产后出血、肝性脑病。

(七)护理措施

1.一般护理

(1)休息:每天保证 9 小时睡眠和适当午睡,避免体力劳动。注意个人卫生与饮食卫生,增强机体抵抗力。急性期应卧床休息,取左侧卧位。

(2)饮食:加强营养,给予高碳水化合物、富含维生素、低脂肪食物。对有胆汁淤积或肝性脑病者,应限制蛋白质及脂肪的摄入,必要时静脉输液,纠正水、电解质紊乱。

(3)心理护理:向孕妇及家属进行有关病毒性肝炎的知识宣教。讲解妊娠与肝炎的相互影响,消毒隔离的重要性及方法,消除孕妇的思想顾虑,减轻心理负担,树立战胜疾病的信心,积极配合医护治疗。

2.专科护理

肝炎患者原则上不宜妊娠。妊娠早期发生病毒性肝炎,应遵医嘱进行处理。若发生在妊娠中、晚期,一般不主张终止妊娠,经保守治疗无效,病情继续发展时,应考虑终止妊娠。

(1)妊娠期。①轻型肝炎:妊娠早期,积极治疗;妊娠中晚期,注意休息,积极治疗,加强监护,避免应用可能损伤肝脏的药物(如雌激素、镇静麻醉药),并预防感染,有黄疸者立即住院,按重症肝炎处理。②重型肝炎:保肝治疗,积极预防及治疗肝性脑病,如改善氨异常代谢,限制蛋白质的摄入,保持大便通畅,减少氨及毒素的吸收。预防弥散性血管内凝血及肾衰竭。妊娠末期重症肝炎患者,经积极治疗24小时后以剖宫产终止妊娠为宜。因母儿耐受能力差,过度体力消耗可加重肝脏负担,术中尽可能减少出血及缩短手术时间。

(2)分娩期:重症肝炎在短期内行保肝治疗及纠正凝血功能后,选择剖宫产结束分娩。宫颈条件成熟,估计能在短时间内顺利结束分娩者,可选择经阴道分娩。分娩期主要在于防治出血。在预产期前一周每天给予维生素 $K_1$20～40 mg肌内注射,并配好新鲜血备用。防滞产,宫口开全后可行胎头吸引术或产钳术助产,缩短第二产程;做好抢救休克和新生儿窒息准备,必要时留脐血测新生儿乙肝抗原。当胎肩娩出后给予宫缩剂,防止产后出血。

(刘　辉)

第七节　异常分娩的护理

一、产力异常

(一)定义

产力是分娩的动力,是将胎儿及其附属物经过产道排出体外的力量,它包括子宫收缩力、腹肌及膈肌收缩力、肛提肌收缩力。子宫收缩力是临产后的主要产力,贯穿于分娩全过程,而腹肌及膈肌收缩力和肛提肌收缩力是临产后的辅助产力,协同子宫收缩,促进胎儿及其附属物娩出,仅在子宫颈口开全后起作用,特别是在第二产程末期的作用更大,第三产程中还可促使胎盘娩出。产力是决定分娩的重要因素之一。

无论何种原因致使子宫收缩丧失了节律性、对称性和极性,收缩强度或频率过强或过弱,称为子宫收缩力异常,简称产力异常。其临床表现较为复杂,尚缺乏一种简单、准确的测量方法和标准。根据子宫收缩的强度、协调性和宫内压力的高低等异常,产力异常分为子宫收缩乏力及子宫收缩过强两种,每种又分为协调性和不协调性。

(二)病因

子宫收缩功能取决于子宫肌源性、精神源性及激素调节体系中的同步化程度,三者之中任何一方异常均可直接导致产力异常。产力在产程进展过程中,具有可变性和不可预见性,故子宫收缩力可发生在产程的任何阶段,可与分娩的四大要素相互影响、共同存在,导致难产。

(三)临床表现

1.子宫收缩乏力

(1)症状:①协调性子宫收缩乏力一般无不适,宫缩时腹痛轻微,间隔时间长且不规律,持续时间短;②不协调性子宫收缩乏力时产妇自觉下腹部持续疼痛、腹胀、尿潴留、胎动异常。

(2)体征。①协调性子宫收缩乏力:节律性、对称性和极性正常,宫缩达极期时,子宫体不隆起和变硬,手指压宫底部肌壁可出现凹陷、宫缩<2次/10分钟、持续时间短。②不协调性子宫收

缩乏力；节律不协调、极性倒置，子宫中、下段宫缩强于宫底部、宫缩间歇期子宫壁不能完全松弛，产妇烦躁不安，腹拒按、胎位不清、胎心不规律。

2.子宫收缩过强

（1）协调性子宫收缩过强指子宫收缩的节律性、对称性和极性均正常，仅子宫收缩过强、过频。若产道无阻力，胎位正常，宫颈口迅速开全，短时间内结束分娩，总产程＜3小时。产妇往往有痛苦面容，大声叫喊。由于宫缩过强而易造成胎儿缺氧，胎、死宫内等情况。

（2）不协调性子宫收缩过强有两种表现。①强直性子宫收缩：即出现强直性痉挛性收缩，产妇烦躁不安，持续性腹痛，拒按。胎心音听不清，胎方位触不清，有时可在脐下或平脐处出现病理性缩复环，导尿时可发现血尿，这是子宫先兆破裂的征象。②子宫痉挛性狭窄环：产妇可表现为持续性腹痛，烦躁，宫颈扩张延缓，胎先露下降阻滞，胎心不规律。此环在子宫上、下交界处，阴道检查可触及狭窄环。胎体的某一狭窄部如胎颈、胎腰处常见，此环特点是不随宫缩上升。

（四）治疗

1.子宫收缩乏力

当出现宫缩乏力时首先应积极寻找原因，特别注意有无头盆不称以及严重的胎位异常，如能除外明显的头盆不称及严重胎位不正后才考虑加强宫缩；其次检查宫缩是否协调，不同类型及不同产程时限的宫缩乏力处理不一样，切忌盲目加强宫缩。若系不协调宫缩乏力应先予以镇静剂如哌替啶100 mg或地西泮10 mg静脉推注使产妇充分休息，宫缩转协调后才能使用其他方法加强宫缩。

2.子宫收缩过强

（1）协调性子宫收缩过强：以预防为主，临产后慎用缩宫药物及其他加强子宫收缩的方法。

（2）不协调性子宫收缩过强。①强直性子宫收缩：及时给予宫缩抑制药，根据产程进展；及胎儿情况选择合适的分娩方式。②子宫痉挛性狭窄环：查找原因，及时纠正，根据产程进展及胎儿情况选择合适的分娩方式。

（五）护理评估

1.子宫收缩乏力

（1）健康史：首先要评估产前检查的一般资料，了解产妇的身体发育状况、身高与骨盆测量值、胎儿大小与头盆关系等；同时还要注意既往病史，尤其是既往妊娠及分娩史。注意评估临产后产妇的精神状态、休息、进食及排泄情况；重点评估宫缩的节律性、对称性、极性、强度与频率以及宫口开大及先露下降情况，从而了解产程的进展；其次评估产妇的社会支持系统情况。

（2）身心状况：①协调性子宫收缩乏力者产程开始时，产妇无特殊不适，精神好，进食正常，休息好，表现为宫缩软弱无力，持续时间短，间歇时间长，先露下降及子宫颈口扩张慢。也有表现为临产开始宫缩正常，宫缩时宫体隆起变硬，有痛感。当产程进展到某一阶段时，产妇自觉子宫收缩转弱，产程进展缓慢。由于产程延长，产妇出现焦虑状态，休息差，进食少，甚至出现肠胀气，排尿困难等。产妇及家属对阴道分娩方式失去信心，通常要求手术分娩。②不协调性子宫收缩乏力者临产后表现为持续性腹痛，烦躁不安，进食休息均差，产妇疲乏无力。此状态的待产妇在两次宫缩间歇期子宫壁也不完全放松，下腹部有压痛，胎位触不清，胎心不规律，严重时可出现产程停滞。产妇及家属显得焦虑、恐惧，担心母儿的安危，请求医护人员尽快帮助产妇解除痛苦，结束分娩。

（3）体格检查：测量产妇的血压脉搏、呼吸、心率，观察产妇神志、皮肤弹性等。

(4)产程观察:①用手触摸孕妇腹部或用胎儿电子监护仪监测宫缩的节律性、强度及频率的变化情况。变化的特点如临床表现所述,重点在于区别是协调性还是不协调性的宫缩乏力。②根据产程曲线,了解产程进展情况,对产程延长者及时查找原因并进行处理。③多普勒胎心听诊仪监测可及时发现心率减慢、过快或心律不齐,协调性宫缩乏力者胎心出现变化较晚,不协调性宫缩乏力者胎心变化出现较早。

(5)实验室检查:尿液检查可出现尿酮阳性;血液生化检查,可出现钾、钠、氯及钙等电解质的改变;二氧化碳结合力可降低。

(6)进行 Bishop 宫颈成熟度评分:可以利用 Bishop 宫颈成熟度评分法,估计人工破膜加强宫缩的效果。该评分法满分 13 分。若产妇得分≤3 分,人工破膜失败,应该用其他方法;4~6 分的成功率约为 50%;7~9 分的成功率约为 80%;>9 分均成功。

2.子宫收缩过强

(1)健康史:认真阅读产前检查记录,包括骨盆测量值、胎儿情况及妊娠并发症等有关资料。经产妇需了解有无急产史。重点评估临产时间、宫缩频率、强度及胎心、胎动情况。

(2)身心状况:产妇临产后突感腹部宫缩阵痛难忍,子宫收缩过频、过强,无喘息之机,产程进展很快,产妇毫无思想准备,尤其周围无医护人员及家属的情况下,产妇有恐惧和极度无助感,担心胎儿与自身的安危。

(3)体格检查:测量身高、体重、体温、脉搏、呼吸、血压及一般情况。

(4)产科检查:发现待产妇宫缩持续时间长、宫缩时宫内压很高,宫体硬,间歇时间短,触诊胎方位不清。如产道无梗阻,则产程进展快,胎头下降迅速。如遇产道梗阻,可在腹部见到一环状凹陷即病理性缩复环,此时子宫下段很薄,压痛明显,膀胱充盈或有血尿等先兆子宫破裂的征象。

(六)护理诊断

1.子宫收缩乏力

(1)疼痛:与子宫收缩不协调,子宫肌纤维间歇期不能完全放松有关。

(2)疲乏:与产程延长,水、电解质平衡紊乱,孕妇体力消耗有关。

(3)有体液不足的危险:与产程延长进食少致脱水有关。

(4)焦虑:与知识经验缺乏,产程进展异常,担心母儿健康有关。

2.子宫收缩过强

(1)疼痛:与过频过强子宫收缩有关。

(2)焦虑:与知识经验缺乏,产程进展异常,担心母儿健康有关。

(七)护理措施

1.子宫收缩乏力

(1)休息:指导产妇安静休息,消除精神紧张,保存体力;鼓励产妇深呼吸,可背部按摩,使用产时按摩球,必要时遵医嘱缓慢静脉注射地西泮 10 mg 或肌内注射哌替啶 100 mg。

(2)饮食:鼓励产妇多进易消化、高热量食物,补充营养、水分、电解质,摄入量不足者应静脉补充液体和能量。伴酸中毒时应补充 5%碳酸氢钠。

(3)专科护理:协调性子宫收缩乏力排除头盆不称与胎位异常,能经阴道分娩者,加强宫缩。①改善全身情况:缓解紧张,关心安慰产妇,指导多休息,鼓励多进食,注意补充营养与水分,必要时静脉补充营养,补充电解质及注意纠正酸中毒;过度疲劳或烦躁不安者,静脉推注地西泮,常用剂量为 10 mg,间隔 4~6 小时可重复使用,与缩宫素联合应用效果更好,地西泮还能起到松弛宫颈平滑肌、软化宫颈、促进宫口扩张的作用。②排空膀胱:排尿困难者给予诱导排尿或导尿。③人工破膜:宫口扩张 3 cm 或 3 cm 以上,无头盆不称、胎头已衔接者,可行人工破膜,使胎先露部紧贴子宫下段及宫颈内口,反射性加强子宫收缩。④前列腺素的应用:地诺前列酮有促进子宫收缩的作用,给药途径为局部用药(放置于阴道后穹隆)。⑤缩宫素静脉滴注:适用于协调性宫缩乏力,宫口扩张 3 cm、胎心良好,胎位正常且头盆相称者。使用方法:先用 5% 葡萄糖液 500 mL 静脉滴注,滴速调节为 4～5 滴/分,然后加入缩宫素 2.5 U 摇匀,根据宫缩强弱进行调整滴速,通常不超过 40 滴/分,维持宫缩间歇时间 2～3 分钟,持续时间 40～60 秒。对于宫缩仍弱者,应考虑酌情增加缩宫素剂量。注意事项:使用缩宫素时,必须有专人守护,严密观察,注意观察产程进展,监测宫缩,听胎心率及测量血压。若出现 10 分钟内宫缩超过 5 次,宫缩持续 1 分钟以上,或胎心率有变化,应立即停止滴注。如有血压升高,应减慢滴速。胎儿前肩娩出前禁止肌内注射缩宫素。

(4)心理护理:临产后允许家属陪伴,给予心理上的支持。护士应多关心、安慰产妇,给予理解和安慰,鼓励产妇及家属表达出他们的担心和不适,使其能理解并能配合医护工作,安全度过分娩期。

2.子宫收缩过强

(1)指导产妇左侧卧位休息,少活动;临产后嘱产妇做深呼吸运动。进食高热量、易消化饮食,补充水分及电解质。

(2)急产的护理:①有急产史的孕妇提前 2 周住院待产,以防院外分娩。经常巡视,临产征兆出现后产妇应取左侧卧位休息,不宜灌肠。如有便意,应先查子宫口大小及胎先露的下降情况,以防分娩意外。鼓励产妇深呼吸、背部按摩以缓解疼痛,嘱其不要向下屏气,以减缓分娩过程。②密切监测子宫收缩、胎心率,观察子宫口扩张、胎先露下降情况,发现异常及时通知医师。③提早做好接生及抢救新生儿窒息的准备。准备吸痰管、氧气、人工呼吸机、电动吸引器及急救药品。分娩时尽可能做会阴侧切术,以防止会阴撕裂。若子宫颈、阴道及会阴有撕裂伤,及时配合医师缝合;新生儿按医嘱给予维生素 K_1 10 mg,肌内注射,以预防颅内出血。必要时给予抗生素预防感染。

(3)不协调性子宫收缩过强的护理。①强直性子宫收缩:按医嘱给予硫酸镁抑制子宫收缩;产道梗阻时,做好剖宫产术与新生儿抢救准备。②子宫痉挛性狭窄环:立即停止阴道内操作,停用缩宫素,遵医嘱给予哌替啶、硫酸镁等药物治疗;若子宫痉挛性狭窄环不能松解、子宫口未开全、出现胎儿窘迫等,立即做好剖宫产术及抢救新生儿窒息的准备,并配合医师工作。

(4)心理护理:与产妇交谈,分散其注意力,向其说明产程进展及胎儿情况,以减轻产妇焦虑与紧张,增加自信。鼓劲产妇积极与医护人员配合。

二、产道异常

(一)定义

产道异常包括骨产道(骨盆)及软产道(子宫下段、宫颈、阴道)异常,临床上以骨产道异常多见。骨产道异常包括骨盆形态异常及径线过短。骨盆形态异常及径线过短使骨盆腔容积小于胎先露部能够通过的限度,称为骨盆狭窄。

(二)病因

骨盆的大小与形态是造成难产的首要因素,是导致头盆不称及胎位异常最常见的原因。软产道异常可由先天发育异常及后天因素引起。

(三)临床表现

1.骨盆异常及临床特点

(1)骨盆入口平面狭窄,临产后衔接受阻不能入盆,即跨耻征阳性,表现为继发性宫缩乏力,潜伏期和活跃早期延长,跨耻征阳性者强行阴道分娩可致子宫破裂。

(2)中骨盆及骨盆出口平面狭窄,常见于漏斗骨盆,胎头进入骨盆,入口平面下降至中骨盆平面后,胎头俯屈和内旋转受阻,呈现持续性枕后位、枕横位,产程进入活跃晚期及第二产程后进展延缓,甚至停滞。

2.软产道异常及临床特点

(1)阴道异常,常见阴道纵隔、横隔。于分娩时容易发生阴道裂伤、血肿等。

(2)宫颈异常,宫颈外口粘连、水肿、坚韧、瘢痕等可造成宫颈性难产,影响胎头下降,宫口扩张,产程延长甚至衰竭。

(四)治疗

1.骨产道异常

临床上遇到的骨产道异常多为骨盆轻度狭窄。应对整个骨盆的大小和形态作全面衡量。

(1)骨盆入口平面狭窄的处理:①骶耻外径 16.5~17.5 cm、骨盆入口前后径 8.5~9.5 cm、胎头跨耻征可疑阳性,属相对性骨盆入口狭窄。若产妇的一般状况和产力良好,足月胎儿体重<3 000 g,胎位、胎心正常时,应给予阴道试产机会。当破膜后宫颈扩张≥6 cm 后,试产时间以 4~6 小时为宜。产程仍无进展或出现胎儿窘迫征象,应及时行剖宫产术。②骶耻外径≤16.0 cm,骨盆入口前后径≤8.0 cm,胎头跨耻征阳性时,属绝对骨盆入口狭窄,足月活胎应行剖宫产术。

(2)中骨盆平面狭窄的处理:在分娩过程中,胎头在中骨盆平面完成俯屈及内旋转动作,中骨盆狭窄将影响胎头在骨盆腔的内旋转,因而是形成持续性枕横位或枕后位的主要原因。此时,胎头不能很好地俯屈以致通过骨盆的径线增大。如宫颈开全初产妇已2 小时,经产妇已 1 小时以上,可徒手将胎头转成枕前位,以缩短胎头通过骨盆的径线,同时加强产力,以利于自然分娩,但多数需用产钳或胎头吸引器助产。如产程无明显进展,胎头双顶径仍然停留在坐骨棘水平以上,或出现胎儿窘迫时,即应行剖宫产术。

(3)骨盆出口平面狭窄的处理:骨盆出口是骨产道的最低部位,如怀疑有出口狭窄,应于临产前对胎儿大小、头盆关系,仔细地作出估计,决定能否经阴道分娩。当出口横径狭窄时,耻骨弓下三角空隙不能利用,先露可向后移,利用后三角空隙娩出。临床上常用出口横径与后矢状径之和来估计出口大小。如两者之和大于 15 cm 时,多数胎儿可经阴道分娩;两者之和小于 15 cm 时,足月胎儿一般不能经阴道娩出,应行剖宫产术。

2.软产道异常

(1)外阴异常。①会阴坚韧:分娩时应做预防性会阴侧切。②外阴水肿:临床前局部应用50%硫酸镁热敷,一天多次,临床后仍有明显水肿者,消毒后用针进行多点穿刺皮肤放液。分娩时可行会阴侧切,产后预防感染。③外阴感染或有瘢痕:行剖宫产术。

(2)阴道异常。①阴道闭锁:闭锁位置较低,可做单侧或双侧预防性会阴侧切;位置较高,以剖宫产术为宜。②先天性阴道隔:根据来源不用可分为阴道纵隔和阴道横隔 2 种,应根据具体情况选择合理术式。

（3）子宫颈异常：原因包括宫颈坚韧、宫颈瘢痕、宫颈水肿、宫颈癌，一般行剖宫产术。

（五）护理评估

1.健康史

仔细阅读产妇产前检查的有关资料，尤其是骨盆各径线测量值及妇科检查记录、曾经处理情况及身体反应。重点了解既往分娩史，内外科疾病史，如佝偻病脊柱和关节结核及外伤史等。

2.身心状况

评估本次妊娠经过及身体反应，了解产妇情绪，妊娠早、中、晚期的经过，是否有病理妊娠问题与妊娠并发症的发生，以及产妇的心理状态及社会支持系统等情况。

3.相关检查

（1）一般检查：观察产妇的体型、步态有无跛足，有无脊柱及髋关节畸形，米氏菱形窝是否对称，有无悬垂腹等体征。身高小于145 cm者，应警惕均小骨盆。

（2）腹部检查：①测量子宫底高度和腹围，估计胎儿大小。②胎位检查：四步触诊判断胎位是否正常。③胎头跨耻征检查：该检查目的在于判断头盆是否相称。产妇体位：排尿后仰卧，两腿伸直。检查者将手放于耻骨联合上方，将浮动的胎头向骨盆方向推压，若胎头低于耻骨联合平面表示胎头可以入盆，头盆相称，称为跨耻征阴性；若胎头与耻骨联合在同一平面，表示可疑，为跨耻征可疑阳性；若胎头高于耻骨联合平面，则表示头盆明显不称，为跨耻征阳性。此项检查在初产妇预产期前两周或经产妇临产后胎头尚未入盆时有一定的临床意义。

（3）骨盆测量：包括骨盆外侧测量和内侧测量。

（4）B型超声检查：观察胎先露与骨盆的关系，测量胎头双顶径胸径、腹径、股骨长度，预测胎儿体重，判断能否顺利通过骨产道。

（六）护理诊断

1.子宫破裂

子宫破裂与头盆不称未及时发现、及时处理有关。

2.产程异常

产程异常与宫缩乏力、精神紧张、进食休息不好等有关。

3.软产道损伤

软产道损伤与胎头压迫第二产程延长、阴道粗暴操作、阴道助产。

4.产后出血

产后出血与上述原因及宫缩乏力、凝血机制障碍。

5.潜在并发症

新生儿产伤等。

（七）护理措施

因临床上以骨产道异常多见，故本部分主要叙述骨产道异常的护理措施。

1.一般护理

在分娩过程中，产妇应该注意休息，保证营养及水分的摄入，必要时补液。

2.专科护理

明确狭窄骨盆类别和程度，了解胎位、胎儿大小、胎心、宫缩强弱、宫口扩张程度、破膜与否，结合年龄、产次、既往分娩史进行综合判断，决定分娩方式。

（1）骨盆入口平面狭窄：明显头盆不称、胎儿体质量＞3 000 g、胎位异常、高龄初产妇、妊娠期高血压疾病、子痫前期、有难产史且无存活子女者,宜选择剖宫产。轻度头盆不称(相对性骨盆狭窄)、胎头跨耻征可疑阳性,足月活胎体质量<3 000 g,胎心率和产力正常,可在严密监护下进行试产。试产时,应密切观察宫缩、胎心音及胎头下降情况,并注意产妇的营养和休息。如宫口渐开大,胎头渐降入盆,即为试产成功,多能自产,必要时可用胎头吸引术或产钳助产。若宫缩良好,经2~4 小时,胎头仍不下降、宫口扩张迟缓或停止扩张者,表明试产失败,应及时行剖宫产术结束分娩。若试产时出现子宫破裂先兆或胎心音有改变,应立即施行剖宫产术。并发宫缩乏力、胎膜早破及持续性枕后位者,也应行剖宫产术为宜。

(2)中骨盆及骨盆出口平面狭窄:明显头盆不称者(绝对性骨盆狭窄)应用剖宫产结束分娩。中骨盆狭窄者,若宫口已开全,胎头双顶径下降至坐骨棘水平以下时,可采用手法或胎头吸引器将胎头位置转正,再行胎头吸引术或产钳术助产;若胎头双顶径阻滞在坐骨棘水平以上,应行剖宫产术。出口是骨产道最低部位,出口狭窄多伴有中骨盆狭窄,应做好剖宫产准备。

(3)骨盆三个平面狭窄:若估计胎儿不大、头盆相称、宫缩好可以试产。若胎儿较大,有明显头盆不称,胎儿不能通过产道,应尽早行剖宫产术。

(4)畸形骨盆:根据畸形骨盆种类、狭窄程度、胎儿大小、产力等情况具体分析,若畸形严重,明显头盆不称,应及时行剖宫产术。

3.预防并发症

严密观察宫缩、胎心、羊水及产程进展情况,若发现胎儿窘迫征象,及时给予吸氧,嘱左侧卧位,通知医师并配合处理。预防胎膜早破、脐带脱垂和子宫破裂。

4.心理护理

应安慰产妇,使其调整精神状态,向产妇及家属讲明产道异常对母儿的影响,及时反馈产程进展情况,增强信心,缓解其紧张、焦虑的情绪。解除孕妇及家属的思想顾虑,使其积极配合治疗及护理。

三、胎位异常

(一)定义

胎位异常包括横位、臀先露及头先露胎头位置异常,其中头先露胎头位置异常包括持续性枕横位及枕后位、胎头高直位、枕横位中的前不均倾位、面位、额位等。分娩时正常胎位占90%,而异常胎位约占10%。头先露胎头位置异常发生率为6%~7%、臀先露约3%。近来,由于臀先露外倒转术已少做,因之臀先露发生率有上升趋势,横位及复合先露少见。

头先露时胎头不以枕前位俯屈通过产道而分娩者称为胎头位置异常。若胎头衔接异常,则为胎头高直位;若内旋转受阻,则发生持续性枕横位或枕后位;若胎头姿势异常如胎头仰伸,则成前顶先露、额先露或面先露;若胎头侧屈,则为不均倾位。以上胎头位置异常均可能使胎头下降受阻,宫颈扩张延缓或停滞,产程延长,母儿损伤、产后出血及感染的危险均显著增加。胎头位置异常还是导致发生胎膜早破、潜伏期延长、活跃期异常及第二产程延长的重要原因之一。

(二)病因

造成胎位异常的原因有子宫发育不良、子宫畸形、骨盆狭小、盆腔肿瘤、胎儿畸形、羊水过多等。

（三）临床表现

1.持续性枕后位、枕横位

临床上多见，尤其枕骨持续位于骨盆后方，压迫直肠，产妇自觉肛门坠胀及排便感，因过早使用腹压，使产妇疲劳，宫颈前唇水肿，胎头水肿，影响产程进展，导致第二产程延长。

2.胎头高直位

胎头高直位主要表现为胎头的衔接和下降均有困难，影响宫颈扩张，导致产程延长。孕妇腹部完全被胎背所占据，触不到胎儿肢体。

3.前不均倾位

前不均倾位易发生胎膜早破。胎头不易衔接，产程延长，子宫收缩乏力，导致尿潴留。前不均倾位时胎头前顶骨紧紧嵌顿于耻骨联合后方压迫宫颈，使血液和淋巴液回流受阻，导致宫颈受压迫以下的软组织水肿。

4.面先露

胎头不易入盆，常有第一产程延长。

5.臀先露

孕妇常感肋下有圆而硬的胎头，宫底部可触到。若未衔接，耻骨联合上方可触到胎臀，胎心在脐上方听得清楚。

6.肩先露

子宫轮廓呈横椭圆形，横径较正常妊娠的要宽。宫底触摸不到胎头或胎臀，孕妇腹部一侧可触到胎头。

（四）治疗

1.枕后/横位

首先需排除中骨盆狭窄的可能，枕左（右）后位内旋转时向后旋转45°成正枕后位，经阴道分娩，常需产钳术。枕横位多需用手或胎头吸引器将胎头转成枕前位娩出。

2.高直前/后位

高直后位很难经阴道分娩，一经诊断，应行剖宫产术。高直前位时，可阴道试产，加强产力，同时指导产妇侧卧或半卧位，胎头枕部借重力及宫缩作用旋转、俯屈，促进胎头衔接、下降，而经阴道分娩。若试产失败或伴明显骨盆狭窄，应行剖宫产术分娩。

3.前不均倾位

一旦确诊，应尽快行剖宫产术结束分娩。若胎儿小、宫缩强、骨盆宽大，可给予短时间试产。

4.额先露

建议产妇取胎背对侧卧位，促进胎头俯屈转为枕先露。若未能转位且产程停滞，则行剖宫产术。

5.面先露

产程中，绝大多数的面先露可自然俯屈转为枕先露，但若确诊为面先露且胎儿无畸形，应该以选择性剖宫产结束分娩。颏前位时，如胎儿偏小，骨盆条件非常好，可尝试阴道试产，但并不提倡，分娩过程中可静脉滴注缩宫素加强产力、产钳术分娩，绝对禁止使用胎头吸引器。而颏后位不可能经阴道分娩，需行剖宫产术。

6.臀先露

臀位是最常见的胎位异常，近年来，全世界范围均倾向于臀位行剖宫产术分娩。一项国际多中心随机对照研究证实:对于单纯性足月臀位,选择性剖宫产组的围产儿死亡率和新生儿严重并发症发病率明显低于阴道分娩组。

(1)妊娠期:孕 30 周以后胸膝卧位、外转胎位以纠正胎位,应嘱孕妇注意胎动情况。

(2)分娩期:①除非有急诊情况或胎儿不可活,原则上不进行阴道试产。产道异常、胎儿体重>3 500 g、双顶径>9.5 cm、胎头仰伸位、足先露、胎儿窘迫等,均应行剖宫产术。②一旦破膜,需立即听胎心,警惕脐带脱垂。如有脐带脱垂,立即行剖宫产术。③阴道分娩时,需堵臀使宫颈扩张充分,并行臀位助产术。胎儿脐带娩出到胎头娩出应<8 分钟。

7.肩先露

(1)妊娠期及时发现并纠正胎位。

(2)分娩期处理。①初产妇足月活胎:行剖宫产术,子宫切口应选纵形切口。②经产妇足月活胎:首选行剖宫产术。若胎膜已破、羊水未流尽、宫口开大 5 cm 以上,可在全身麻醉(全麻)下行内转胎位术,以臀先露分娩。③双胎妊娠足月活胎:第一胎儿娩出后未及时固定第二胎儿变成肩先露,立即行内转胎位术,以臀先露分娩。④伴先兆子宫破裂或子宫破裂:不论胎儿死活,均应行剖宫产术。⑤胎儿已死、无先兆子宫破裂:全麻下行断头术或除脏术。

8.复合先露

合并胎手复合先露,一般不影响分娩。如先露的胎手、胎足无法回纳,阻碍产程,则需行剖宫产术。

(五)护理评估

1.健康史

仔细阅读产前检查的资料,如身高、骨盆测量值、胎方位、估计胎儿大小羊水量、有无前置胎盘及盆腔肿瘤等。询问既往分娩史,注意有无头盆不称、糖尿病史。了解是否有分娩巨大儿、畸形儿等家族史。评估待产过程中产程进展、胎头下降等情况。

2.身心状况

胎位异常可导致产程延长、继发宫缩乏力,或出现胎膜早破、脐带先露或脐带脱垂的危险,导致胎心不规则,甚至窒息死亡。产妇因产程时间过长,极度疲乏失去信心而产生急躁情绪,同时也十分担心自身及胎儿的安危。

3.相关检查

(1)腹部检查:持续性枕后位、臀位时胎体纵轴与母体纵轴一致,子宫呈纵椭圆形。如在宫底部触及胎臀,胎背偏向母体后方或侧方,前腹壁触及胎体,胎心在脐下偏外侧处听得最清楚时,一般为枕后位。如在宫底部触到圆而硬、按压时有浮球感的胎头,在耻骨联合上方触及软而宽、不规则的胎臀,胎心在脐上左(右)侧听得最清楚时,为臀位。

(2)肛门检查或阴道检查:当宫颈口部分开大或开全时,行肛查或阴道检查如感到盆腔后部空虚,胎头矢状缝在骨盆斜径上,前囟在骨盆的右(左)前方,后囟在骨盆的右(左)后方,提示为持续性枕后位;若触及软而宽且不规则的胎臀胎足或生殖器等可确定为臀位;若感胎头很大,颅缝宽、囟门大且紧张,颅骨骨质薄而软,如乒乓球的感觉,则考虑脑积水。无论肛查或阴道检查,次数不宜过多,肛查一般少于 10 次,阴道检查应严格控制,检查前须严格消毒,防止感染。

(3)B 型超声检查:于产前检查则可估计头盆是否相称,探测胎头的位置、大小及形态,作出胎位及胎儿发育异常的诊断。

(4)实验室检查:可疑为巨大儿的孕妇,产前应做血糖、尿糖检查,孕晚期抽羊水做胎儿肺成熟度检查(LS)、胎盘功能检查。疑为脑积水合并脊柱裂者,妊娠期可查孕妇血清或羊水中的甲胎蛋白水平。

(六)护理诊断

1.焦虑

焦虑与担心分娩困难、胎儿安全及害怕手术有关。

2.有感染的危险

感染与产程延长、胎膜早破及手术产有关。

3.潜在合并症

胎儿受损、子宫破裂。

(七)护理措施

1.持续性枕后位、枕横位

(1)一般护理:在潜伏期保证产妇有充分的营养与休息。若有情绪紧张、睡眠不好,给予哌替啶或地西泮。鼓励产妇每 2 小时排空膀胱 1 次,减少膀胱充盈阻碍胎头下降。背部按摩或取侧卧位,可减轻腰骶部疼痛。

(2)专科护理。①心理护理:向产妇及家属详细解释异常分娩的原因及处理措施,使产妇知道手术助产或剖宫产的必要性,分娩过程中全程陪伴分娩,关心、体贴产妇,缓解其焦虑和紧张心理,以取得配合。②治疗护理:持续性枕后位、枕横位在骨盆无异常,胎儿不大时,可以试产。试产时应严密观察产程,注意胎头下降、宫口扩张程度、宫缩强弱及胎心有无改变。a.第一产程:保持产妇充沛的精力,大多数枕后位可转成枕前位。指导产妇卧向胎背的对侧,可以促进胎方位旋转,也可减轻背部压痛。宫口开大 3~4 cm,产程停滞(排除头盆不称)可行人工破膜;若产力欠佳,静脉滴注缩宫素。在试产过程中,若产程无明显进展,胎头较高或出现胎儿窘迫征象,应考虑剖宫产结束分娩。b.第二产程:若第二产程进展缓慢,初产妇已近 2 小时,经产妇已近 1 小时,应行阴道检查。当胎头双顶径已达坐骨棘平面或更低时,可徒手将胎头枕部转向前方;若转成枕前位有困难,也可向后转成正枕后位,再以产钳助产。若以枕后位娩出,需做较大的会阴后斜切开。若胎头位置较高,疑有头盆不称,则需行剖宫产结束分娩。c.第三产程:因产程延长,容易导致产后宫缩乏力,故胎儿娩出后应立即静脉滴注或肌内注射子宫收缩剂,以防产后出血。有软产道裂伤者,应及时修补。新生儿应重点监护,按手术产新生儿护理。凡行手术助产及有软产道损伤者,产后应给予抗生素预防感染。

2.臀先露

(1)一般护理:临产过程中,让产妇充分休息,保持良好的心情,鼓励产妇进食、进水,必要时经静脉补充液体,维持水、电解质平衡,保持良好的营养状态。

(2)妊娠期护理:妊娠 30 周前,臀先露多能自行转为头先露,可不予处理。若妊娠 30 周后仍为臀先露,应设法矫正。常用的矫正方法有以下几种。①胸膝卧位:胸膝卧位主要是借助胎儿重心改变,使胎臀离开骨盆腔,有助于自然转正。让孕妇排空膀胱,松解裤带,取胸膝卧位,每天 2 次,每次 15~20 分钟,连续做 1 周后复查。②激光照射或艾灸至阴穴:激光照射至阴穴,左右两侧各照射10 分钟,每天 1 次,7 天为 1 个疗程,有良好效果。也可用艾条灸至阴穴,每天1次,每次 15~20 分钟,5 天为 1 个疗程。③外转胎位术:应用上述矫正方法无效、腹壁较松、子宫壁不太敏感者,可于妊娠 32~34 周试行外转胎位术,将臀位转为头位。操作时切勿用力过猛,不宜勉强进行,以免造成胎盘早剥。操作前后均应仔细听胎心音。

(3)分娩期护理:应根据产妇的年龄、胎产次、骨盆类型、胎儿大小、胎儿是否存活、臀先露类型及有无合并症,于临产前作出正确判断,决定分娩方式。①择期剖宫产的指征:狭窄骨盆、软产道异常、估计胎儿体质量>3 500 g、胎儿窘迫、脐带脱垂、高龄初产妇、有难产史、不完全臀先露等,应行剖宫产术结束分娩。②决定经阴道分娩。a.第一产程:嘱产妇侧卧,不宜站立走动,少做肛查,禁止灌肠,尽量避免胎膜破裂。一旦破膜,应立即听胎心,协助产妇抬高臀部,预防脐带脱垂。若无脐带脱垂,可严密观察胎心及产程进展。当宫口开大,胎臀或胎足出现于阴道口时,消毒外阴,用消毒巾盖住,于宫缩时用手掌"堵"住阴道口,目的是使产道充分扩张。b.第二产程:采用臀位助产术,当胎臀自然娩出至脐部后,胎肩及后娩胎头由接产者按分娩机制协助娩出。脐部娩出后,一般应在2~3分钟娩出胎头,最长不能超过8分钟。c.第三产程:预防产后出血和感染。

(4)心理护理:向产妇及家属详细解释臀先露分娩时对母儿的影响,并让其明确矫正臀先露的方法及必要性。分晚过程中全程陪伴分娩,关心、体贴产妇,缓解其焦虑和紧张心理,以取得产妇及家属的配合。

3.肩先露

(1)一般护理:妊娠期发现肩先露应及时脚矫正。可采用胸膝卧位,激光照射(或艾灸)至阴穴。上述矫正方法无效,应试行外转胎位术转成头先露,并包扎腹部以固定胎头。若行外转胎位术失败,应提前住院决定分娩方式。

(2)专科护理:①临产后,胎膜未破或破膜不久,胎儿存活者,立即行剖宫产术。②胎儿已死亡,无子宫破裂征象,宫口开全后,在麻醉下行毁胎术娩出。③若出现先兆子宫破裂或子宫已破裂无论胎儿存活与否,均应行剖宫产术。④向产妇及家属做好解释工作,积极配合治疗。⑤仔细检查新生儿体表有无异常及肢体活动度,做好新生儿护理。⑥陪伴在产妇身旁,给予安慰、关心,以增加安全。

(刘　辉)

第八节　分娩期并发症的护理

一、产后出血

(一)定义

产后出血是指胎儿娩出24小时内阴道分娩失血量超过500 mL,剖宫产超过1 000 mL。产后出血是分娩期严重的并发症,可导致失血性休克、产褥感染、肾衰竭及继发垂体前叶功能减退等并发症,直接危及产妇生命安全。

(二)病因

产后出血最常见的原因为子宫收缩乏力,其次为胎盘因素、软产道裂伤及凝血功能障碍。这些因素可互为因果,相互影响。

(三)临床表现

产后出血主要表现为阴道流血或伴有失血过多引起的并发症如休克、贫血等。

1.阴道流血

不同原因的产后出血临床表现不同。胎儿娩出后立即出现阴道流血,色鲜红,应先考虑软产道裂伤;胎儿娩出几分钟后开始流血,色较暗,应考虑为胎盘因素;胎盘娩出后出现流血,其主要原因为子宫收缩乏力或胎盘、胎膜残留。若阴道流血呈持续性,且血液不凝,应考虑凝血功能障碍引起的产后出血。如果子宫动脉阴道支断裂可形成阴道血肿,产后阴道流血虽不多,但产妇有严重失血的症状和体征,尤其产妇诉说会阴部疼痛时,应考虑为隐匿性软产道损伤。

2.休克

如果阴道流血量多或量虽少、但时间长,产妇可出现休克症状,如头晕、脸色苍白、脉搏细数、血压下降等。

(四)治疗

产后出血的处理原则为针对原因,迅速止血,补充血容量,纠正休克及防治感染。若子宫收缩乏力导致,加强宫缩时最迅速有效的止血方法。若为胎盘因素导致,应根据情况剥离胎盘。若为软产道裂伤所致,一方面应彻底止血,另一方面按解剖层次缝合。若为产妇凝血功能障碍所致,应积极输新鲜全血、血小板、纤维蛋白原或凝血酶原复合物、凝血因子等。在治疗过程中应重视以下几个方面:早期诊断和动态监测;积极治疗原发病;补充凝血因子,包括输注新鲜冰冻血浆、凝血酶原复合物、纤维蛋白原、冷沉淀、单采血小板、红细胞等血制品来解决;改善微循环和抗凝治疗;重要脏器功能的维持和保护。

在治疗产后出血,补充血容量,纠正失血性休克,甚至抢救弥散性血管内凝血患者方面,目前仍推广采用传统早期大量液体复苏疗法。即失血后立即开放静脉,最好有两条开放的静脉通道,快速输入复方乳酸林格液或林格溶液加 5% 碳酸氢钠溶液 45 mL 混合液,输液量应为出血量的 2～3 倍。

(五)护理评估

1.健康史

护士除收集一般健康史外,尤其要注意收集与产后出血有关的健康史,如孕前患有出血性疾病、重症肝炎、子宫肌壁损伤史;多次人工流产史及产后出血史;妊娠期高血压疾病、前置胎盘、胎盘早剥、多胎妊娠羊水过多;分娩期产妇精神过度紧张、过多使用镇静剂、麻醉剂;产程过长,产妇衰竭或急产以及软产道裂伤等。

2.身心状况

评估产后出血量,同时评估由于产后出血所导致症状和体征的严重程度。一般情况下,出血的开始阶段产妇有代偿功能,失血体征不明显,一旦出现失代偿状况则很快进入休克,同时易于发生感染。当产妇全身状况较差或合并有内科疾病时,即使出血量不多,也可能发生休克。一旦发生产后出血情况,产妇会表现出异常惊慌恐惧、手足无措担心自己的生命安危,把全部希望寄托于医护人员,但由于出血过多与精神过度紧张,有些产妇很快进入休克昏迷状态。

3.相关检查

(1)评估产后出血量:注意观察阴道出血是否凝固,同时评估出血量。目前临床上测量出血量常用的方法有 3 种。①称重法:失血量(mL)＝[胎儿娩出后所有敷料湿重(g)－胎儿娩出前所有敷料干重(g)]/1.05(血液比重 g/mL)。②容积法:常用有刻度的器皿收集阴道出血,可简单准确的了解出血量。③面积法:将血液浸湿的面积按 10 cm×10 cm 为 10 mL 计算。另外,目测失血量往往只有实际出血量的一半。

（2）测量生命体征与中心静脉压：观察血压下降情况，若改变体位时收缩压下降＞1.3 kPa（10 mmHg），脉压增加＞20 次/分，提示血容量丢失 20％～25％；呼吸短促，脉细数，体温开始低于正常随后也可增高，通过观察体温变化情况以识别感染征象。中心静脉压测定结果若低于 2 cmH$_2$O提示右心房充盈压力不足，静脉回流不足及血容量不足。

（3）实验室检查：检查产妇的血常规，出、凝血时间，凝血酶原时间及纤维蛋白原测定等结果。

（六）护理诊断

1.潜在并发症

失血性休克。

2.有感染的风险

感染与失血过多，抵抗力低下有关。

3.恐惧

恐惧与阴道大出血有关。

4.疲乏

疲乏与失血性贫血、产后体质衰弱有关。

（七）护理措施

1.一般护理

密切监测产妇生命体征、面色、神志的变化，重视产妇的自觉症状。建立双管静脉通道，及时补充平衡液和血制品。及时排空膀胱，同时注意给产妇保暖。

2.专科护理

（1）预防产后出血。

产前检查：对有产后出血危险的孕妇，要加强产前检查。

正确处理产程。①第一产程：重视孕妇休息及饮食，防止疲劳和产程延长；合理使用缩宫素和镇静药；对高危孕妇，活跃期后期建立静脉通路，做好输液输血准备。②第二产程：正确掌握会阴切开时机，认真保护会阴；阴道手术规范、轻柔，正确指导使用腹压，避免胎儿娩出过快；胎肩娩出后立即肌内注射或静脉滴注缩宫素。③第三产程：严格掌握胎盘剥离征象，若阴道出血量多应查明原因及时处理；胎盘娩出后仔细检查胎盘、胎膜，并认真检查软产道有无裂伤和血肿。

加强产后观察：①准确记录产后出血量。②产后 2 小时，严密观察子宫收缩及阴道出血情况；每 15～30 分钟按摩 1 次子宫，注意观察阴道出血是否有凝块。③重视产妇主诉，如口渴、会阴、肛门坠胀疼痛等。④观察产妇面色及情绪状态、意识反应；密切观察产妇生命体征变化。⑤保持静脉输液通畅，随时做好抢救准备。⑥鼓励产妇多饮水，及时排空膀胱。⑦尽早进行母婴皮肤接触、早吸吮。

（2）针对病因进行处理。

子宫收缩乏力：①按摩子宫。②遵医嘱正确应用缩宫素。③宫腔纱条填塞止血。

胎盘因素引起的出血：①膀胱充盈者导尿。②胎盘滞留给予缩宫素。③胎盘嵌顿，遵医嘱给解痉药。④胎盘粘连：应配合医师行徒手剥离胎盘术。⑤胎盘和胎膜残留：行钳刮术或刮宫术。⑥胎盘植入：切忌强行剥离，可行子宫切除术。

软产道裂伤引起的出血：软产道裂伤应及时准确修复缝合；软产道血肿应切开血肿，清除血块，缝合止血，注意补充血容量。

凝血功能障碍：凝血功能障碍应去除病因，遵医嘱输新鲜血，补充血小板、凝血因子等。

出血性休克：①遵医嘱输血、输液。②提供安静环境,保持平卧、吸氧、保暖。③严密观察并详细记录患者的意识状态、皮肤颜色、血压、脉搏、呼吸及尿量。④密切观察子宫收缩情况,有无压痛,恶露量、颜色、气味。⑤观察会阴伤口情况并进行会阴护理。⑥遵医嘱给予抗生素。

（3）预防感染：①严格执行无菌技术操作规程。②保持室内空气清新,指导产妇进食高蛋白、富含维生素饮食。③观察恶露的量、颜色、气味、持续时间及会阴伤口情况,保持会阴清洁。④观察体温变化,如出现异常,及时报告医师。

（4）心理护理：陪伴在产妇身旁,给予安慰、关心,以增加安全感。

二、子宫破裂

(一)定义

子宫体或下段于妊娠期或分娩期发生裂伤,称为子宫破裂。根据破裂的程度可分为完全破裂与不完全破裂；根据发生时间可分为妊娠期破裂和分娩期破裂；按照原因可分为自发性破裂和损伤性破裂。子宫破裂是妊娠期和分娩期极其严重的并发症之一,直接威胁母儿生命安全。

(二)病因

子宫破裂的原因主要有瘢痕子宫(包括剖宫产术后和其他子宫手术后)、梗阻性难产、宫缩剂应用不当和助产手术损伤等。

(三)临床表现

1.症状

（1）先兆子宫破裂：产妇自诉下腹疼痛难忍,烦躁不安、呼叫。

（2）完全性子宫破裂：撕裂状剧烈腹痛后疼痛缓解,随即出现休克症状,全腹疼痛。

2.体征

（1）先兆子宫破裂：脉搏呼吸加快；下腹膨隆,压痛明显,可见病理性缩复环、血尿,胎心改变或听不清。

（2）完全性子宫破裂：子宫收缩消失,脉搏快而弱,呼吸急促,血压下降,全腹压痛、反跳痛,腹壁下清楚扪及胎体,子宫缩小位于胎儿侧方,胎心消失,阴道鲜血流出,拨露或下降的先露部消失,扩张的宫口回缩。

(四)治疗

一般治疗：开放静脉通道,吸氧、输液,做好输血的准备,大剂量广谱抗生素预防感染。

1.先兆子宫破裂

一旦诊断先兆子宫破裂,立即予以抑制宫缩药物输注,肌内注射或静脉输注镇静剂如盐酸哌替啶 100 mg 肌肉注射,吸入麻醉或静脉全身麻醉,尽快行剖宫产术,抢救胎儿生命。

2.子宫破裂

确诊子宫破裂,无论胎儿存活与否都应当在积极抗休克治疗的同时急诊剖腹探查,尽量快找到出血位置,止血。新鲜、整齐、无感染的子宫破裂如果有生育要求可以行创面修补缝合。破口不规则或伴感染者考虑子宫次全切除术。如果子宫破裂口向下延伸至宫颈者建议子宫全切。术中发现有阔韧带巨大血肿时,要打开阔韧带,充分下推膀胱及游离输尿管后钳夹切断组织。子宫破裂已发生失血性休克的患者尽量就地抢救,避免因搬运加重休克与出血。如果限于当地条件必须转院时,一定要同时大量输血、输液抗休克治疗,腹部加压包扎后,依就近原则转运至有救治能力的医疗机构。

（五）护理评估

1.健康史

主要收集与子宫破裂相关的既往史与现病史，如是否有子宫瘢痕、剖宫产史；此次妊娠胎位是否不正或头盆不称；是否有滥用缩宫素史；是否有阴道助产手术操作史等。

2.身心状况

主要评估产妇的临床表现及情绪变化。评估产妇宫缩强度、间歇时间长短，腹部疼痛程度、性质；产妇有无排尿困难，有无出现病理性缩复环；监测胎心及胎动情况，了解有无胎儿宫内窘迫表现；产妇的精神状态有无烦躁不安、疼痛难忍、恐惧、焦虑等；是否担心母儿健康，盼望尽早结束分娩等。

3.相关检查

（1）腹部检查：可以发现子宫破裂不同阶段相应的临床症状和体征。

（2）实验室检查：血常规检查可见血红蛋白值下降，白细胞计数增加。尿常规检查可见有红细胞或肉眼血尿。

（3）其他：腹腔穿刺可证实腹腔内出血；行超声波检查可协助发现子宫破裂的部位及胎儿与子宫关系，仅适用于可疑子宫破裂病例。

（六）护理诊断

1.组织灌流量改变

组织灌流量改变与子宫破裂后大出血有关。

2.疼痛

疼痛与强直性子宫收缩或子宫破裂后血液刺激腹膜有关。

3.预感性悲哀

预感性悲哀与子宫破裂后胎儿死亡有关。

（七）护理措施

1.一般护理

宣传孕期保健知识，加强产前检查，指导产妇定时排尿，防止膀胱充盈影响伤口愈合。保持外阴清洁，防止感染。

2.专科护理

（1）预防子宫破裂的护理。①加强产前检查，有高危因素者应提前2周入院。②加强产时管理：严密观察产程进展，注意子宫形态变化，警惕先兆子宫破裂征象，及时通知医师处理。严格掌握缩宫素引产适应证。③应用缩宫素引产时，应专人监护。④应用前列腺素制剂引产应慎重并严密监护。⑤正确掌握手术助产指征及操作规程，产后仔细检查宫颈及宫腔，及时修补损伤。⑥严格掌握剖宫产指征，加强术后切口护理。

（2）先兆子宫破裂的护理：①密切观察产程进展，及时发现难产诱因。②注意胎心率的变化，静脉滴注缩宫素引产时，应由专人监护，用输液泵准确控制滴速。③在待产时，出现宫缩过强及下腹部疼痛，或腹部出现病理性缩复环时，立即报告医师并停用缩宫素和一切操作，监测产妇生命体征，遵医嘱给予宫缩抑制剂、吸氧。④注意观察有无血尿及阴道出血。⑤注重产妇主诉，对腹痛难忍、烦躁不安及不合作者，应再次监测宫缩情况，发现异常及时报告医师处理。⑥做好输液、输血、急诊剖宫产及抢救母婴的准备工作。

（3）子宫破裂的护理：①迅速输血、输液，短时间内补足血容量。②迅速做好剖腹探查准备。

③保暖,面罩给氧。④建立危重护理记录,专人记录抢救及护理经过,严密观察生命体征及意识状态。⑤严格记录出入液量。⑥陪伴在产妇身边,给予安慰、关心,以增加安全感;适度解释各项护理措施的目的,以取得理解和配合。

3.心理护理

对产妇及其家属的心理反应表示理解,做好解释工作,争取其积极配合。为产妇及其家属提供舒适的环境,更多地陪伴产妇,鼓励产妇合理饮食,尽快恢复体力。

三、羊水栓塞

(一)定义

羊水栓塞是指羊水进入母体血液循环,引起的急性肺栓塞、休克、弥散性血管内凝血、肾衰竭甚至骤然死亡等一系列病理生理变化过程。以起病急骤,病情凶险,难以预料,病死率高为临床特点,是极其严重的分娩期并发症。

(二)病因

促成羊水栓塞及不良预后的因素有经产、孕龄、宫颈损伤、强宫缩、手术及某些妊娠并发症如死胎、胎盘早剥等。

1.经产妇

宫缩时子宫体肌肉收缩使血窦闭合,而下段及宫颈静脉怒张。胎膜破裂后,损伤的宫颈静脉暴露于羊水中,当宫颈压力高于静脉压时,羊水便进入宫颈静脉。故羊水栓塞易发生于经产妇及剥膜引产后。

2.孕龄长

羊水中有形颗粒随孕龄增加,故足月或过期产者发生羊水栓塞时病情较早产重。

3.强宫缩

宫缩越强,则羊水与静脉压差越大。故本病多发生于强宫缩或静脉滴注缩宫素时。胎儿娩出后宫腔压力虽下降,但若宫缩过强,仍可将宫旁静脉窦中羊水快速挤入下腔静脉而发病。

4.手术

剖宫产时羊水可经子宫切口或胎盘附着面而进入母体循环。

5.死胎或胎膜早破

羊水可经破损的胎膜进入宫壁静脉窦,此时羊水胎儿有形物质或炎症产物增加,使致敏性升高。

(三)临床表现

羊水栓塞发病特点是起病急骤、来势凶险。90%发生在分娩过程中,尤其是胎儿娩出前后的短时间内。少数发生于临产前或产后24小时内。在极短时间内可因心肺功能衰竭、休克而导致死亡。典型的临床表现可分为3个渐进阶段。

1.心肺功能衰竭和休克

因肺动脉高压引起心力衰竭和急性呼吸循环衰竭,而变态反应可引起过敏性休克。在分娩过程中,尤其是刚破膜不久,产妇突然发生寒战、烦躁不安、呛咳气急等症状,随后出现发绀、呼吸困难、心率加快、面色苍白、四肢厥冷、血压下降等低氧血症和低血压。由于中枢神经系统严重缺氧,可出现抽搐和昏迷。肺部听诊可闻及湿啰音,若有肺水肿,产妇可咳血性泡沫痰。严重者发病急骤,甚至没有先兆症状,仅惊叫一声或打一次哈欠后,血压迅速下降,于数分钟内死亡。

2.弥散性血管内凝血

大出血产妇渡过心肺功能衰竭和休克阶段,则进入凝血功能障碍阶段,表现为大量阴道流血、血液不凝固,切口及针眼大量渗血,全身皮肤黏膜出血,血尿甚至出现消化道大出血。产妇可因出血性休克死亡。

3.急性肾衰竭

由于全身循环衰竭,肾脏血流量减少,出现肾脏微血管栓塞,肾脏缺血引起肾组织损害,表现为少尿、无尿和尿毒症征象。一旦肾实质受损,可致肾衰竭。严重病例会并发多器官功能衰竭。

典型临床表现的 3 个阶段可能按顺序出现,但有时亦可不全部出现或按顺序出现,不典型者可仅有休克和凝血功能障碍。中孕引产或钳刮术中发生的羊水栓塞,可仅表现为一过性呼吸急促、烦躁、胸闷后出现阴道大量流血。有些产妇因病情较轻或处理及时可不出现明显的临床表现。

(四)治疗

临床一旦怀疑羊水栓塞,应立即抢救产妇。主要原则:高质量的心肺复苏,纠正呼吸循环衰竭、强心、抗休克、抗过敏,防治弥散性血管内凝血及肾衰竭,预防感染,病情稳定后立即终止妊娠。

(五)护理评估

1.健康史

评估发生羊水栓塞的各种诱因,如是否有胎膜早破或人工破膜、前置胎盘或胎盘早剥、宫缩过强或强直性宫缩、中期妊娠引产或钳刮术及羊膜腔穿刺术等病史。

2.身心状况

羊水栓塞患者处于不同临床阶段表现特点不同,常见患者破膜后,多于第一产程末、第二产程宫缩较强时或在胎儿娩出后的短时间内,突然出现烦躁不安、呛咳、气促、呼吸困难、发绀、面色苍白、四肢厥冷、吐泡沫痰、心率加快,并迅速出现循环衰竭,进入休克及昏迷状态;还可能表现有全身黏膜出血,消化道、阴道大出血且不凝,切口渗血不止等难以控制的出血倾向,继而出现少尿、无尿等肾衰竭表现。更有严重者没有先兆症状,只见产妇窒息样惊叫一声或打哈欠即进入昏迷状态,血压下降或消失。

3.相关检查

(1)身体检查:可以发现全身皮肤黏膜有出血点及瘀斑,切口渗血,心率增快,肺部可闻啰音等体征。

(2)实验室检查:痰液涂片可查到羊水内容物,腔静脉取血可查出羊水中的有形物质,弥散性血管内凝血各项血液检查指标呈阳性。

(3)心电图:提示右侧房室扩大。

(4)X 线床边摄片:约 90％的患者可见肺部双侧弥漫性点状、片状浸润影,沿肺门周围分布,伴轻度肺不张及心脏扩大。

(六)护理诊断

1.组织灌注量改变

组织灌注量改变与弥散性血管内凝血及失血有关。

2.气体交换受损

气体交换受损与肺血管阻力增加、肺动脉高压、肺水肿有关。

3.有胎儿窘迫的风险

胎儿窘迫与羊水栓塞、母体循环受阻有关。

(七)护理措施

1.急救护理

产妇取半卧位,加压给氧,必要时气管切开;立即停用缩宫素。

2.积极配合治疗

(1)抗过敏遵医嘱立即静脉注射地塞米松 20～40 mg,根据病情继续输液维持。

(2)解除肺动脉高压。①罂粟碱:解除肺动脉高压首选药物,30～90 mg 加入 10%葡萄糖注射液 20 mL,缓慢静脉注射。②阿托品:心率慢时用阿托品 1 mg 加入 5%葡萄糖注射液 10 mL中静脉注射,直至患者面色潮红缓解为止。③氨茶碱:氨茶碱 50 mg 加入 25%葡萄糖注射液20 mL缓慢静脉注射,松弛支气管及冠状动脉血管平滑肌。

(3)抗休克。①补充血容量:首选右旋糖酐静脉滴注,24 小时内输入 500～1 000 mL;或输入平衡液、新鲜血液。②纠正酸中毒:5%碳酸氢钠溶液 250 mL 静脉滴注。③抗心力衰竭:去乙酰毛花苷0.2～0.4 mg 加入 10%葡萄糖注射液 20 mL 缓慢静脉注射,必要时 1 小时后重复应用。④升压药物:多巴胺或间羟胺。

(4)防治弥散性血管内凝血:遵医嘱给予肝素、凝血因子、抗纤溶药物等。一旦确诊,尽早使用肝素,抑制弥散性血管内凝血,发病 10 分钟内使用效果更佳。

(5)防治肾衰竭:在血容量不足出现少尿时,用 20%甘露醇 250 mL 快速静脉滴注。

(6)预防感染:应用对肾脏毒性小的广谱抗生素,剂量要足,以控制感染。

(7)产科处理:原则上待病情好转后,去除病因,迅速结束分娩,以阻断羊水继续进入母体血液循环。第一产程发病者,考虑剖宫产术。第二产程发病者,抢救产妇的同时行阴道助产术,产后出现无法控制的大出血,在抢救休克的同时进行子宫全切术。钳刮术时发生羊水栓塞,应立即停止手术并积极进行抢救。

(蔚婷婷)

第九节　胎儿及其附属物异常的护理

一、胎儿窘迫

(一)定义

胎儿在宫内有缺氧征象危及胎儿健康和生命者,称为胎儿窘迫。胎儿窘迫主要发生在临产过程,以第一产程末及第二产程多见,也可以发生在妊娠后期。

(二)病因

1.母体血氧含量不足

如产妇患严重心肺疾病或心肺功能不全、妊娠期高血压疾病、高热、重度贫血、失血性休克、仰卧位低血压综合征等,均使母体血氧含量降低,影响对胎儿的供氧。导致胎儿缺氧的母体因素如下。

(1)微小动脉供血不足:如妊娠期高血压疾病等。

(2)红细胞携氧量不足:如重度贫血、一氧化碳中毒等。

(3)急性失血:如前置胎盘、胎盘早剥等。

(4)各种原因引起的休克与急性感染发热。

(5)子宫胎盘血运受阻:急产或不协调性子宫收缩乏力等,缩宫素使用不当引起过强宫缩;产程延长,特别是第二产程延长;子宫过度膨胀,如羊水过多和多胎妊娠;胎膜早破等。

2.胎盘

脐带和胎盘是母体与胎儿间氧及营养物质的输送传递通道,其功能障碍必然影响胎儿获得所需氧及营养物质。常见胎盘功能低下:妊娠期高血压疾病、慢性肾炎、过期妊娠、胎盘发育障碍(过小或过大)、胎盘形状异常(膜状胎盘、轮廓胎盘等)和胎盘感染、胎盘早剥等。常见有脐带血运受阻:脐带脱垂、脐带绕颈、脐带打结引起母儿间循环受阻。

3.胎儿因素

严重的心血管疾病、呼吸系统疾病、胎儿畸形、母儿血型不合,胎儿宫内感染、颅内出血、颅脑损伤等。

(三)临床表现

根据胎儿窘迫发生速度可分为慢性胎儿窘迫及急性胎儿窘迫两类。

1.慢性胎儿窘迫

慢性胎儿窘迫多发生在妊娠末期,往往延续至临产并加重。其原因多因孕妇全身性疾病或妊娠期疾病引起胎盘功能不全或胎儿因素所致。临床上除可发现母体存在引起胎盘供血不足的疾病外,还发生胎儿宫内生长受限。孕妇体重、宫高、腹围持续不长或增长很慢。

2.急性胎儿窘迫

急性胎儿窘迫主要发生在分娩期,多因脐带因素(如脐带脱垂、脐带绕颈、脐带打结)、胎盘早剥、宫缩强且持续时间长及低血压、休克引起。

(四)治疗

1.慢性胎儿窘迫

应针对病因处理,视孕周、有无胎儿畸形胎儿成熟度和窘迫的严重程度决定处理。

(1)定期做产前检查者估计胎儿情况尚可,应嘱孕妇取侧卧位减少下腔静脉受压,增加回心血流量,使胎盘灌注量增加,改善胎盘血供应,延长孕周数。每天吸氧提高母血氧分压,根据情况做无刺激胎心监护(NST)检查,每小时胎动计数。

(2)情况难以改善:接近足月妊娠估计在娩出后胎儿生存机会极大者,为减少宫缩对胎儿的影响,可考虑行剖宫产。如胎肺尚未成熟,可在分娩前48小时静脉注射地塞米松促进胎儿肺泡表面活性物质的合成,预防呼吸窘迫综合征的发生。如果孕周小,胎儿娩出后生存可能性小,将情况向家属说明,做到知情选择。

2.急性胎儿窘迫

(1)若宫内窘迫达严重阶段必须尽快结束分娩。其指征:①胎心率持续低于110次/分或高于180次/分,伴羊水Ⅱ~Ⅲ度污染;②羊水Ⅲ度污染,伴羊水过少;③持续胎心缓慢达100次/分以下;④胎心监护反复出现晚期减速或出现重度可变减速,胎心60次/分以下持续60秒以上;

⑤胎心图基线变异消失伴晚期减速。

(2)积极寻找原因并排除如心力衰竭、呼吸困难、贫血、脐带脱垂等。改变体位左侧或右侧卧位,以改变胎儿脐带的关系,增加子宫胎盘灌注量。①持续吸氧,提高母体血氧含量,以提高胎儿的氧分压。②宫颈尚未完全扩张,胎儿窘迫情况不严重,可吸氧、左侧卧位,观察 10 分钟,若胎心率变为正常,可继续观察。若因使用缩宫素宫缩过强造成胎心率异常减缓者,应立即停止滴注或用抑制宫缩的药物,继续观察是否能转为正常。若无显效,应行剖宫产术。施术前做好新生儿窒息的抢救准备。③宫口开全、胎先露已达坐骨棘平面以下 3 cm,在吸氧的同时尽快助产经阴道娩出胎儿。

(五)护理评估

1.健康史

了解孕妇的年龄、生育史、内科疾病史如高血压、慢性肾炎、心脏病等;本次妊娠经过,如妊娠期高血压疾病、胎膜早破、子宫过度膨胀(如羊水过多和多胎妊娠);分娩经过,如产程延长(特别是第二产程延长)、缩宫素使用不当。了解有无胎儿畸形、胎盘功能的情况。

2.身心状况

胎儿窘迫时,孕妇自感胎动增加或停止。在窘迫的早期可表现为胎动过频,>20 次/24 小时,如缺氧未纠正或加重则胎动转弱且次数减少,进而消失。胎儿轻微或慢性缺氧时,胎心率加快,>160 次/分;如长时间或严重缺氧,则会使胎心率减慢。胎心率若<100 次/分提示胎儿危险。胎儿窘迫时主要评估羊水量和性状。孕产妇夫妇因为胎儿的生命遭遇危险而产生焦虑,对需要手术结束分娩产生犹豫、无助感。对于胎儿不幸死亡的孕产夫妇,感情上受到强烈的创伤,通常会经历否认愤怒、抑郁、接受的过程。

3.相关检查

(1)胎盘功能检查:出现胎儿窘迫的孕妇一般 24 小时尿 E_3 值急骤减少 $30\%\sim40\%$,或与妊娠末期连续多次测定 E_3 值在 10 mg/24 h 以下。

(2)胎心监测:胎动时胎心率加速不明显,基线变异率<3 次/分,出现晚期减速、变异减速等。

(3)胎儿头皮血血气分析:pH<7.20。

(六)护理诊断

1.有胎儿受伤的风险

胎儿受伤与胎儿宫内缺氧有关。

2.焦虑

焦虑与担心胎儿宫内安危有关。

3.预感性悲哀

预感性悲哀与胎儿可能宫内死亡有关。

(七)护理措施

1.一般护理

(1)立即改变体位,如侧卧、俯卧、直立、坐、站等。如胎膜早破先露部未衔接者应卧床,并适当垫高臀部。

(2)报告医师及给予吸氧,严密监测胎心变化,持续胎心监护。

2.专科护理

(1)急性胎儿窘迫的护理：①密切监测胎心率，如出现晚期减速，立即通知医师并吸氧、做好剖宫产准备。②因缩宫素使用不当，应遵医嘱立即停用。③宫口开大 3 cm 以上，可行人工破膜，观察羊水性状。④直肠指检或阴道检查有隐性脐带脱垂或脐带先露时，应立即协助医师在数分钟内结束分娩。⑤宫口开全估计可经阴道分娩，尽量缩短第二产程，做好新生儿窒息抢救准备。⑥胎盘娩出后，仔细检查胎盘、脐带是否异常。

(2)慢性胎儿窘迫的护理：①教会孕妇自数胎动，定时吸氧。②遵医嘱定时听胎心或行胎儿电子监护。③正确留取血尿标本，行胎盘功能检查。④协助医师积极治疗原发病或妊娠合并症。⑤遵医嘱做好剖宫产准备。⑥做好新生儿窒息抢救准备。

(3)纠正胎儿缺氧的护理。①吸氧：孕妇取左侧位，面罩间断吸氧，每次吸 30 分钟。②严密监测胎儿情况：胎心监护或每 10～15 分钟听胎心音 1 次，同时计数胎动，正常胎动次数每小时 3～5 次，12 小时在 30 次以上，若 12 小时低于 10 次，说明胎儿宫内缺氧，监测胎盘功能。③做好终止妊娠准备：经处理缺氧未改善者，及时做好阴道助产手术及剖宫产手术准备，立即结束分娩。同时做好新生儿窒息的抢救准备。

3.心理护理

(1)减轻焦虑：向孕产妇提供相关信息，耐心解释胎儿目前状况、产程进展、治疗措施、预期后果及需要孕妇的配合。

(2)提供心理支持：对胎儿不幸死亡的夫妇，护士及家人多陪伴他们，鼓励他们诉说悲伤，给予产妇精神安慰和细心照顾，帮助他们缓解心理压力，接受现实，尽快度过悲伤期，恢复正常工作和生活。

二、胎盘早剥

(一)定义

妊娠 20 周后或分娩期，正常位置的胎盘于胎儿娩出前，全部或部分从子宫壁剥离，称为胎盘早剥，是晚期妊娠严重的并发症之一。

(二)病因

病因尚不完全清楚，子痫前期是胎盘早剥的高危因素，子痫前期较正常妊娠增加 2～4 倍的风险。早发型子痫前期胎盘早剥发病率高达 22.9%。子痫前期患者缺乏正规产检；有子痫前期病史；中孕期、晚孕期流产、早产；胎儿生长受限是易发胎盘早剥的独立危险因素。

(三)临床表现

急性胎盘早剥的典型症状和体征为阴道出血、腹痛、宫缩、子宫硬度增加和压痛，以及胎心监护图形可能不良。阴道流血常为暗红色血液。子宫收缩是特征性的高频但低幅度(10 分钟内大于 5 次锯齿波模式)合并升高的宫压基线，但利用外置宫缩探头不可靠。如果胎膜破裂，有可能观察到血性羊水。

10%～20% 的胎盘早剥症状轻微。可能只表现为早产临产，少量阴道出血甚至没有阴道出血。出血量并不与母体出血程度紧密相关，不能用作评估足月前胎盘剥离严重程度的标志。应提高警惕，分析其相关合并症及并发症。一些胎盘早剥患者没有症状，如早发型子痫前期患者胎心监护异常可能是唯一提示，还有些妊娠期高血压疾病患者突然出现弥散性血管内凝血表现也应警惕胎盘早剥。胎心率异常常提示胎盘失血已经影响胎儿血流动力学，存在可能导致胎儿死亡的临床严重的早剥。

慢性胎盘早剥患者表现为相对较轻、慢性和间歇性的出血,并存在随时间或逐渐出现的临床表现,如羊水过少、胎儿生长受限及子痫前期。

(四)治疗

胎盘早剥的治疗以防治休克、及时终止妊娠、控制并发症为原则。胎盘早剥一旦发生,病情发展迅速,常出现休克,危及母儿生命,因此,应在防治休克的基础上尽快终止妊娠,目前多采取剖宫产术结束分娩;短时间内能经阴道分娩者,可考虑试产。产后易发生产后出血、弥散性血管内凝血、急性肾衰竭、新生儿窒息等并发症,应积极处理,避免对母儿造成严重的损害。

(五)护理评估

1.健康史

评估孕妇在妊娠晚期或临产时突然发生腹部剧痛,有急性贫血或休克现象应高度重视。还应结合以往妊娠期有无高血压疾病、慢性肾炎、仰卧位低血压综合征、胎盘早剥史及外伤史等,进行全面评估。

2.身心状况

除进行阴道流血的色、量评估外,应重点评估腹痛的程度、性质,孕妇的生命体征、一般情况,以及时正确地了解孕妇的身体状况。由于情况危急,孕妇和家属常常感到高度紧张和恐惧。

3.相关检查

产科检查可判定胎方位、胎心情况、宫高变化、腹部压痛范围和程度等;B型超声波检查可见胎盘后血肿,重型胎盘早剥时常伴胎心、胎动消失;实验室检查可了解产妇的贫血程度及凝血功能。

(六)护理诊断

1.恐惧

恐惧与胎盘早剥起病急、进展快,危及母儿生命有关。

2.胎儿有受伤的风险

胎盘剥离面积大可导致胎儿宫内窘迫、死产。

3.潜在并发症

产后出血、弥散性血管内凝血、急性肾衰竭。

(七)护理措施

1.一般护理

(1)绝对卧床休息,协助左侧卧位,提供一切生活护理。

(2)加强营养,纠正贫血。

(3)定期间断吸氧以改善胎儿宫内供氧。

(4)加强会阴护理。

(5)保持会阴部清洁卫生。

2.专科护理

(1)治疗要点纠正休克,及时终止妊娠,防治并发症。①纠正休克:对处于休克状态的危重患者,应吸氧、开放静脉通道,迅速补充血容量。②及时终止妊娠:确诊胎盘早剥后,无论剥离面积的大小,应及时终止妊娠。③终止妊娠的方式:根据孕妇病情轻重、胎儿宫内状况、产程进展、胎产式等决定终止妊娠的方式。阴道分娩:患者一般情况良好,出血少,宫口已扩张,估计短时间内能结束分娩者,可行人工破膜后经阴道分娩。剖宫产:适用于重型胎盘早剥、估计短时间内不能从阴道分娩、胎儿窘迫、产妇情况恶化者。

(2)急救护理:①确诊为胎盘早剥,立即做好阴道分娩或剖宫产手术的准备及抢救新生儿准备。②采取中凹卧位、给氧、保暖,迅速建立静脉通道,遵医嘱输血、输液、补充血容量,尽快维持生命体征的平稳。③为防止弥散性血管内凝血发生,遵医嘱及时输入足量新鲜血,补充血容量和凝血因子。④当出现少尿或无尿症状时,应考虑肾衰竭的可能。遵医嘱用呋塞米 20～40 mg 静脉推注,必要时重复使用。⑤分娩过程中及胎盘娩出后遵医嘱立即肌内注射宫缩剂,加强宫缩,防止产后出血。⑥胎死宫内或死产者遵医嘱给予退乳。

3.心理护理

建立良好的护患关系,允许孕产妇及家属表达心理感受,并给予心理支持。尤其是产妇因病情严重失去孩子,或产妇因产后出血各种处理无效而行子宫切除者,护士要多安慰,使其接受现实。

三、前置胎盘

(一)定义

妊娠时胎盘正常附着于子宫体部的后壁、前壁或侧壁。孕28周后胎盘附着于子宫下段,下缘达到或覆盖宫颈内口,位置低于胎先露部,称为前置胎盘。前置胎盘可致晚期大量出血而危及母儿生命。低置胎盘是指胎盘附着于子宫下段,胎盘边缘距子宫颈内口的距离<20 mm。

(二)病因

目前尚不清楚。既往前置胎盘史、既往剖宫产史、多胎妊娠、多产、高龄孕妇(>35 岁)、不孕治疗,以及多次流产史、宫腔手术史和母亲吸烟、吸毒均增加前置胎盘风险。

1.子宫内膜损伤

多次刮宫、多次分娩、产褥感染、子宫瘢痕等可损伤子宫内膜。或引起炎症或萎缩性病变,使子宫蜕膜血管缺陷。当受精卵着床时,因血液供给不足,为摄取足够营养而增大胎盘面积,伸展到子宫下段。前置胎盘患者中 85%～90% 为经产妇。瘢痕子宫妊娠后前置胎盘的发生率 5 倍于无瘢痕子宫。

2.胎盘异常

多胎妊娠时,胎盘面积较大而延伸至子宫下段,故前置胎盘的发生率较单胎妊娠高一倍;副胎盘亦可到达子宫下段或覆盖宫颈内口;膜状胎盘也可扩展至子宫下段,发生前置胎盘。

3.受精卵滋养层发育迟缓

受精卵到达宫腔时,滋养层尚未发育到能着床的阶段,继续下移,着床于子宫下段而形成前置胎盘。

(三)临床表现

主要临床表现是妊娠晚期无痛性反复性阴道流血,可伴有因出血多所致的相应症状。前置胎盘阴道流血往往发生在妊娠 32 周前,可反复发生,量逐渐增多,也可一次就发生大量出血。低置胎盘者阴道流血多发生在妊娠 36 周以后,出血量较少或中等。有不到 10% 的孕妇至足月仍无症状。

(四)治疗

前置胎盘的处理以止血、纠正贫血、预防感染为治疗原则。当妊娠周期不足 34 周,胎儿体质量＜2 000 g,阴道流血量不多,胎儿存活,胎儿一般情况良好时,适于采取期待疗法。当反复大量阴道流血甚至休克或胎儿窘迫甚至死亡时,需及时终止妊娠;如实施期待疗法过程中,病情稳定,胎龄达到 36 周,胎儿发育基本成熟,应考虑适时终止妊娠,以避免病情变化危及母儿生命。剖宫产术可以迅速结束分娩,对母儿比较安全,是目前处理前置胎盘的主要手段。

(五)护理评估

1.健康史

除了解个人健康史外还应该了解既往孕产史,注意本次妊娠经过中,特别是孕 28 周后是否有前置胎盘的症状及医疗处理情况。

2.身心状况

患者的生命体征、一般情况、出血量;孕妇及其家属的心理情绪。

3.相关检查

产科检查、超声波检查、阴道检查;产后检查胎盘和胎膜。

(六)护理诊断

1.潜在并发症

失血性休克。

2.胎儿有受伤的风险

胎儿受伤与出血导致胎盘供血不足有关。

3.有感染的风险

感染与大出血导致机体抵抗力下降及胎盘剥离面靠近子宫颈口,细菌易经阴道上行感染有关。

4.焦虑

焦虑与担心自身及胎儿的安危有关。

(七)护理措施

1.一般护理

期待疗法患者,应取左侧卧位,卧床休息,出血停止后方可轻微活动。减少刺激,禁止肛门检查、阴道检查及性生活,医务人员行腹部检查时动作应轻柔。进食富含蛋白质及铁质的食物,如动物肝脏、鸡蛋、绿叶蔬菜及豆类等。

2.专科护理

(1)期待疗法:①嘱孕妇绝对卧床休息,左侧卧位。②间断吸氧或需要时,每天 2 次,每次 30 分。③严密观察阴道出血情况,常规配血备用。④注意观察有无宫缩,如阴道出血增多或出现宫缩应立即通知医师。⑤指导正确计数胎动,必要时进行胎心监护。⑥指导孕妇进食高蛋白、富含维生素、富含铁及粗纤维食物。⑦禁止直肠指检,慎做阴道检查。⑧妊娠不能继续时遵医嘱给予地塞米松促胎肺成熟。

(2)休克患者:①立即开放静脉,遵医嘱输液或输血,给予止血药。②持续吸氧。

(3)严密监测血压、脉搏、呼吸及阴道出血量,记录 24 小时出入液量。

(4)严密监测胎儿宫内情况,必要时进行连续胎心监护,做好新生儿抢救准备。

(5)术前准备。

(6)预防感染:①严密观察与感染有关的体征,发现异常及时通知医师。②会阴护理,使用消毒卫生巾,勤换内衣裤。③遵医嘱使用抗生素,并观察药物疗效。④鼓励患者进食,注意摄入高蛋白食物。⑤产后鼓励产妇勤翻身、早下床活动。

(7)加强生活护理:①加强巡视,将呼叫器及生活用品置于患者伸手可及之处。②协助进食,提供吸管。③大小便后会阴护理。

(8)提供心理支持,做好解释、安抚工作。

四、胎膜早破

(一)定义

胎膜早破是指宫缩发动之前的胎膜破裂,又称临产前胎膜破裂。大部分发生在 37 周后,称足月前胎膜早破。中期妊娠胎膜早破是指在孕 16～26 周发生的足月前胎膜早破。

(二)病因

目前胎膜早破的病因尚不清楚,一般认为与以下因素有关。①生殖道病原微生物上行性感染;②羊膜腔压力增高;③胎膜受力不均;④宫颈病变;⑤创伤。

自发性胎膜破裂的机制尚不完全清楚。胎膜的强度和完整性取决于细胞外膜蛋白,包括胶原、纤连蛋白和层粘连蛋白。基质金属蛋白酶可以通过增加胶原降解而降低膜的强度。基质金属蛋白酶组织抑制剂通过与基质金属蛋白酶结合阻止蛋白水解,从而有助于维持膜的完整性。许多病理事件可破坏这一平衡,并启动一系列生化改变,最终导致胎膜早破。

(三)临床表现

孕妇突然有透明或淡黄色的液体从阴道"涌出",但也有许多女性诉间歇性的或持续少量阴道漏出液,或者只是阴道内或会阴处有湿润感。

直接观察到羊水自宫颈管流出,或者阴道后穹隆出现羊水池对于未足月胎膜早破来说具有诊断意义。如果没有直接观察到羊水,可通过按压妊娠女性宫底、嘱其做 Valsalva 动作或咳嗽,促使羊水从宫颈口流出。

(四)治疗

总体而言,对胎膜早破的处理已经从保守处理转为积极处理,准确评估孕周对处理至关重要。

1.足月胎膜早破

随着破膜时间延长,宫内感染的风险显著增加。无剖宫产指征者破膜后 2～12 小时积极引产可以显著缩短破膜至分娩的时间,并且显著降低绒毛膜羊膜炎及母体产褥感染的风险,而不增加剖宫产率和阴道助产率及其他不良妊娠结局的发生率。国内主要基于初产妇的回顾性研究结果显示延迟至破膜后 24 小时如果不临产再引产则显著增加新生儿感染率和剖宫产率。良好的规律宫缩引产至少 12～18 小时,如仍在潜伏期阶段才可考虑诊断引产失败行剖宫产分娩。破膜后 12 小时,给予抗生素预防感染。对于子宫颈条件成熟的足月胎膜早破孕妇,行缩宫素静脉滴注是首选的引产方法。对子宫颈条件不成熟同时无促宫颈成熟及阴道分娩禁忌证者,可应用前列腺素制剂以促进子宫颈成熟,但要注意预防感染,密切监测宫缩情况和胎儿情况。

2.足月前胎膜早破

足月前胎膜早破是胎膜早破的治疗难点,一方面要延长孕周减少新生儿因不成熟而产生的疾病与死亡;另一方面随着破膜后时间延长,上行性感染成为不可避免或原有的感染加重。发生严重感染并发症的危险性增加,同样可造成母儿预后不良。

（五）护理评估

1.健康史

详细询问孕产史,进食营养状况,有无妊娠晚期性交、阴道炎症等。

2.身心状况

孕妇诉大量液体自阴道流出,肛诊将胎先露上推见阴道流液量增加,护士应评估阴道流液量、颜色及性质,注意孕妇心理焦虑、情绪不安变化。

3.相关检查

产科检查有无头盆不称,阴道液 pH≥6.5 提示胎膜早破,羊膜镜检查看不到前羊膜囊,B 超显示羊水量减少。

（六）护理诊断

1.有感染的风险

感染与胎膜早破后,下生殖道病原微生物易于上行感染有关。

2.有胎儿受伤的风险

胎儿受伤与胎膜早破脐带容易脱垂、胎儿吸入感染羊水、早产儿肺部不成熟等有关。

3.处理能力缺陷

处理能力缺陷与胎膜早破为预防脐带脱垂孕妇需卧床有关。

4.焦虑

焦虑与担心胎儿的生命安全有关。

（七）护理措施

1.一般护理

嘱患者提早住院待产,应卧床休息,抬高臀部,保持外阴清洁,防止上行性感染。

2.治疗护理

（1）期待疗法:适当延长孕周,用于妊娠 28～35 周无感染患者。①绝对卧床:取左侧卧位,抬高臀部,防止脐带脱垂造成胎儿宫内窘迫。②应用宫缩抑制剂:常选用硫酸镁、利托君、沙丁胺醇等药物。③密切观察:观察产妇的体温、心率、宫缩、白细胞计数与胎心变化。④促胎肺成熟:妊娠<34 周,1 周内有可能分娩的孕妇,应用地塞米松 6 mg 肌内注射,1 次/12 小时,共 4 次。妊娠 32 周后选用单疗程治疗。⑤预防感染:保持外阴清洁,避免不必要的肛诊与阴道检查;破膜时间超过 12 小时以上者,应预防性使用抗生素。⑥脐带脱垂:若宫口开全,先露已达坐骨棘下,应立即协助接产;若宫口未开全,应立即让产妇取头低臀高位,做好剖宫产及抢救新生儿的准备。

（2）终止妊娠:孕 35 周,胎先露已衔接,胎肺成熟者,如未临产,无感染征象,待其自然分娩;若破膜超过 72 小时未临产,且宫颈成熟,应引产。如有胎位异常、头盆不称、胎儿窘迫等情况,行剖宫产结束分娩。

3.心理护理

多陪伴产妇,鼓励产妇说出心中的感受和焦虑,及时解答疑问,给予精神安慰,以减轻产妇紧张、恐惧心理,告知产妇及家属在分娩中可能发生的问题、处理措施和注意事项,取得他们的理解和配合。

（蔚婷婷）

第十节　产褥期疾病的护理

一、产褥感染

(一)定义

产褥感染是指分娩及产褥期内生殖道受病原体侵袭,引起局部或全身的感染。产褥感染是常见的产褥期并发症,其发病率为 6% 左右。

(二)病因

女性生殖道对细菌的侵入有一定的防御功能,其对入侵病原体的反应与病原体的种类、数量、毒力及机体的免疫力有关。妇女阴道有自净作用,羊水中含有抗菌物质。妊娠和正常分娩通常不会给产妇增加感染机会。只有在机体免疫力、细菌毒力和细菌数量三者之间的平衡失调,才会增加产褥感染的机会,导致感染发生。其发病可能和孕期卫生不良,胎膜早破,羊膜腔感染,产程较长,产科手术操作,产后出血,产妇体质虚弱、营养不良、严重贫血等因素有关。

(三)临床表现

1.急性外阴、阴道、宫颈、剖宫产伤口感染

会阴裂伤及后斜切开部位是会阴感染的最常见感染部位,会阴部可出现疼痛,局部伤口红肿,并有触痛和波动感,严重者伤口边缘可裂开,产妇活动受限。阴道裂伤处感染多继发于经产道手术助产或产程延长的病例,可出现阴道部疼痛,严重者可有畏寒、发热,阴道黏膜充血、水肿,甚至出现溃疡坏死。

2.子宫感染

产后子宫感染包括急性子宫内膜炎、子宫肌炎。子宫内膜是最常受累的部位。临床表现为产后 3～4 天开始出现低热、下腹疼痛及压痛,阴道分泌物增多且有异味。炎症若不能得到控制,病情加重出现寒战、高热、头痛、心率加快、白细胞增多等感染征象。子宫内膜炎由于内膜充血、坏死,阴道内有大量脓性分泌物,可伴有恶臭。

3.急性盆腔结缔组织炎和急性附件炎

感染沿淋巴管播散引起盆腔结缔组织炎和腹膜炎,可波及输卵管、卵巢,形成附件炎。如炎症未能得到有效控制,可继续沿阔韧带扩散,直达侧盆壁、髂窝、直肠阴道隔。患者可出现持续高热、寒战、腹痛、腹胀、肛门坠胀及里急后重感。检查下腹部有明显压痛、反跳痛及腹肌紧张等腹膜炎体征,宫旁组织增厚,有时可触及肿块,肠鸣音减弱或消失,严重者侵及整个盆腔形成"冰冻骨盆"。患者白细胞持续升高,中性粒细胞数明显增加。

4.急性盆腔腹膜炎及弥漫性腹膜炎

炎症扩散至子宫浆膜层,形成急性盆腔腹膜炎,继而发展为弥漫性腹膜炎,后者是产褥期感染中引起死亡的主要原因。弥漫性腹膜炎表现为全身重度中毒症状,体温稽留于 40 ℃,寒战、恶心、呕吐,全腹持续性疼痛,呼吸急促,脉搏细弱,腹胀、腹部膨隆,有压痛及反跳痛。产妇因产后腹壁松弛,腹肌紧张多不明显。腹膜炎性渗出及纤维素沉积可引起肠粘连,肠蠕动减弱甚至消失。若经积极抗感染等治疗,体温仍持续不退,腹部症状、体征无改善,有感染扩散或脓肿形成等

可能。常见脓肿包括膈下脓肿、肠曲间脓肿及子宫直肠窝脓肿。

5.血栓静脉炎

炎症向上蔓延可引起盆腔内血栓静脉炎,可累及子宫静脉、卵巢静脉、髂内静脉、阴道静脉,早期表现为下腹痛,然后向腹股沟放射。

6.脓毒血症和败血症

感染血栓脱落进入血液循环,可引起脓毒血症。若细菌大量进入血液循环并繁殖形成败血症,可危及生命。

(四)治疗

(1)支持治疗,加强营养,增强抵抗力。

(2)会阴伤口或腹部切开感染时,及时切开引流,可疑盆腔脓肿可经腹或后穹隆引流。

(3)B超发现胎盘胎膜残留的,给予抗炎的同时,加强子宫收缩,促进宫内组织物的排出,如残留物较大引起产后出血时,及时清宫。

(4)在未确定病原体时,选用广谱抗生素,然后根据血培养及药敏的结果,调整抗生素。

(五)护理评估

1.健康史

评估产褥感染的诱发因素,询问产妇的健康史,是否有贫血、营养不良或生殖道、泌尿道感染的病史,了解本次妊娠有无妊娠合并症与并发症、分娩时是否有胎膜早破、产程延长、手术助产、软产道损伤、产前出血、产后出血史及产妇的个人卫生习惯等。

2.身心状况

评估产妇全身状况、子宫复旧及伤口愈合情况。检查宫底高度、子宫软硬度、有无压痛及其疼痛程度,观察会阴部有无疼痛、局部红肿硬结及脓性分泌物,并观察恶露量、颜色、性状、气味等。用窥阴器检查阴道、宫颈及分泌物的情况,双合诊检查宫颈有无举痛、子宫一侧或双侧是否扪及包块。观察产妇的情绪与心理状态,是否存在心理沮丧、烦躁与焦虑情绪。

3.相关检查

(1)血液检查:检查白细胞计数增高,尤其是中性粒细胞计数升高明显;红细胞沉降率加快。

(2)细菌培养:通过宫腔分泌物、脓肿穿刺物、后穹隆穿刺物做细菌培养和药物敏感试验,确定病原体及敏感的抗生素。

(3)B超、CT及磁共振成像检查:对产褥感染形成的炎性包块、脓肿及静脉血栓作出定位及定性诊断。

(六)护理诊断

1.体温过高

体温过高与感染及机体抵抗力下降有关。

2.舒适改变

舒适改变与疼痛及恶露增多且有异味有关。

3.焦虑

焦虑与疾病导致恢复慢及担心自身健康有关。

(七)护理措施

1.一般护理

(1)保持病室安静、空气清新,做好宣教,使产妇了解产褥期自我护理知识,协助产妇做好清洁卫生。

(2)保证产妇充足休息和睡眠,鼓励多饮水,必要时静脉补液。

(3)对患者出现高热、疼痛、呕吐时按症状进行护理。

(4)采取半坐位。

(5)做好心理疏导,提供母婴接触的机会。

2.专科护理

(1)支持疗法:增加蛋白质的摄入,增强机体抵抗力,纠正贫血及电解质紊乱。

(2)清除宫腔残留物:在有效抗生素使用的基础上清除宫腔内残留胎盘、胎膜组织。产妇高热者,应待感染控制、体温下降后再清宫,术后取半卧位以利于引流。

(3)切开引流:若产妇会阴切口或腹部切口感染,应及时切开引流。盆腔脓肿者,可经腹或后穹隆切开引流。

(4)抗生素应用:按医嘱正确使用抗生素,维持血液的有效浓度并观察药物的不良反应。感染严重者,首选广谱高效抗生素并进行综合治疗,使用前需做药物敏感试验。

(5)其他:有血栓性静脉炎时,在应用大量抗生素的同时加用肝素,并口服双香豆素、双嘧达莫等药物,同时可用活血化瘀的中药治疗。若为中毒性休克、肾衰竭等,应积极抢救。

二、产褥中暑

(一)定义

产妇在高温闷热环境下体内积热不能及时散发,引起中枢性体温调节功能障碍的急性热病,表现为高热、水及电解质紊乱、循环衰竭和神经系统功能损害等而发生中暑表现者为产褥期中暑。本病起病急骤,发展迅速,处理不当会遗留严重的后遗症,甚至死亡。

(二)病因

产妇体内在妊娠期间潴留相当多的水分,在产褥期尤其是产褥早期,需要将这些多余的水分排出体外。部分进入体循环后通过肾脏排出,部分通过汗腺排出。此外,在产褥期体内代谢旺盛,必然产热,出汗是产妇散热的一种重要方式。因此,产妇在产后数天内都有多尿、多汗的表现。当外界气温超过 35 ℃时,机体靠汗液蒸发散热。而汗液蒸发需要空气流通才能实现。但旧风俗习惯怕产妇"受风"而要求关门闭窗,妇女在分娩后,即包头巾,身着长袖、长裤衣服,并全身覆以棉被,门窗紧闭,俗称"避风寒",以免以后留下风湿疾病,如时值夏日,高温季节,湿度大,而住房狭小,室内气温极高,则产妇体表汗液无由散发,体温急骤升高,体温调节中枢失控,心功能减退,心排血量减少,中心静脉压升高,汗腺功能衰竭,水和电解质紊乱,体温更进一步升高,而成为恶性循环。当人体处于超过散热机制能力的极度热负荷时,因体内热积蓄过度而引起高热,发生中暑。当体液高达 42 ℃以上时可使蛋白变性,时间一长病变常趋于不可逆性。高热可导致大脑和脊髓细胞死亡,继而出现脑水肿、脑出血、颅内压增高、昏迷等表现。即使经抢救存活,常留有神经系统的后遗症。

(三)临床表现

1.中暑先兆

表现为疲乏、四肢无力、头昏、头痛、恶心、胸闷、心悸、口渴、多汗。此时体温正常或低热。

2.轻度中暑

体温达 38.5 ℃以上,出现面色潮红、胸闷加重、脉搏增快、呼吸急促、出汗停止、皮肤干热、口渴、全身布满湿疹等症状。

3.重度中暑

体温继续上升达 40 ℃以上,有时高达 42 ℃,严重者甚至超越常规体温表的最高水平。高温持续不降呈稽留热型。皮肤温度极高,但干燥无汗。可出现剧烈头痛、恶心、呕吐、腹痛、腹泻、血压下降。继而谵妄、昏迷,抽搐。心率更快,脉搏细数,呼吸更急促,瞳孔缩小,瞳孔对光反射消失,膝跳反射减弱或消失。如不及时抢救,数小时即可因呼吸、循环衰竭死亡。即使幸存也常遗留中暑神经系统不可逆的后遗症。

(四)治疗

产褥期中暑的治疗原则是迅速降温,纠正水、电解质与酸碱平衡紊乱,积极防治休克。对于重度以上中暑,在给予物理降温的同时,应给予药物降温,对症治疗,并预防感染。

(五)护理评估

1.健康史

(1)一般情况:产妇的年龄、体重等。

(2)营养状况:初步评估营养状况、饮食习惯。

(3)既往史:孕产史,有无并发症及其他病史。

2.身体状况

(1)生命体征:监测体温、脉搏、呼吸、血压等。

(2)意识状态:有无烦躁不安、昏厥、昏迷、痉挛等中枢神经系统受损的症状。

(3)辅助检查:血常规、尿常规、肝肾功能、血生化、血气分析、心肌酶谱、CT 等检查。

(六)护理诊断

1.体温过高

体温过高与中暑高热有关。

2.体液不足

体液不足与中暑衰竭引起血容量不足有关。

3.有昏迷的危险

昏迷与中暑头部温度过高有关。

4.知识缺乏

产妇及家属观念陈旧。

5.活动无耐力

活动无耐力与疲乏和虚弱有关。

(七)护理措施

1.一般护理

(1)迅速置于低温、通风环境中,物理或药物降温,体温降至38 ℃即可暂停。

(2)停乳期间教会家属行人工喂养,情况平稳后恢复母乳喂养。

2.专科护理

(1)气道护理:①重度患者有时合并口鼻出血、呕血,立即经口气管插管,气囊内充入足量空气,防止呕吐物吸入引起窒息,必要时准备呼吸机治疗。②氧气吸入 4～5 L/min,避免吸入高浓度氧加重肺损伤。③每2小时向气管内滴入1次生理盐水与糜蛋白酶等组成的滴液5 mL,并翻身拍背、吸痰。若患者需吸痰时,动作应轻柔,避免损伤气道黏膜。

(2)其他护理:①重度患者可应用深静脉置管,建立良好的静脉通路,保证脱水剂、血小板、血浆、升压药物等静脉滴注通畅,按时完成每天补液量。②患者若有抽搐时置牙垫于上下齿之间防止舌咬伤,适当约束患者四肢,床加床挡以防坠床。③遵医嘱应用生理盐水200 mL膀胱冲洗必要时加抗生素,2次/天,防止尿液中的血凝块阻塞导尿管和预防尿路感染。

（刘　辉）

第七章

风湿免疫科护理

第一节　强直性脊柱炎的护理

一、概述

强直性脊柱炎(AS)是一种慢性进行性疾病,主要侵犯骶髂关节、脊柱骨突、脊柱旁软组织及外周关节,并可伴发关节外表现。严重者可发生脊柱畸形和关节强直。发病年龄通常在13～31岁,30岁以后及8岁以前发病者少见。

二、病因与发病机制

AS的病因未明。从流行病学调查发现,基因和环境因素在本病的发病中发挥作用。已证实,AS的发病和HLA-B27密切相关,并有明显家族发病倾向。

三、临床表现

本病的全身表现较轻微,少数重症者有发热、疲倦、消瘦、贫血或其他器官受累。

(一)疼痛

本病发病隐袭,患者逐渐出现腰背部或骶髂部疼痛和/或发僵,半夜痛醒,翻身困难,晨起或久坐后起立时腰部发僵明显,但活动后减轻。有的患者感臀部钝痛或骶髂部剧痛,偶尔向周边放射。咳嗽、打喷嚏、突然扭动腰部时,疼痛可加重。疾病早期疼痛多在一侧呈间断性,数月后疼痛多在双侧呈持续性。随病情由腰椎向胸颈部脊椎发展,则出现相应部位疼痛、活动受限或脊柱畸形。

(二)关节病变

24%～75%的AS患者在病初或病程中出现外周关节病变,以膝、髋、踝和肩关节居多,肘及手和足小关节偶有受累。非对称性、少数关节或单关节,及下肢大关节的关节炎为本病外周关节炎的特征。

(三)关节受累

髋关节受累占38%～66%,表现为局部疼痛,活动受限,屈曲挛缩及关节强直,其中大多数为双侧,而且94%的髋部症状起于发病后头5年内。发病年龄小,以外周关节起病者易发生髋关节病变。

(四)肌腱末端病

跖底筋膜炎、跟腱炎和其他部位的肌腱末端病在本病常见。肌腱末端病为本病的特征之一。

(五)视力障碍

1/4的患者在病程中发生眼色素膜炎,单侧或双侧交替,一般可自行缓解,反复发作可致视力障碍。

(六)神经系统

神经系统症状来自压迫性脊神经炎、坐骨神经痛、椎骨骨折或不全脱位以及马尾综合征,后者可引起阳痿、夜间尿失禁、膀胱和直肠感觉迟钝、踝反射消失。

(七)呼吸系统

极少数患者出现肺上叶纤维化。有时伴有空洞形成,而被认为是结核,也可因并发真菌感染而使病情加剧。

(八)心血管系统

主动脉根部局灶性中层坏死可引起主动脉环状扩张和主动脉瓣膜尖缩短变厚,从而导致主动脉瓣关闭不全。主动脉瓣闭锁不全及传导障碍见于3.5%～10%的患者。

(九)其他

AS可并发IgA肾病和淀粉样变性。

四、辅助检查

(一)体格检查

骶髂关节和椎旁肌肉压痛为本病早期的阳性体征。随病情进展可见腰椎前凸变平,脊柱各个方向活动受限,胸廓扩展范围缩小及颈椎后突。以下几种方法可用于检查骶髂关节压痛或脊柱病变进展情况。

1.枕壁试验

正常人在立正姿势双足跟紧贴墙根时,后枕部应贴近墙壁而无间隙。而颈僵直和/或胸椎段畸形后凸者,该间隙增大至几厘米以上,致使枕部不能贴壁。

2.胸廓扩展

在第4肋间隙水平测量深吸气和深呼气时胸廓扩展范围,两者之差的正常值不小于2.5 cm,而有肋骨和脊椎广泛受累者,则胸廓扩张减少。

3.肖伯(Schober)试验

于双髂后上棘连线中点上方垂直距离10 cm及下方5 cm处分别作出标记,然后嘱患者弯腰(保持双膝直立位)测量脊柱最大前屈度,正常移动增加距离在5 cm以上,脊柱受累者则增加距离少于4 cm。

4.骨盆按压

患者侧卧,从另一侧按压骨盆可引起骶髂关节疼痛。

5.帕特里克(Patrick)试验(下肢4字试验)

患者仰卧,一侧膝屈曲并将足跟放置到对侧伸直的膝上。检查者用一只手下压屈曲的膝(此时髋关节在屈曲、外展和外旋位),并用另一只手压对侧骨盆,可引出对侧骶髂关节疼痛则视为阳性。有膝或髋关节病变者也不能完成 4 字试验。

（二）影像学检查

（1）X 线表现具有诊断意义。AS 最早的变化发生在骶髂关节。该处的 X 线片显示软骨下骨缘模糊，骨质糜烂，关节间隙模糊，骨密度增高及关节融合。脊柱的 X 线片表现有椎体骨质疏松和方形变，椎小关节模糊，椎旁韧带钙化以及骨桥形成。晚期广泛而严重的骨化性骨桥表现称为竹节样脊柱。

（2）对于临床可疑而 X 线片尚未显示明确或 Ⅱ 级以上的双侧骶髂关节炎改变者，应该采用计算机断层（CT）检查。该技术的优点还在于假阳性少。但是，由于骶髂关节解剖学的上部为韧带，因其附着引起影像学上的关节间隙不规则和增宽，给判断带来困难。另外，类似于关节间隙狭窄和糜烂的骶髂关节髂骨部分的软骨下老化是一自然现象，不应该视为异常。

（3）MRI 技术对了解软骨病变优于 CT，但在判断骶髂关节炎时易出现假阳性结果，又因价格昂贵，目前不宜作为常规检查项目。

（三）实验室检查

（1）活动期患者可见血沉增快，C 反应蛋白增高及轻度贫血，类风湿因子阴性，免疫球蛋白轻度升高。

（2）虽然 AS 患者 HLA-B27 阳性率达 90％左右，但无诊断特异性，因为正常人也有 HLA-B27 阳性。HLA-B27 阴性患者只要临床表现和影像学检查符合诊断标准，也不能排除 AS 可能。

五、治疗原则

（一）非甾体抗炎药（简称抗炎药）

这一类药物可迅速改善患者腰背部疼痛和发僵，减轻关节肿胀和疼痛及增加活动范围，无论早期还是晚期，AS 患者治疗的首选药物都是非甾体抗炎药。

（二）柳氮磺吡啶

本品可改善 AS 的关节疼痛、肿胀和发僵，并可降低血清 IgA 水平及其他实验室活动性指标，特别适用于改善 AS 患者的外周关节炎，并对本病并发的前葡萄膜炎有预防复发和减轻病变的作用。磺胺过敏者禁用。

（三）氨甲蝶呤

活动性 AS 患者经柳氮磺吡啶和非甾体抗炎药治疗无效时，可采用氨甲蝶呤。

（四）糖皮质激素

少数病例即使应用大剂量抗炎药也不能控制症状，此时可应用甲泼尼龙 15mg/（kg·d）冲击治疗，连续 3 天，可暂时缓解疼痛。对其他治疗不能控制的下背痛，在 CT 指导下行皮质类固醇骶髂关节注射，部分患者可改善症状，疗效可持续 3 个月左右。

（五）其他药物及治疗

（1）一些男性难治性 AS 患者应用沙利度胺后，临床症状、血沉及 C 反应蛋白含量均明显改善。

（2）外科治疗。髋关节受累引起的关节间隙狭窄、强直和畸形，是本病致残的主要原因。为了改善患者的关节功能和生活质量，人工全髋关节置换术是最佳选择。置换术后绝大多数患者的关节痛得到控制，部分患者的功能恢复正常或接近正常，90％置入关节的寿命达 10 年以上。

六、护理问题

(一)疼痛

疼痛与疾病引起关节活动受限及畸形有关。

(二)有受伤的危险

受伤与疾病导致关节疼痛及活动受限有关。

(三)活动受限

活动受限与疾病导致关节强直,影响关节正常活动有关。

(四)知识缺乏

不了解疾病相关知识。

(五)焦虑

焦虑与疾病影响生活和工作有关。

七、护理措施

(一)一般护理

(1)遵医嘱给予非药物、药物或手术等综合治疗,缓解疼痛和发僵,控制或减轻炎症。

(2)巡视患者,及时满足其生活需要。

(3)与患者多交流,多安慰患者,使其接受现实,勇敢面对,积极配合治疗。通过非药物、药物和手术等综合治疗,缓解疼痛和发僵,控制或减轻炎症,保持良好的姿势,防止脊柱或关节变形,以及必要时矫正畸形关节,以达到改善和提高患者生活质量的目的。

(二)专科护理

(1)对患者及其家属进行疾病知识的教育是整个治疗计划中不可缺少的一部分,有助于患者主动参与治疗并与医师合作。长期计划还应包括患者的社会心理和康复的需要。

(2)劝导患者要谨慎而不间断地进行体育锻炼,以取得和维持脊柱关节的最好位置,增强椎旁肌肉和增加肺活量,其重要性不亚于药物治疗。

(3)站立时应尽量保持挺胸、收腹和双眼平视前方的姿势。坐位也应保持胸部直立。应睡硬板床,多取仰卧位,避免促进屈曲畸形的体位。枕头要矮,一旦出现上胸或颈椎受累应停用枕头。

(4)减少或避免引起持续性疼痛的体力活动。定期测量身高,保持身高记录是及时发现早期脊柱弯曲的一个好措施。

(5)对炎性关节疼痛或其他软组织疼痛选择必要的物理治疗。

(6)注意患者眼部卫生,及时清除异常分泌物,遵医嘱行滴眼液滴眼并给予局部和全身性的积极抗感染治疗。观察患者视力及视野有无损害。安全护理措施到位,防止患者跌倒。

(7)对行关节置换的患者做好术前术后护理。

(三)心理护理

多与患者交流,告知患者 AS 尚无根治方法,但是如能及时诊断及合理治疗,可以控制症状并改善预后,提高生活质量,因此要遵医嘱规律治疗。通过交流消除其焦虑心理,使其配合治疗。

(四)健康教育

(1)正确认识疾病,消除恐惧心理,保持乐观态度,配合治疗。

(2)若卧床不起,只能使病情进展加快,导致关节肢体废用和肌肉萎缩。因此要采取积极主动的锻炼态度,减轻脊柱及关节的畸形程度。

(3)活动原则:按计划逐渐增加活动量。服药后行屈膝、屈髋、转头和转体运动。以运动后疲劳疼痛在 2 小时后恢复为标准。疼痛时要卧床休息,行热敷,热水浴后可以减轻。在锻炼前先行按摩缓解椎旁肌肉,避免肌肉拉伤。锻炼同时可配合理疗和水疗。

(4)卧硬板床,低枕。避免长期弯腰活动,减少对脊柱的负重和创伤。体重过重者要减肥。

(5)加强营养,增加抵抗力。

(6)明白规律用药的意义,遵医嘱按时服药,不可擅自停药、减药、加药、改药。在医师和护士的指导下了解药物不良反应。定期监测血常规、肝肾功。

(7)学会自我认识疾病活动的征象,配合治疗。遵从医嘱,懂得长期随访的必要性。定期门诊复查。

(8)合并有色素膜炎患者,可局部使用肾上腺糖皮质激素。要经常冲洗眼中滞留的分泌物,保持结膜囊的清洁,避免遮盖,以免结膜囊内发生感染。

(9)预防肺部感染,由于胸廓扩展有限,故应每天行深呼吸及扩胸运动。卧床患者需加强翻身拍背,教会患者正确的咳嗽、咯痰方法。禁烟,保证室内通风,尽量少到公共场所。如发生感染,应积极治疗。

(赵丽丽)

第二节　类风湿关节炎的护理

一、概述

类风湿关节炎(RA)是以对称性、慢性、进行性多关节炎关为主要临床表现的自身免疫性疾病,多见于中年女性。

二、病因与发病机制

病因不清,可能与遗传因素、激素水平、环境因素(如潮湿及寒冷等)、EB 病毒感染有关,因而发病机制各不相同,骨关节的滑膜在病程中异常增生形成血管翳,对骨关节造成侵蚀性破坏,导致关节强直、畸形、功能丧失,从而导致残疾。

三、临床表现

(一)全身症状

低热,全身不适,乏力,偶有全身肌肉酸痛。体重下降和食欲减退也是常见症状。伴有贫血情况。

(二)关节表现

RA 以周围关节的对称性多关节炎为主要特征,双手近端指间关节、掌指关节、腕、膝、肘、踝、肩、趾等关节受累最为多见,颞颌关节亦可受累,张口、咀嚼食物时感觉疼痛。第一、二颈椎受累时可致颈前区疼痛,影响吞咽及呼吸。手腕屈肌腱鞘炎压迫手的正中神经时可造成患者拇、食、中指的一般感觉减退,患者感到麻木刺痛,临床上称为"腕管综合征"。关节炎表现为对称性、持续性肿胀、压痛,可伴有晨僵,20%～30%的患者有类风湿结节。最常见的关节畸形是掌指关节的半脱位,手指向尺侧偏斜和呈"天鹅颈"样及"纽扣花"样表现。重症患者关节呈纤维性或骨性强直,关节活动受限、畸形甚至完全丧失功能,生活不能自理,影响生活质量。

(三)关节外表现

除关节症状外,还可出现多脏器受累的全身症状。

1.血液学改变

小细胞低色素性贫血、缺铁性贫血、溶血性贫血等。

2.类风湿结节

浅表结节的好发部位在肘部、关节鹰嘴突、骶部,可发生一个或多个。深部结节也称为内脏结节,易发生在胸膜和心包膜的表面,以及肺或心脏的实质组织。

3.心脏

20%的患者伴发有心包炎,还可有心肌炎、心内膜炎。患者可有胸闷、心悸的症状。

4.肺脏

多见肺间质病变,肺功能检查发现异常,晚期胸片提示肺间质纤维化,胸膜受累出现胸腔积液。

5.肾脏

多在使用 NSAIDs、金制剂后出现肾小球肾炎、肾病综合征的表现。

6.神经系统

神经系统受损可累及中枢神经、周围神经、自主神经和肌肉。神经受压迫引起神经痛,知觉异常。正中、尺、后胫骨,桡神经后骨间肌支常受累,可出现腕管综合征症状。四肢的触觉、温觉、痛觉等感觉,以及四肢各关节的活动度发生改变。

四、辅助检查

(一)实验室检查

行血尿常规、血清免疫球蛋白、正色素性正细胞性贫血检查,多数活动期患者有轻至中度正色素性正细胞性贫血。血沉增快,C 反应蛋白增高,类风湿因子阳性对诊断具有一定价值,但没有特异性。类风湿因子阴性也不能说明就不是类风湿关节炎。血清免疫球蛋白 IgG、IgM、IgA 可升高,血清补体水平多数保持正常或轻度升高,其他如抗角质蛋白抗体(AKA)、抗核周因子(APF)和抗环瓜氨酸多肽(CCP)等自身抗体对类风湿关节炎有较高的诊断特异性,敏感性在30%～40%左右。

(二)关节液检查

目的为检查关节腔内积液的性质或用于抽液后进行关节腔内给药。RA 滑液检查呈半透明或不透明的黄色或黄绿色液体。内含白细胞和中性粒细胞,细菌培养阴性。

(三)X 线检查

为明确本病的诊断、病期和发展情况,在病初应摄双腕关节、手和/或双足的 X 线片,以及其他受累关节的 X 线片。RA 的 X 线片早期表现为关节周围软组织肿胀,关节附近轻度骨质疏松,关节间隙狭窄,关节破坏,关节脱位或融合。根据 X 线的改变将关节破坏程度分为四期。

(四)关节镜检查

关节镜检查可直接观察到关节内部的结构,滑膜、软骨的变化,既可明确诊断,也可进行治疗。

(五)病理检查

通过活检组织病理检查进行诊断及检查。

(六)CT 检查和磁共振成像检查

以求早期诊断。

五、治疗原则

(一)药物治疗方案

1.非甾体抗炎药(NSAIDs)

缓解疼痛,减轻症状。

2.糖皮质激素

控制炎症。

3.抗风湿药(DMARDs)

改善和延缓病情。

(二)物理治疗

常用的理疗和康复治疗,如红外线治疗、热水疗、石蜡疗法、冷热敷及关节按摩等。

(三)外科治疗

1.滑膜切除术

剥离血管翳,减轻肿痛,防止软骨破坏。

2.人工关节成形术或人工关节置换

矫正畸形,改善关节功能。

(四)其他治疗

生物制剂,如肿瘤坏死因子 α(TNF-α)抑制剂的疗效肯定,可阻止骨侵蚀进展。

六、护理问题

(一)疼痛

疼痛与疾病引起的炎性反应有关。

(二)生活自理能力缺陷

生活自理能力缺陷与关节活动受限,僵直畸形有关。

(三)有废用综合征的危险

废用综合征与关节骨质破坏有关。

(四)有感染的危险

感染与肺间质病变有关。

(五)有受伤的危险

受伤与骨质疏松有关。

(六)焦虑

焦虑与疾病有关。

（七）知识缺乏

缺乏疾病及保健知识。

七、护理措施

（一）一般护理

（1）对于关节活动受限，生活不能完全自理者，护士应经常巡视，做好生活护理，增加其舒适感，满足其生理需要。急性期关节肿痛明显且全身症状较重的患者应卧床休息。不宜睡软床垫，枕头不宜过高，应避免突然的移动和负重，肢体勿突然或过度用力，防止发生骨折。

（2）RA 患者关节及其周围血管、神经受侵犯，血管收缩缓慢且不充分，使皮温升降迟缓，应注意关节的保暖，避免潮湿寒冷加重关节症状。

（3）饮食上需注意营养丰富，以纠正贫血。以富含优质蛋白质（牛奶、鸡蛋、瘦肉等）、维生素和矿物质的食物为主，多吃蔬菜、水果等富含纤维素的食物，防止便秘，避免食用辛、辣、酸、硬、刺激性强的食物，以避免诱发或加重消化道症状。饮用药酒可起到活血化瘀、祛风散寒、疏通经络的作用。

（二）专科护理

（1）对于急性期关节肿痛明显的患者，嘱其卧床休息。不宜睡软床，卧硬板床，床垫薄厚适宜，加强翻身，预防压疮的发生。枕头不宜过高，急性期患者卧床可短期内（2～3 周）使用夹板制动，保持关节功能位。手掌心向上，可用甲板或辅助物支持和固定关节，减轻疼痛，双手掌可握小卷轴，维持指关节伸展。肩关节不能处于外旋位，双肩置枕头维持肩关节外展位，维持功能位。髋关节两侧放置靠垫，预防髋关节外旋。不要长期在膝下放置枕头。防止膝关节固定于屈曲位。平躺者小腿处垫枕头，以防止足下垂。

（2）缓解期鼓励患者进行功能锻炼，加强活动，主动或被动地进行肢体活动，如伸展运动等，但已有关节强直的情况下应禁止剧烈运动。培养患者的自理意识，逐步锻炼其生活自理能力，嘱患者参加更多的日常活动。在病情许可的情况下应注意关节的活动，如手指的抓捏练习，还应注意活动关节的方法，如织毛衣、下棋、玩魔方、摸高、伸腰、踢腿等。作业疗法包括职业技能训练、工艺品制作、日常生活活动训练。

（3）为减轻疼痛的症状，可给予肿痛关节按摩、热水疗。向理疗科和康复科的医师咨询，进行针对性地选择，如红外治疗仪、频仪等。另外可以进行泉水浴、石蜡疗法。评估患者关节疼痛的时间、部位、程度。在指导患者服药的同时，可进行冷热敷，进行关节周围皮肤和肌肉的按摩，增进血液循环，防止肌肉萎缩。加强保暖，分散对疼痛的注意力等以减轻疼痛。

（4）肺部护理。预防肺部感染，房间定时通风，适时增减衣服，少去公共场所，避免感冒。适当运动，如扩胸运动，增加肺活量。扩胸运动，拍背咯痰，防止感冒。

（5）关节处皮损及溃疡护理。加强换药，预防感染。平时涂润肤霜保护皮肤。

（6）外科手术治疗时，护士应做好术前和术后的护理，滑膜切除术剥离血管翳，可减轻疼痛、肿胀、防止软骨破坏，晚期病例行关节成形术或人工关节置换术，以减少疼痛，矫正畸形，改善关节功能。但术后仍需内科正规治疗。

（7）注意药物的不良反应，如胃肠道反应、肝肾功能的异常、白细胞及血小板的减少、药物变态反应。非甾体抗炎药可缓解关节症状，要控制病情发展应尽早应用改变病情的药物。中医中药也有效果，如服用雷公藤苷片。必要时可联合应用。

（8）可用外用药控制局部症状，涂扶他林乳剂和优迈霜。

（9）个体化方案治疗：糖皮质激素及免疫抑制剂，对于长时间使用激素的患者，应注意补钙。

（10）应用生物制剂可改善关节症状，注意有无变态反应发生，如皮肤瘙痒、皮疹、寒战、发冷甚至呼吸困难等严重变态反应。

（三）心理护理

关节疼痛、害怕残废或已经面对残废、生活不能自理、经济损失、社会关系改变、社交娱乐活动的停止等诸多因素不可避免地给类风湿关节炎患者带来了精神压力，他们渴望治疗，却又担心药物不良反应或对药物实际作用效果信心不足，这又加重了患者的心理负担。抑郁是类风湿关节炎患者中最常见的精神症状，严重的抑郁有碍疾病的恢复。因此，早诊断、早治疗对疗效及转归有重要影响。在积极合理的药物治疗的同时，还应注重类风湿关节炎患者的心理护理，使患者树立信心，积极配合治疗。对于急性期关节剧烈疼痛和伴有全身症状者，应嘱其卧床休息，并注意休息时的体位，尽量避免关节受压，保持关节处于功能位，防止关节畸形。在病情允许的情况下，进行被动和主动的关节活动度训练，防止肌萎缩。对缓解期患者，在不使患者感到疲劳的前提下，多进行肢体的运动锻炼，恢复体力，培养患者自理意识，并在物理康复科医师指导下进行治疗。通过护理活动与患者建立良好的护患关系，直到患者认同进行功能锻炼具有重要意义。总之，医患的相互配合、宣教、休息及物理治疗都很重要。加强功能锻炼，预防畸形发生，提高患者的工作能力和生活质量。

（四）健康教育

类风湿关节炎是一种慢性、对称性，多发性的自身免疫性疾病。早期关节肿痛，晚期强直、畸形和功能障碍。目前此病病因不清，尚不能完全治愈，有缓解与发作的特点。现在已有一些有效的治疗方法，约50％的患者可以自我照顾及从事工作。

（1）在护士指导下了解本疾病的内容、治疗、服药的注意事项、预防保健知识等。避免关于奇迹疗法的想法，坚定信心，坚持治疗。

（2）此病病程长，反复发作，加之关节疼痛、畸形、功能障碍，会给患者身心带来极大痛苦。此时患者更要有信心，与家人、医师护士、社会配合治疗，达到最佳疗效。

（3）鼓励自强，消除自卑依赖感，在允许的体能范围内，可以继续工作。

（4）要积极预防和治疗感染。

（5）避免各种诱因，如寒冷、潮湿、过度劳累及精神刺激。要适度做到"饮食有节，起居有常"。选择衣服的标准应该是舒适、轻巧和容易穿脱，用拉链和尼龙带，冬季衣服要暖、轻，鞋要轻便、柔软、硬底、软帮，鞋带宜用松紧带代替。关节疼痛时除服药外，可行热敷，局部按摩。但在热敷时避免与皮肤直接接触而造成损伤。

（6）坚持服药，不可擅自停药、改药、加减药。同时应了解药物不良反应。

（7）定期复查。

（8）活动与休息。运动和锻炼的目的在于掌握姿势，减轻疼痛，减少畸形的发生。原则为活动后2小时体力可以恢复。要循序渐进，计划可行。在急性期，炎症比较明显的时候卧床休息，轻度、适当的关节活动可以防止关节僵硬。炎症消退后，应进行积极的锻炼，以不产生疲劳为度，可以避免关节强直和肌肉的萎缩，对大多数患者而言，游泳、散步、拳操等是比较适合的运动方式。鼓励患者生活自理，适当做家务和锻炼身体，劳逸结合。睡硬板床。对少数患者应鼓励其拄棍行走，需要轮椅时鼓励患者自己推动轮椅。若患者工作和居住的地方潮湿，应积极创造条件加以改善,夏季用电扇和空调要适度适时。在工作中,应嘱患者向领导和同事讲清疾病,以求理解,鼓励患者自立自理。

(9)饮食与食疗,以富含优质蛋白质(牛奶、鸡蛋、瘦肉等)、维生素和矿物质的食物为主,常出现便秘的患者应多吃蔬菜、水果等富含纤维素的食物。避免食用辛、辣、酸、硬等刺激性强的食物,以避免诱发或加重消化道症状。饮用药酒可起到活血化瘀、祛风散寒、疏通经络的作用。

(赵丽丽)

第三节 银屑病关节炎的护理

一、概述

银屑病关节炎(PSA)是一种与银屑病相关的炎性关节病,病程迁延、易复发,晚期可关节强直,导致残疾。我国患病率约为 1.23‰,可发生于任何年龄,高峰年龄为 30～50 岁,无性别差异。

二、病因与发病机制

本病病因尚不清楚。

三、临床表现

(一)不对称性少关节炎型

不对称性少关节炎型占 70%,以手、足远端或近端指(趾)间关节为主,膝、踝、髋、腕关节亦可受累,分布不对称,因伴发远端和近端指(趾)间关节滑膜炎和腱鞘炎,受损指(趾)可呈现典型的腊肠指(趾)的形态,常伴有指(趾)甲病变。

(二)对称性多关节炎型

对称性多关节炎型占 15%,病变以近端指(趾)间关节为主,可累及远端指(趾)间关节及大关节,如腕、肘、膝和踝关节等。

(三)残毁性关节型

残毁性关节型约占 5%,是银屑病关节炎的严重类型。受累指、掌、跖骨可有骨溶解,关节可强直、畸形,常伴发热和骶髂关节炎。此型的皮肤银屑病常广泛而严重,为脓疱型或红皮病型。

(四)远端指间关节型

远端指间关节型占 5%～10%,病变累及远端指间关节,为典型的银屑病关节炎,通常与银屑病指甲病变相关。

(五)脊柱关节病型

脊柱关节病型约 5%为年龄大的男性,以脊柱和骶髂关节病变为主(常为单侧或节段性)。

(六)皮肤银屑病变

皮肤银屑病变好发于头皮及四肢伸侧,尤其好发于肘、膝部位,呈散在或泛发分布。表现为丘疹或斑块、圆形或不规则形。表面有丰富的银白色鳞屑,去除鳞屑后为发亮的薄膜,除去薄膜可见点状出血。该特征对银屑病具有诊断意义,存在银屑病是与其他炎性关节病的重要区别。

(七)指甲病变

指甲病变呈顶针样凹陷,或白甲。

(八)全身症状

少数有发热、体重减轻和贫血等。

(九)系统性损害

(1)眼部病变,如结膜炎、葡萄膜炎、虹膜炎和干燥性角膜炎等。

(2)主动脉瓣关闭不全,常见于疾病晚期。

(3)心脏肥大和传导阻滞等。

(4)肺部可见上肺纤维化。

(5)胃肠道可有炎性肠病。

四、辅助检查

(一)实验室检查

非特异性炎症性指标升高:血沉增快、γ 和 α_2 球蛋白升高,血清 IgG、IgA 升高,IgM 降低,可伴有慢性贫血,血尿酸升高,常与皮损严重程度相关。类风湿阴子(RF)多为阴性,约半数患者 HLA-B27 阳性,且与骶髂关节和脊柱受累显著相关。

(二)影像学检查

手和足的小关节呈骨性强直,指间关节破坏伴关节间隙增宽,末节指骨茎突有骨性增生及末节指骨吸收,兼有近端指骨破坏变尖和远端指骨骨性增生的改变,造成"带帽铅笔"样畸形。

五、治疗原则

(一)非甾体抗炎药

非甾体抗炎药可控制炎症,适用于轻、中度活动性关节炎者,具有抗炎、止痛、退热和消肿作用,但对皮损和关节破坏无效。

(二)抗风湿药物(DMARDs)

(1)氨甲蝶呤对皮损和关节炎均有效,可作为首选药。

(2)柳氮磺吡啶对外周关节炎有效。

(3)青霉胺口服适宜量,口服见效后可逐渐减至维持量。

(4)硫唑嘌呤对皮损也有效,按每天常用剂量服用,见效后给予维持量。

(5)环孢素对皮肤和关节型银屑病有效,美国食品和药品监督管理局(FDA)已将其用于重症银屑病治疗。

(6)来氟米特用于中、重度患者。

(三)抗 TNF-α 制剂

抗 TNF-α 制剂适用于中重度 PSA,对中轴关节炎、指或趾炎和附着点炎疗效确切。

(四)糖皮质激素

糖皮质激素用于病情严重和一般药物治疗不能控制者。为避免全身应用,少关节型 PSA 可行关节局部注射。

(五)手术治疗

手术治疗可以恢复关节功能。

六、护理问题

(一)疼痛

疼痛与疾病引起的关节肌肉炎性反应有关。

(二)皮肤黏膜受损

皮肤黏膜受损与疾病导致的皮疹有关。

(三)有失用综合征的危险

失用综合征与关节滑膜炎、腱鞘炎及骨溶解有关。

(四)有受伤的危险

受伤与疾病导致眼部病变有关。

(五)焦虑

焦虑与疾病影响生活和工作有关。

七、护理措施

(一)一般护理

(1)去除各种可能的诱发因素,如避免外伤和精神创伤、刺激、过度紧张等精神因素,保持良好的饮食习惯,忌食刺激性食物。

(2)加强身体锻炼,提高机体免疫力。

(3)生活规律,保持舒畅的心情。

(4)注意皮肤清洁卫生,防止银屑病复发感染。

(二)专科护理

(1)关节肌肉疼痛的护理:详见本章第二节类风湿关节炎患者的护理。

(2)皮肤及指甲护理:保证皮肤清洁,可涂抹凡士林,减少鳞屑脱落,防止皮肤破溃感染,保证甲剥离患者甲周局部清洁干燥,预防感染,勿磕碰,注意保暖。

(3)眼葡萄膜炎护理:眼部保持清洁,遵医嘱予诺氟沙星等眼药水滴眼,睡前可在眼睑外涂红霉素眼膏。

(赵丽丽)

第四节　系统性红斑狼疮的护理

一、概述

系统性红斑狼疮(systemic lupus erythematosus,SLE)是自身免疫介导的,以免疫性炎症为突出表现的弥漫性结缔组织病。血清中出现以抗核抗体为代表的多种自身抗体和多系统受累是SLE的两个主要临床特征。多数为慢性起病,病程迁延反复。死亡原因主要是感染、肾衰竭和中枢神经系统病变。SLE好发于生育年龄的女性,多见于 $15\sim45$ 岁的人群,女性与男性的比例为 $7/1\sim9/1$,患病率为 0.7‰。

二、病因与病理生理

遗传、感染、环境、性激素、药物等综合因素所致的免疫紊乱导致了 SLE 的发生。其基本病理改变是免疫复合物介导的血管炎。

三、临床表现

SLE 的临床表现复杂多样。多数呈隐匿起病，开始时仅累及 1~2 个系统，表现为轻度的关节炎、皮疹、隐匿性肾炎、血小板减少性紫癜等，部分患者长期稳定在亚临床状态或轻型狼疮，部分患者可由轻型突然变为重症狼疮，更多的则由轻型逐渐转变为多系统损害，也有一些患者一起病就累及多个系统，甚至表现为狼疮危象。SLE 的自然病程多表现为病情加重与缓解的交替。

（一）全身表现

患者常常出现发热，可能是 SLE 活动的表现，但应除外感染因素，尤其需要警惕在免疫抑制治疗中出现的发热。疲乏是 SLE 常见但容易被忽视的症状，常是狼疮活动的先兆。

（二）皮肤与黏膜

在鼻梁和双颧颊部呈蝶形分布的红斑是 SLE 特征性的改变，其他皮肤损害还有光敏感、脱发、手足掌面红斑、甲周红斑、盘状红斑、结节性红斑、脂膜炎、网状青斑、雷诺现象等。

（三）关节和肌肉

常出现对称性多关节疼痛、肿胀，通常不引起骨质破坏。SLE 可出现肌痛和肌无力，少数可有肌酶谱的增高。激素治疗中的 SLE 患者出现髋关节区域隐痛不适，需排除无菌性股骨头坏死。

（四）肾脏损害

肾脏损害又称狼疮性肾炎（lupus nephritis，LN），表现为蛋白尿、血尿、管型尿，乃至肾衰竭。50%~70% 的 SLE 病程中会出现临床肾脏受累，肾活检显示，几乎所有 SLE 均有肾脏病理学改变。LN 对 SLE 预后影响甚大，肾衰竭是 SLE 的主要死亡原因之一。病理分型对于评估预后和指导治疗有积极的意义，通常 I 型和 II 型的预后较好，IV 型和 VI 型预后较差。

（五）神经系统损害

神经系统损害又称神经精神狼疮。轻者仅有偏头痛、性格改变、记忆力减退或轻度认知障碍；重者可表现为脑血管意外、昏迷、癫痫持续等。中枢神经系统表现包括无菌性脑膜炎、脑血管病、脱髓鞘综合征、头痛、运动障碍、脊髓病、癫痫发作、急性精神错乱、焦虑、认知障碍、情绪失调、精神障碍，周围神经系统表现包括格林-巴利综合征、自主神经系统功能紊乱、单神经病变、重症肌无力、脑神经病变、神经丛病变、多发性神经病变等。存在一种或一种以上上述表现，并除外感染、药物等继发因素，结合影像学、脑脊液、脑电图等检查可诊断神经精神狼疮。

（六）血液系统表现

常见贫血、白细胞减少和/或血小板减少。贫血可能为慢性病贫血或肾性贫血。短期内出现的重度贫血常是自身免疫性溶血所致，多有网织红细胞升高，抗人球蛋白试验试验阳性。本病所致的白细胞减少，一般发生在治疗前或疾病复发时，多数对激素治疗敏感；而细胞毒药物所致的白细胞减少，其发生与用药有关，恢复也有一定规律。血小板减少与血清中存在抗血小板抗体、抗磷脂抗体以及骨髓巨核细胞成熟障碍有关。部分患者在起病初期或疾病活动期伴有淋巴结肿大和/或脾肿大。

（七）肺部表现

SLE 常出现胸膜炎，如合并胸腔积液，其性质为渗出液。SLE 所引起的肺脏间质性病变主要是急性和亚急性期的磨玻璃样改变和慢性期的纤维化，表现为活动后气促、干咳、低氧血症，肺功能检查常显示弥散功能下降。少数病情危重、伴有肺动脉高压或血管炎累及支气管黏膜者可出现咯血。SLE 合并弥漫性出血性肺泡炎病死率极高。SLE 还可出现肺动脉高压、肺梗死、肺萎缩综合征。后者表现为肺容积的缩小，横膈上抬，盘状肺不张，呼吸肌功能障碍，而无肺实质、肺血管的受累，也无全身性肌无力、肌炎、血管炎的表现。

（八）心脏表现

患者常出现心包炎，表现为心包积液，但少见心包填塞。可有心肌炎、心律失常，多数情况下 SLE 的心肌损害不太严重，但重症者可伴有心功能不全，为预后不良指征。

（九）消化系统表现

消化系统症状表现为恶心、呕吐、腹痛、腹泻或便秘，其中以腹泻较常见，可伴有蛋白丢失性肠炎，并引起低蛋白血症。活动期 SLE 可出现肠系膜血管炎，其表现类似急腹症，甚至被误诊为胃穿孔、肠梗阻而行手术探查。当 SLE 有明显的全身病情活动，有胃肠道症状和腹部阳性体征（反跳痛、压痛），在排除感染、电解质紊乱、药物、合并其他急腹症等继发性因素后，应考虑本病。

（十）其他

眼部受累包括结膜炎、葡萄膜炎、眼底改变、视神经病变等。眼底改变包括出血、视盘水肿、视网膜渗出等，视神经病变可以导致突然失明。SLE 常伴有继发性干燥综合征，有外分泌腺受累，表现为口干、眼干，常有血清抗 SSB、抗 SSA 抗体阳性。

四、辅助检查

（一）免疫学异常

（1）抗核抗体谱（ANAs）免疫荧光抗核抗体（IFANA）是 SLE 的筛选检查。对 SLE 诊断的敏感性为 95%，特异性相对较低，为 65%。除 SLE 之外，其他结缔组织病的血清中也常存在 ANA，一些慢性感染也可出现低滴度的 ANA。ANAs 包括一系列针对细胞核中抗原成分的自身抗体。其中，抗双链脱氧核糖核酸（ds-DNA）抗体对 SLE 的特异性为 95%，敏感性为 70%，它与疾病活动性及预后有关。抗 Sm 抗体的特异性高达 99%，但敏感性仅为 25%，该抗体的存在与疾病活动性无明显关系。抗核糖体 P 蛋白抗体与 SLE 的精神症状有关；抗单链 DNA、抗组蛋白、抗 u1 核糖核蛋白（u1RNP）、抗 SSA 抗体和抗 SSB 抗体等也可出现于 SLE 的血清中，但其诊断特异性低，因为这些抗体也见于其他自身免疫性疾病。抗 SSB 与继发干燥综合征有关。

（2）与抗磷脂抗体综合征有关的抗磷脂抗体（包括抗心磷脂抗体和狼疮抗凝物）；与溶血性贫血有关的抗红细胞抗体；与血小板减少有关的抗血小板抗体；与神经精神性狼疮有关的抗神经元抗体。

（3）血清类风湿因子阳性，高 γ 球蛋白血症和低补体血症。

（二）肾活检

LN 的肾脏免疫荧光多呈现多种免疫球蛋白和补体成分沉积，被称为"满堂亮"。

（三）腰穿

中枢神经受累时常有脑脊液压力增高、蛋白和白细胞增多。

(四)X 线表现

(1)胸膜增厚或胸腔积液。

(2)斑点或片状浸润性阴影,阴影呈游走性。

(3)双中下肺网状结节状阴影,晚期出现蜂窝状。

(4)肺水肿。

(5)心影增大。

(五)CT 表现

肺纹理增粗,肺门周围的片状阴影,表现为间质性或肺泡性肺水肿、肺出血等。

(六)超声心动

超声心动用于诊断心脏瓣膜病变、心包积液、肺动脉高压等。

(七)SLE 的免疫病理学检查

皮肤狼疮带试验表现为皮肤的表真皮交界处有免疫球蛋白(IgG、IgM、IgA 等)和补体(C_{3c}、C_{1q} 等)沉积,对 SLE 具有一定的特异性。

五、治疗原则

SLE 是一种高度异质性的疾病,临床医师应根据病情的轻重程度,掌握好治疗的风险与效益之比。既要清楚药物的毒副反应,又要明白药物给患者带来的生机。SLE 活动性和病情轻重程度的评估是治疗方案拟订的先决条件。常需要有经验的专科医师参与和多学科的通力协作。

(一)轻型 SLE 的药物治疗

患者虽有疾病活动,但症状轻微,仅表现光过敏、皮疹、关节炎或轻度浆膜炎,而无明显内脏损害。药物治疗方法如下。

1.NSAIDs

NSAIDs 可用于控制关节炎。用药过程中应注意消化道溃疡、出血、肾、肝功能等方面的不良反应。

2.抗疟药

抗疟药可控制皮疹和减轻光敏感,常用氯喹 0.25 g,每天 1 次,或羟氯喹 200 mg,每天 1~2 次。主要不良反应是眼底病变,用药超过 6 个月者,可停药 1 个月,有视力明显下降者,应检查眼底,明确原因。有心脏病史者,特别是心动过缓或有传导阻滞者禁用抗疟药。

3.激素治疗

可短期局部应用激素治疗皮疹,但脸部应尽量避免使用强效激素类外用药,一旦使用,不应超过 1 周。小剂量激素(强的松≤10 mg,每天一次)可减轻症状。

注意事项:权衡利弊,必要时可用硫唑嘌呤、氨甲蝶呤或环磷酰胺等免疫抑制剂,应注意轻型 SLE 可因过敏、感染、妊娠生育、环境变化等因素而加重,甚至发生狼疮危象。

(二)重型 SLE 的治疗

治疗主要分两个阶段,即诱导缓解和巩固治疗。诱导缓解的目的在于迅速控制病情,阻止或逆转内脏损害,力求疾病完全缓解(包括血清学指标、症状和受损器官的功能恢复),但应注意过分免疫抑制诱发的并发症,尤其是感染、性腺抑制等。目前,多数患者的诱导缓解期需要半年至 1 年以上才能达到缓解,不可急于求成。

1.糖皮质激素

糖皮质激素具有强大的抗炎作用和免疫抑制作用,是治疗 SLE 的基础药。糖皮质激素对免疫细胞的许多功能及免疫反应的多个环节均有抑制作用,尤以对细胞免疫的抑制作用为突出,在大剂量时还能够明显抑制体液免疫,使抗体生成减少,超大剂量则可有直接的淋巴细胞溶解作用。重型 SLE 的激素标准剂量是强的松 1 mg/(kg·d),通常晨起服用 1 次,高热者可分次服用,病情稳定后 2 周或疗程 8 周内,开始以每 1～2 周减 10% 的速度缓慢减量,减至强的松 0.5 mg/(kg·d)后,减药速度按病情适当调慢。如果病情允许,维持治疗的激素剂量应尽量小于每天 10 mg。在减药过程中,如果病情不稳定,可暂时维持原剂量不变或酌情增加剂量,或是加用免疫抑制剂联合治疗。可选用的免疫抑制剂如环磷酰胺、硫唑嘌呤、氨甲蝶呤等,可联合应用以便更快地诱导病情缓解和巩固疗效,并避免长期使用较大剂量激素导致的严重不良反应。对有重要脏器受累,乃至出现狼疮危象的患者,可以使用较大剂量[强的松≥2 mg/(kg·d)]甚至甲泼尼龙(MP)冲击治疗,甲泼尼龙可用至 500～1 000 mg,每天 1 次,加入 5% 葡萄糖 250 mL,缓慢静脉滴注 1～2 小时,连续 3 天为 1 疗程,疗程间隔期为 5～30 天,间隔期和冲击后需口服强的松 0.5～1 mg/(kg·d),疗程和间隔期长短视具体病情而定。甲泼尼龙冲击疗法对狼疮危象常具有立竿见影的效果,疗程多少和间隔期长短应视病情而异。MP 冲击疗法只能解决急性期的症状,疗效不能持久,必须与环磷酰胺冲击疗法配合使用,否则病情容易反复。需强调的是,在大剂量冲击治疗前或治疗中,应密切观察有无感染发生,如有感染,应及时给予相应的抗感染治疗。

激素的不良反应除感染外,还包括高血压、高血糖、高血脂、低钾血症、骨质疏松、无菌性骨坏死、白内障、体重增加、水钠潴留等。治疗开始时,应记录血压、血糖、血钾、血脂、骨密度、胸片等作为评估基线,并定期随访。应指出对重症 SLE 患者,尤其是在危及生命的情况下,股骨头无菌性坏死并非是使用大剂量激素的绝对禁忌。大剂量 MP 冲击疗法常见的不良反应包括脸红、失眠、头痛、乏力、血压升高、短暂的血糖升高;严重不良反应包括感染、上消化道大出血、水钠潴留、诱发高血压危象、诱发癫痫大发作、精神症状、心律失常,有因注射速度过快导致突然死亡的报道,所以 MP 冲击治疗应强调缓慢静脉滴注 60 分钟以上,用药前需注意水-电解质和酸碱平衡。

2.环磷酰胺(CTX)

CTX 是主要作用于 S 期的细胞周期特异性烷化剂,通过影响 DNA 合成发挥细胞毒作用。其对体液免疫的抑制作用较强,能抑制 B 细胞增殖和抗体生成,且抑制作用较持久,是治疗重症 SLE 的有效的药物之一,尤其是在狼疮性肾炎和血管炎的患者中,环磷酰胺与激素联合治疗能有效地诱导疾病缓解,阻止和逆转病变的发展,改善远期预后。目前普遍采用的标准环磷酰胺冲击疗法是 0.5～1.0 g/m² 体表面积,加入生理盐水 250 mL,静脉滴注,每 3～4 周 1 次,个别难治、危重患者可缩短冲击间期。白细胞计数对指导环磷酰胺治疗有重要意义,治疗中应注意避免白细胞过低,一般要求白细胞低谷不小于 3.0×10⁹/L。环磷酰胺冲击治疗对白细胞影响有一定规律,一次大剂量环磷酰胺进入体内,第 3 天左右白细胞开始下降,7～14 天至低谷,之后白细胞逐渐上升,至 21 天左右恢复正常。对于间隔期少于 3 周者,应更密切注意血象监测。大剂量冲击前需查血常规。

除白细胞减少和诱发感染外,环磷酰胺冲击治疗的不良反应还包括性腺抑制(尤其是女性的卵巢功能衰竭)、胃肠道反应、脱发、肝功能损害,少见远期致癌作用(主要是淋巴瘤等血液系统肿瘤)、出血性膀胱炎、膀胱纤维化和长期口服而导致的膀胱癌。

3.硫唑嘌呤

硫唑嘌呤为嘌呤类似物,可通过抑制 DNA 合成发挥淋巴细胞的细胞毒作用。疗效不及环磷酰胺冲击疗法,控制肾脏和神经系统病变效果较差,而对浆膜炎、血液系统、皮疹等的治疗效果较好。硫唑嘌呤的用法为 $1\sim2.5$ mg/(kg·d),常用剂量为 $50\sim100$ mg,每天 1 次。不良反应包括骨髓抑制、胃肠道反应、肝功能损害等。少数对硫唑嘌呤极敏感者,用药短期就可出现严重脱发和造血危象,引起严重粒细胞和血小板缺乏症,轻者血象多在停药后 $2\sim3$ 周恢复正常,重者则需按粒细胞缺乏或急性再障处理,以后不宜再用。

4.氨甲蝶呤(MTX)

MTX 为二氢叶酸还原酶拮抗剂,通过抑制核酸的合成发挥细胞毒作用。疗效不及环磷酰胺冲击疗法,但长期用药耐受性较佳。剂量为 $10\sim15$ mg,每周 1 次,或依据病情适当加大剂量。主要用于关节炎、肌炎、浆膜炎和皮肤损害为主的 SLE。其不良反应有胃肠道反应、口腔黏膜糜烂、肝功能损害、骨髓抑制,偶见氨甲蝶呤导致的肺炎和肺纤维化。

5.环孢素

环孢素可特异性抑制 T 淋巴细胞 IL-2 的产生,发挥选择性的细胞免疫抑制作用,是一种非细胞毒性的免疫抑制剂。对狼疮性肾炎(特别是 V 型)有效,环孢素剂量为 $3\sim5$ mg/(kg·d),分两次口服。用药期间注意肝、肾功能及高血压、高尿酸血症、高血钾等,有条件者应测血药浓度,调整剂量,血肌酐较用药前升高 30% 时需要减药或停药。环孢素对 LN 的总体疗效不如环磷酰胺冲击疗法,且价格昂贵,毒副作用较大,停药后病情容易反跳。

6.霉酚酸酯

霉酚酸酯为次黄嘌呤单核苷酸脱氢酶抑制剂,可抑制嘌呤从头合成途径,从而抑制淋巴细胞活化。治疗狼疮性肾炎有效,能够有效地控制 IV 型 LN。剂量为 $10\sim30$ mg/(kg·d),分两次口服。

(三)狼疮危象的治疗

治疗目的在于挽救生命、保护受累脏器、防止后遗症。通常需要大剂量甲泼尼龙冲击治疗,针对受累脏器的对症治疗和支持治疗,以帮助患者度过危象。后继的治疗可按照重型 SLE 的治疗原则,继续诱导缓解和维持巩固治疗。

1.急进性肾小球肾炎

急进性肾小球肾炎表现为急性进行性少尿、浮肿、蛋白尿/血尿、低蛋白血症、贫血、肾功能进行性下降、血压增高、高血钾、代谢性酸中毒等。B超常可见肾脏体积增大,肾脏病理往往呈新月体肾炎,多符合 WHO 的 IV 型 LN。治疗包括纠正水电解质酸碱平衡紊乱、纠正低蛋白血症、防治感染、纠正高血压、纠正心衰等,为保护重要脏器,必要时需要行透析支持治疗。为判断肾损害的急慢性指标,明确肾损病理类型,制定治疗方案和判断预后,应抓住时机肾穿。对明显活动、非纤维化/硬化等不可逆病变为主的患者,应积极使用激素[强的松≥2 mg/(kg·d)],或使用大剂量 MP 冲击疗法,同时每 2 周用环磷酰胺 $0.4\sim0.8$ g 行静脉冲击治疗。

2.神经精神狼疮

神经精神狼疮必须排除化脓性脑膜炎、结核性脑膜炎、隐球菌性脑膜炎、病毒性脑膜脑炎等中枢神经系统感染。弥漫性神经精神狼疮在基础药物的选择上强调对症治疗,包括抗精神病药物(与精神科医师配合)、癫痫大发作或癫痫持续状态时需积极行抗癫痫治疗,注意加强护理。抗心磷脂抗体(ACL)相关神经精神狼疮,应加用抗凝、抗血小板聚集药物。有全身血管炎表现的明显活动证据,应用大剂量 MP 冲击治疗。中枢狼疮,包括横贯性脊髓炎,在排除中枢神经系统感染的情况下,可试用地塞米松 10 mg,或地塞米松 10 mg 加 MTX 10 mg,鞘内注射,每周 1 次,共 2～3 次。

3.重症血小板减少性紫癜

血小板低于 $20×10^9/L$,有自发出血倾向,常规激素治疗无效[1 mg/(kg·d)],应加大激素用量至 2 mg/(kg·d)以上。还可静脉滴注长春新碱(VCR),每周 1 次,每次 1～2 mg,共注射3～6 次。静脉输注大剂量静脉注射用人免疫球蛋白(IVIG)对重症血小板减少性紫癜有效,可按0.4 g/(kg·d),静脉滴注,连续注射 3～5 天为一个疗程。IVIG 一方面对 SLE 本身具有免疫治疗作用,另一方面具有非特异性的抗感染作用,可以对大剂量甲泼尼龙和环磷酰胺的联合冲击治疗所致的免疫力挫伤起到一定的保护作用,能够明显提高各种狼疮危象治疗的成功率。无骨髓增生低下的重症血小板减少性紫癜还可试用其他免疫抑制剂,如环磷酰胺、环孢素等。其他药物包括达那唑、三苯氧胺、维生素 C 等。内科保守治疗无效,可考虑脾切除。

4.弥漫性出血性肺泡炎和急性重症肺间质病变

部分弥漫性出血性肺泡炎的患者起病可无咯血,支气管镜有助于明确诊断。本病极易合并感染,常同时有大量蛋白尿,预后很差,迄今无治疗良策。SLE 累及肺脏时应提高警惕,结合SLE 病情系统评估、影像学、血气分析和纤维支气管镜等手段,以求早期发现、及时诊断。治疗包括氧疗(必要时机械通气)、控制感染和支持治疗。可试用大剂量 MP 冲击治疗,IVIG 和血浆置换。

5.严重的肠系膜血管炎

严重的肠系膜血管炎常需 2 mg/(kg·d)以上的激素剂量方能控制病情。应注意水电解质酸碱平衡,加强肠外营养支持,防治合并感染,避免不必要的手术探查。一旦并发肠坏死、穿孔、中毒性肠麻痹,应及时行手术治疗。

(四)特殊治疗

血浆置换等治疗不宜列入常规治疗,应视患者具体情况来选择应用。

六、护理问题

(一)体温过高

体温过高与原发病有关。

(二)皮肤黏膜受损

皮肤黏膜受损与狼疮导致的皮疹与血管炎有关。

(三)体液过多

体液过多与无菌性炎症引起的多浆膜腔积液有关。

(四)潜在并发症

(1)感染:与长期应用激素及白细胞减少有关。

(2)出血:与血小板低下有关。

(3)狼疮脑病:与原发病有关。

(4)排便异常:腹泻或肠梗阻。

(5)血栓:与原发病有关。

七、护理措施

（一）一般护理

保持病室温湿度,急性期嘱患者卧床休息,嘱患者进食高热量、高维生素、低盐、低蛋白的食物,准确记录24小时液体出入量,如肾脏受损时要注意低盐饮食,同时注意补钙。活动时注意勿发生碰撞,以防发生骨折。

（二）专科护理

1.全面护理

监测体温,并及时通知医师,必要时遵医嘱给予物理或药物降温,使体温下降,勤换被服,增加舒适感,多饮水,必要时补液,保证出入量平衡,满足生理需求。

2.注意休息

活动期患者应卧床休息,卧床期间要注意保持关节功能位,慢性期或病情稳定的患者可以适当活动或工作,并注意劳逸结合。对关节疼痛者,遵医嘱给予镇痛药及外涂药,给予心理安慰,协助患者摆放关节功能位,指导患者进行关节、肌肉的功能锻炼,协助患者做好生活护理。

3.皮肤受累的护理

（1）嘱患者避免日光照射,指导患者避免将皮肤暴露于阳光的方法,如避免在上午10点至下午3点阳光较强的时间外出,禁止日光浴,夏日外出需穿长袖长裤,打伞、戴遮阳镜和遮阳帽等,以免引起光过敏,使皮疹加重。不烫发,不使用碱性或其他有刺激性的物品洗脸,禁用碱性强的肥皂清洁皮肤,宜用偏酸或中性的肥皂,最好用温水洗脸。勿用各类化妆品。

（2）剪指甲不要过短,防止损伤指甲周围皮肤。

（3）注意个人卫生,特别是口腔、女性会阴部的清洁。因服用大量激素及免疫抑制剂,造成全身抵抗力下降,应注意预防各种感染。预防感冒,一旦发现感染灶,如疖肿,应立即积极治疗。保证顽固腹泻患者肛周皮肤的干燥清洁。

4.狼疮脑病的护理

评估狼疮脑病的程度,观察病情变化,遵医嘱给予脱水降颅压治疗,观察用药效果,对于躁动、抽搐患者,应注意安全防护,必要时给予约束,防止自伤、伤人行为,稳定患者及家属情绪,配合治疗及护理。

5.血液系统受累的护理

（1）白细胞下降的护理。监测血常规变化,注意个人饮食卫生,保证六洁,防止感染,必要时行保护性隔离,限制探视,以减少感染来源。

（2）血小板下降的护理。评估血小板降低的程度,遵医嘱给予卧床/绝对卧床,指导患者进行口腔、牙齿护理,观察有无出血倾向,避免外伤,遵医嘱给予成分输血。血小板低的患者易发生出血,应避免外伤,刷牙时用软毛牙刷,勿用手挖鼻腔。

（3）贫血的护理。评估贫血的程度,必要时遵医嘱给予吸氧,指导患者活动,防止因头晕出现跌倒等不良情况。遵医嘱给予成分输血,同时指导患者饮食,协助患者纠正贫血。

6.肺受累的护理

倾听患者主诉,给予氧气吸入,协助患者排痰,必要时给予雾化吸入,加强翻身拍背咳痰,预防肺部感染。遵医嘱给予抗感染治疗,协助医师对有胸腔积液的患者进行胸腔穿刺,指导并协助肺栓塞/肺动脉高压患者活动,警惕猝死。注重抗凝治疗的护理及观察,观察用药疗效。

7.心脏受累的护理

评估心脏病变程度,倾听患者主诉,注意控制高血压,给予吸氧,指导患者活动与休息,控制出入量,预防心衰的发生。

8.消化系统受累的护理

饮食以高蛋白,富含维生素,营养丰富,易消化为原则,避免刺激性食物。伴发肾功能损害者,宜采用低盐饮食,适当限水;尿毒症患者应限制蛋白质的摄入;心脏明显受累者,应采用低盐饮食;吞咽困难者采用鼻饲;消化功能障碍者应选用无渣饮食。必要时给予肠内或肠外营养以满足机体需要量。

9.肾脏受累的护理

评估患者水肿程度、部位、范围,以及皮肤状况。每天测量患者体重、腹围、肢围。严格记录24小时出入量,尿量少时应及时通知医师。对于使用利尿剂的患者,护士应监测患者血清电解质浓度。有腹水、肺水肿、胸腔积液、心包积液的患者应行半坐位或半卧位,以保证呼吸通畅。对于有下肢水肿的患者,应抬高下肢,以利于静脉回流。因肾脏损害而致水肿时,应限制盐及水的摄入,对于尿毒症患者,应限制其蛋白的摄入。护士应协助卧床的水肿患者及时更换体位,防止发生压疮。

(三)心理护理

目前还没有根治的办法,但恰当的治疗可以使大多数患者实现病情的完全缓解。强调早期诊断和早期治疗,以避免或延缓组织脏器的病理损害。多与患者交流,使患者了解本病的治疗原则、告知患者此病为慢性病,可迁延多年,在治疗护理下可控制病情发展,使其趋于痊愈。通过交流,消除其焦虑心理,其配合治疗。

(四)健康教育

(1)向患者宣教,使其正确认识疾病,消除其恐惧心理。嘱患者保持心情舒畅及乐观情绪,对疾病的治疗树立信心,积极配合,避免情绪波动及各种精神刺激。

(2)学会自我认识疾病活动的征象,同时注意药物的不良反应。长期服用大量激素及免疫抑制剂可造成血压高、糖尿病、骨质疏松、骨坏死、血象下降、结核复发、消化道出血、兴奋、失眠等,必要时随诊治疗。定期监测血常规、肝肾功。

(3)避免过度疲劳,应劳逸结合,坚持身体锻炼。

(4)遵医嘱服药,不可擅自停药、减量、加量,明白规律用药的意义。

(5)避免过多的紫外线暴露,外出使用防紫外线用品(防晒霜等)。

(6)定期复查,随时了解自己的疾病情况。配合治疗、遵从医嘱、定期随诊,懂得长期随访的必要性。

(7)女性患者要在医师指导下妊娠。

(赵丽丽)

第五节　成人斯蒂尔病的护理

一、概述

斯蒂尔病本是指系统性起病的幼年型慢性关节炎,但相似的疾病也可发生于成年人,称为成人斯蒂尔病(AOSD)。男女患病率相近,好发年龄为16~35岁,高龄发病亦可见到。

二、病因与发病机制

本病病因尚不清楚。

三、临床表现

(一)发热

发热是本病最常见、最早出现的症状。80%以上的患者呈典型的弛张热,通常于傍晚体温骤然升高,达39℃以上,伴或不伴寒战,但无需经退热处理,次日清晨体温可自行降至正常。通常体温高峰每天出现1次,少见每天2次者。

(二)皮疹

皮疹是本病的另一主要表现,约见于85%以上患者,典型皮疹为橘红色斑疹或斑丘疹,有时皮疹形态多变,可呈荨麻疹样皮疹。皮疹主要分布于躯干、四肢,也可见于面部。本病皮疹的特征是常与发热伴行,常在傍晚开始发热时出现,次日晨热退后皮疹亦消失。另一皮肤异常是由于衣服、被褥皱褶、搓抓等机械刺激或热水浴,使得相应部位皮肤呈弥漫红斑并伴有轻度瘙痒,这一现象即寇勃纳氏现象(Koebner),约见于1/3的患者。

(三)关节及肌肉

几乎100%患者有关节疼痛,关节炎在90%以上。最常累及膝、腕关节,其次为踝、肩、肘关节,近端指间关节、掌指关节及远端指间关节亦可受累。发病早期受累关节少,以后可增多呈多关节炎。肌肉疼痛常见,约占80%以上。多数患者发热时出现不同程度肌肉酸痛,部分患者出现肌无力及肌酶轻度增高。

(四)咽痛

多数患者在疾病早期有咽痛,有时存在于整个病程中,发热时咽痛出现或加重,退热后缓解。可有咽部充血,咽后壁淋巴滤泡增生及扁桃体肿大,咽拭子培养阴性,抗菌药治疗无效。

(五)其他临床表现

患者可出现周围淋巴结肿大、肝脾大、腹痛(少数似急腹症)、胸膜炎、心包积液、心肌炎、肺炎。较少见的有肾、中枢神经异常、周围神经损害。少数患者可出现急性呼吸衰竭、充血性心衰、心包填塞、缩窄性心包炎、弥散性血管内凝血(DIC)、严重贫血及坏死性淋巴结病。

四、辅助检查

(一)一般检查

(1)血常规:在疾病活动期,90%以上患者中性粒细胞增高,80%左右的患者血白细胞计数大于等于 $15×10^9/L$。约50%患者血小板计数升高,嗜酸粒细胞无改变。可合并正色素性正细胞性贫血。

(2)几乎100%患者血沉增快,部分患者肝酶轻度增高。

(3)血液细菌培养阴性。

(二)类风湿因子与抗体检查

类风湿因子和抗核抗体阴性,仅少数人可呈低滴度阳性。血补体水平正常或偏高。

(三)血清铁蛋白(serum ferritin,SF)检查

本病 SF 水平增高,且其水平与病情活动呈正相关。因此 SF 不仅有助于本病诊断,而且对判断病情及评价治疗效果有一定意义。

(四)积液检查

滑液和浆膜腔积液白细胞增高,呈炎性改变,其中以中性粒细胞增高为主。

(五)放射检查

关节炎患者可有关节周围软组织肿胀和关节骨端骨质疏松。随病情发展,可出现关节软骨破坏,关节间隙狭窄,这种改变最易在腕关节出现。软骨下骨也可破坏,最终可致关节僵直、畸形。

五、治疗原则

(一)非甾体抗炎药

控制发热及关节症状,大部分患者可达到长期缓解。

(二)糖皮质激素

糖皮质激素适用于使用非甾体抗炎药效果不佳者。

(三)抗风湿药物(DMARDs)

适用于激素不能控制发热或激素减量即复发者或关节炎表现明显者。

(四)植物制剂

部分植物制剂,如雷公藤苷、青藤碱、白芍总苷已在多种风湿性疾病治疗中应用。本病慢性期,以关节炎为主要表现时亦可使用。

(五)生物制剂

难治性患者可考虑使用生物制剂,如抗 TNF-α 阻断剂,白细胞介素 1(IL-1)拮抗剂。

六、护理问题

(一)体温过高

体温过高与原发病有关。

(二)疼痛

疼痛与疾病引起的炎性反应有关。

（三）皮肤完整性受损

皮肤完整性受损与疾病导致的皮疹有关。

（四）部分自理能力受限

部分自理能力受限与肌肉关节疼痛有关。

七、护理措施

（一）一般护理

（1）保持病区空气流通，经常通风换气，室温保持在 $18\sim20\ ℃$，相对湿度保持在 60%，室内床铺进行湿扫，防止尘土飞扬，室内每天用消毒剂擦拭地面、门窗、床旁桌、跨床桌、床架等设施，拖把、抹布固定专用，防止交叉感染。

（2）加强营养支持，给予高热量、高蛋白、高维生素、富有营养且易消化吸收的饮食。

（3）安慰患者，使用分散注意力的各种方式来缓解其疼痛。

（4）巡视患者，及时满足其生活需要。

（二）专科护理

（1）发热的护理。①监测高热患者体温，遵医嘱给予退热处理。对于给予物理降温、温水擦浴或使用药物降温者，应观察用药后的体温变化，注意有无大汗、虚脱发生。②宜大量饮水，以散热、利尿，并给予易消化的流质、半流质饮食。出汗多需要输液者，应做好有关护理。③持续高热并伴有全身中毒症状者，应给予口腔护理，预防口腔感染。应给予患者清洁皮肤，保持皮肤清洁干燥。

（2）疼痛的护理。①评估疼痛的部位、性质、强度、诱因、加重及缓解的因素。②减少引起疼痛的原因。③分散患者注意力。④促进患者舒适。⑤物理或药物止痛。⑥对患者进行健康教育，教会患者自我放松法。

（3）皮肤的护理。嘱患者切勿抓挠皮疹处，穿柔软棉制衣服，勤更换。

（4）用药过程中，应密切观察所用药物的不良反应，如定期观察血象、血沉、肝肾功能。

（三）心理护理

与患者多交流，向其介绍关于疾病的各种知识。此病为慢性病，可迁延多年，急性发作与缓解交替出现，此种疾病目前大部分结局良好，仅有少部分遗留关节畸形，在治疗护理下可控制病情发展，使其趋于稳定。通过交流消除患者焦虑情绪，使其积极配合治疗，树立战胜疾病的信心。

（四）健康教育

（1）保持心情舒畅及乐观情绪，对慢性疾病的治疗树立信心，积极配合，坚持各种治疗，避免情绪波动及各种精神刺激。

（2）保持规律的生活方式，患者要有充分的休息和睡眠时间，注意劳逸结合，休息时维持正常关节功能位置，以防发生关节的变形。热水浴、热敷可减轻关节疼痛。活动要以患者能承受为限度。坚持日常生活尽可能自理，经常进行关节功能锻炼，以保持关节原有的活动度及恢复体力，防止肌肉萎缩。

（3）应注意非甾体抗炎药物、激素类、免疫抑制剂类的不良反应。

（4）须强调指出的是，成人斯蒂尔病是一种排除性疾病，至今仍无特定的统一诊断标准，即使在确诊后，仍要在治疗、随访过程中随时调整药物，以改善预后。向患者讲解规律服药的重要性，遵医嘱服药，不要擅自减量、停药、加药，提高其依从性。要注意观察药物的不良反应，定期监测血常规、肝肾功。

（5）预防感冒及各种感染。

（6）本病为慢性疾病，饮食上应注意补充高蛋白、高维生素及营养丰富的食物。

（7）在确诊后，仍要在治疗、随访过程中随时调整治疗方案，并经常注意排除感染、肿瘤和其他疾病，从而修订诊断，改变治疗方案。向患者讲解出院后应定期门诊复查，随时了解病情变化情况。

（赵丽丽）

第八章

传染科护理

第一节　流行性感冒的护理

一、疾病概述

(一)概念和特点

流行性感冒简称流感,是由流感病毒引起的急性呼吸道传染病。临床主要表现为急起高热,全身酸痛、乏力,多伴相对较轻的呼吸道症状。该病潜伏期短,传染性强,传播迅速,最大特点是极易发生变异,尤其是甲型流感病毒。

流感病毒不耐热,对紫外线及常用消毒剂均敏感。对干燥及寒冷有相当耐受力,可在真空干燥或−20 ℃以下长期保存。

传染源主要是流感患者和隐性感染者,主要经飞沫传播,也可通过病毒污染的茶具、食具、毛巾等间接传播。人群普遍易感,感染后可产生一定免疫力。由于流感病毒不断发生变异,故易重新感染而反复发病。极易引起流行和大流行,流行情况与人口密集程度有关。

(二)发病机制与相关病理生理

病毒复制导致细胞病变是发病的主要机制,但很少发生病毒血症。当病毒侵袭全部呼吸道,导致流感病毒性肺炎。其病理特征为纤毛上皮细胞脱落,黏膜下有灶性出血、水肿和白细胞浸润。肺泡内有纤维蛋白与水肿液。肺泡出血,肺泡间质增厚,肺泡与肺泡管中可有透明膜形成。

(三)临床特点

1.单纯型流感

此型最常见。急起高热,头痛、肌痛、全身不适等。上呼吸道症状较轻或不明显,少数可有腹泻水样便,发热3天后消退。

2.肺炎型流感(流感病毒性肺炎)

年老体弱者、原有基础疾病或免疫受抑制患者感染流感,病情可迅速加重,出现高热、全身衰竭、烦躁不安、剧烈咳嗽、血性痰液、呼吸急促、发绀等一系列肺炎表现。

(四)辅助检查

1.血常规检查

白细胞计数正常或减少,分类正常或淋巴细胞相对增多,嗜酸性粒细胞消失。如继发细菌性感染,可有白细胞计数显著增多。

2.病原学检查

(1)鼻黏膜印片检查抗原或免疫荧光抗体技术检测病毒抗原。

(2)病毒分离。

(3)核酸检测。

3.血清学检查

取病后3天内和2周后双份血清做补体结合试验或血凝抑制试验,抗体滴度有4倍或以上升高者,可以确诊。

(五)治疗原则

(1)卧床休息和支持治疗。

(2)高热者可用解热镇痛药物,酌情选用安乃近、苯巴比妥等。

(3)抗病毒治疗应用金刚烷胺和甲基金刚烷胺,奥司他韦(达菲),可抑制病毒复制。

(4)积极防治继发性细菌感染。

二、护理评估

(一)流行病学史评估

评估是否为流感高发季节,发病前有无流感患者接触史;有无流感疫苗注射史。

(二)一般评估

1.生命体征

流感患者高热,体温可达39～40 ℃,伴畏寒;心率加快;呼吸加快;肺炎型流感可出现血压下降。

2.患者主诉

评估患者有无寒战、头痛、咽痛、全身酸痛、鼻塞、流涕、干咳、食欲减退等症状。

3.相关记录

记录生命体征、出入量、咳嗽、咳痰的情况、皮肤情况等。

(三)身体评估

1.头颈部

观察有无急性面容,典型流感可见结膜充血,咽喉红肿,肺炎性流感可见口唇发绀。

2.胸部

单纯型流感肺部可闻及干啰音。肺炎型流感肺部可闻及湿啰音,叩诊呈浊音。

3.腹部

患者可出现瑞氏综合征时可触及肝大,一般见于儿童。

(四)心理-社会评估

患者在疾病治疗过程中的心理反应与需求,对预防疾病相关知识的需求。

（五）辅助检查结果评估

1.血常规检查

白细胞计数有无减少,淋巴细胞有无相对增多,嗜酸性粒细胞有无消失。

2.病原学检查

咽拭子或痰液病毒分离是否阳性。

3.X线检查

X线检查有无肺部散在絮状阴影。

（六）常用药物治疗效果的评估

评估服用金刚烷胺有无中枢神经系统变态反应,例如头晕、嗜睡、失眠和共济失调等神经精神症状。

三、护理诊断/问题

（一）体温过高

体温过高与病毒感染有关。

（二）气体交换受损

气体交换受损与病毒性肺炎或合并细菌性肺炎有关。

（三）头痛

头痛与病毒感染有关。

四、护理措施

（一）隔离要求

流感流行时,按标准预防和呼吸道飞沫传播隔离患者。

（二）休息和活动

急性期应卧床休息,协助患者做好生活护理。

（三）营养与饮食

发热期应多饮水,给予易消化、营养丰富的富含维生素的流质或半流质饮食。伴呕吐或腹泻严重者,应适当增加静脉营养的供给。

（四）病情观察

观察患者的生命体征,有无高热不退、呼吸急促、发绀、血氧饱和度下降;观察有无咳嗽、咳痰,咳嗽的性质、时间、诱因、节律、音色;痰液的性状、量等。协助采集血液、痰液或呼吸道分泌物标本,以明确诊断或发现继发性细菌感染。

（五）对症护理

患者体温过高时,采取有效的降温措施;患者有咳嗽、咳痰、胸闷、气急、发绀等肺炎症状时,应协助其取半卧位,予以吸氧,必要时吸痰,并报告医师及时处理。必要时,予以呼吸机辅助呼吸。

（六）健康教育

(1)室内每天进行空气消毒或开窗通风换气,患者使用过的食具应煮沸,衣物、手帕等可用含氯消毒液消毒或阳光下曝晒 2 小时。房间用过氧乙酸熏蒸或其他方法终末消毒。

(2)预防流行性感冒:平时应注意锻炼身体,增强机体的抵抗力。流感流行季节要根据天气变化增减衣服。在流感流行时,应尽可能减少公众集会和集体娱乐活动,尤其是室内活动,以防止疫情扩散。房间要经常通风换气,保持清洁。接种疫苗是预防流感的基本措施,应在每年流感流行前的秋季进行,可获得 60%～90% 的保护效果。

(3)告诉患者如果出现下列任何一种情况,请速到医院就诊:①高热。②频繁的咳嗽、咳痰。③胸闷、呼吸急促。

五、护理效果评估

(1)患者咳嗽、咳痰症状好转。

(2)患者体温恢复正常。

(马征夏)

第二节　流行性脑脊髓膜炎的护理

一、概述

流行性脑脊髓膜炎是脑膜炎奈瑟菌引起的急性化脓性脑膜炎。带菌者和流行性脑脊髓膜炎患者是本病的主要传染源,本病隐性感染率高,感染后细菌寄生于人鼻咽部。病原菌主要经咳嗽、打喷嚏借飞沫由呼吸道直接传播。该病主要临床表现是突发高热、剧烈头痛、频繁呕吐,皮肤黏膜瘀点、瘀斑及脑膜刺激征,严重者可有败血症休克和脑实质损害,常可危及生命。部分患者暴发起病,可迅速死亡。早诊断,就地住院隔离治疗,密切监护,是治疗本病的基础。一旦高度怀疑,应尽早、足量应用细菌敏感并能够透过血-脑屏障的抗菌药物。

二、护理

(一)一般护理

(1)执行内科一般护理常规。

(2)休息与体位:绝对卧床休息,颅内高压的患者需抬高头部。呕吐取卧位,头偏向一侧,防止误吸。

(3)高热护理:以物理降温为主,药物降温为辅。

(4)皮肤护理:密切观察瘀点、瘀斑的部位、范围、程度、进展情况。注意保护瘀斑处皮肤,不使其破溃,其局部不宜穿刺,皮肤破溃发炎继发感染处要定期换药。

(二)隔离预防措施

在标准预防的基础上,执行飞沫和接触隔离。隔离至症状消失后 3 天,但不少于发病后7 天。

(三)饮食护理

遵医嘱给予高热量、高蛋白、高维生素、易消化的流质或半流质饮食,不能进食者给予鼻饲或静脉输液治疗。并做好留置胃管的护理。

（四）用药护理

（1）病原治疗：一旦高度怀疑流脑，遵嘱在 15～30 分钟给予抗菌治疗。应用抗生素过程中，观察药物疗效及变态反应。

（2）颅内高压患者应用甘露醇静脉滴注治疗应在 15～30 分钟滴入，观察呼吸、心率、血压、瞳孔的变化，颅内高压及脑膜刺激征表现有无改善，并详细记录 24 小时出入量。

（3）抗休克治疗：①扩充血容量及纠正酸中毒治疗，严格遵医嘱执行，掌握"先盐后糖、先快后慢"的原则；②在扩充血容量和纠正酸中毒基础上，使用血管活性药物，常用药物为山莨菪碱，用药过程中密切观察血压、面色及四肢温度等。

（4）抗弥散性血管内凝血治疗：遵医嘱尽早应用肝素，注意用药剂量、间隔时间，密切观察有无出血倾向。

（五）并发症护理

潜在并发症惊厥、脑疝及呼吸衰竭。当患者出现意识障碍、烦躁不安、剧烈头痛、喷射性呕吐、血压升高等征象时，提示颅内压增高。当患者出现呼吸频率和节律出现异常、瞳孔对光反射迟钝或消失、两侧瞳孔不等大等圆时，提示有脑疝发生。应及时通知医师，配合抢救。治疗护理操作集中进行，尽量减少搬动患者，避免惊厥发生。颅内压增高者行腰椎穿刺前应先脱水治疗，以免诱发脑疝，穿刺后去枕平卧 6 小时。

（六）病情观察

（1）密切观察患者的生命体征变化，高热采取物理降温及镇静剂，将体温控制在 38.5 ℃以下，防止惊厥的发生。

（2）密切观察患者中枢神经系统症状，如剧烈头痛、喷射性呕吐、烦躁不安及意识改变等。

（3）密切观察患者有无暴发型流脑的发生，该型流脑病情变化迅速，病势凶险，治疗不及时可于 24 小时危及生命。①休克型：表现急起寒战、高热、严重者体温不升、头痛、呕吐、瘀点、瘀斑、面色苍白、皮肤发花、四肢厥冷、脉搏细速、呼吸急促等。应尽早应用抗生素，吸氧，平卧位，注意保暖，建立静脉通道，补充血容量、纠正酸中毒、保护重要脏器功能，观察用药反应，备齐各种抢救药物配合抢救。②脑膜脑炎型：表现为脑膜及脑实质损伤症状，高热、头痛、呕吐、意识障碍，并迅速出现昏迷。颅内压增高、脑膜刺激征等。遵医嘱尽早应用抗生素、脱水剂，予以吸痰、保持呼吸道通畅，吸氧，使用呼吸兴奋剂，必要时气管插管，使用呼吸机治疗，切忌胸外按压。③混合型：先后或同时出现休克型和脑膜脑炎型症状。

（七）健康指导

（1）疾病预防指导：流行季节前对流行区 6 个月至 15 岁的易感人群应用脑膜炎球菌多糖体菌苗进行疫苗接种；流行季节注意环境和个人卫生，注意室内通风换气，勤晒衣被和消毒儿童玩具；避免携带儿童到人多拥挤的公共场所；患者和带菌者为传染源，主要经飞沫传播。密切接触的儿童，应医学观察 7 天，并用复方磺胺甲噁唑预防用药。

（2）由于流行性脑脊髓膜炎可引起脑神经损害、肢体运动障碍、失语、癫痫等后遗症，指导家属坚持切实可行的功能锻炼、按摩等，以提高患者的生活质量。

（马征夏）

第三节 流行性乙型脑炎的护理

一、概述

流行性乙型脑炎是由乙型脑炎病毒引起的脑实质炎症为主要病变的中枢神经系统急性传染病。本病经蚊叮咬传播，常流行于夏秋季，主要分布于亚洲，是人畜共患的自然疫源性疾病，人与许多动物（猪、马、羊、鸡、鸭、鹅等）都可成为本病的传染源，人被乙脑病毒感染后，可出现短暂的病毒血症，但病毒数量少、且持续时间短，所以不是本病的主要传染源。猪的感染率高，感染后病毒数量多，病毒血症期长，且饲养面广，更新率快，因此猪是本病主要的传染源。病毒通常在蚊—猪—蚊等动物间循环。一般在人类流行前1~2个月，先在家禽中流行。该病临床上以高热、意识障碍、抽搐、病理反射及脑膜刺激征为特征，严重者可有呼吸衰竭，病死率高，部分患者可留有严重后遗症。目前尚无特效的抗病毒治疗药物，应采取积极的对症和支持治疗，维持体内水和电解质平衡，密切观察病情变化，重点处理好高热、抽搐、脑水肿和呼吸衰竭等危重症状，降低病死率和减少后遗症的发生。

二、护理

(一)一般护理

1.病室环境

病房使用防蚊设备，隔离至体温正常。保持病室环境安静，光线柔和、温湿度适宜、通风良好，防止声音、强光刺激。

2.对症护理

(1)高热：应以物理降温为主，药物降温为辅。物理降温包括冰敷额部、枕部和体表大血管部位，如腋下、颈部及腹股沟等处。药物降温应适当小剂量应用退热药，防止用药量过大致大量出汗而引起循环衰竭。注意降温不易过快过猛。

(2)意识障碍：加床挡防止坠床，必要时予以约束。

(3)惊厥或抽搐：是病情严重的表现，严重者可发生全身强直性抽搐，均伴有意识障碍。积极去除诱因，高热所致以降温为主；呼吸道分泌物多者，给予吸痰，保持呼吸道通畅，并给予吸氧，取侧卧位，头偏向一侧；舌后坠阻塞呼吸道，使用舌钳拉出后坠舌体，并使用简易口咽通气道；脑实质炎症所致使用地西泮、水合氯醛及苯巴比妥钠等镇静药物；脑水肿所致者予以脱水治疗。为避免诱发惊厥和抽搐发生，各种治疗护理尽量集中进行。

3.加强患者生活护理

做好眼、鼻、口腔、皮肤清洁护理，定时翻身、拍背、体位引流、吸痰，防止肺部感染和压疮发生，保持二便通畅。

(二)饮食护理

保持充足水分，1 000~2 000 mL/d，早期清淡流质饮食，恢复期予以高蛋白、高维生素、高热量饮食，昏迷及吞咽困难者予以鼻饲流质饮食，并做好留置胃管的护理。

(三)用药护理

按医嘱正确给药,评估用药效果。

(1)重型患者静脉补液,但不宜过多,以免加重脑水肿。

(2)持续高热伴反复抽搐患者采用亚冬眠疗法,具有降温、镇静、止痉作用。该类药物可抑制呼吸中枢及咳嗽反射,故用药过程中,应避免搬动患者,保持呼吸道通畅,密切观察生命体征变化。

(3)脑水肿患者遵医嘱早期足量使用20%甘露醇静脉滴注,应注意15~30分钟滴入,并详细记录出入量。

(4)脑实质炎症使用地西泮等镇静药物治疗时,应密切观察呼吸节律及频率变化。

(5)血管扩张剂可改善微循环、减轻脑水肿、解除脑血管痉挛和兴奋呼吸中枢。常用药物有东莨菪碱、阿托品、酚妥拉明等,密切观察用药反应。

(四)并发症护理

常见并发症有支气管肺炎、肺不张、败血症、尿路感染及压疮等,加强护理,定期翻身、拍背,严格执行消毒隔离措施。

(五)病情观察

(1)密切观察患者体温、脉搏、呼吸、血压变化,高热持续时间。

(2)密切观察患者意识障碍程度、持续时间长短。

(3)密切观察患者有无惊厥、抽搐等,发作次数、发作持续时间、抽搐部位和方式。

(4)密切观察患者有无呼吸衰竭、颅内高压及脑疝等表现。观察呼吸频率、节律、幅度的改变,观察瞳孔大小、对光反射等。

(六)健康指导

(1)疾病预防指导加强对家畜的管理,人畜居住地分开,应消灭蚊滋生地,灭过冬蚊和早春蚊。

(2)保护易感人群:对初次进入流行区人员进行疫苗接种。

(3)向患者和/或家属提供保护性护理及日常生活护理相关知识,提高患者生活质量。

(4)恢复期患者仍有瘫痪、失语、痴呆等神经精神症状者,鼓励患者坚持康复训练和治疗,指导家属相应的护理措施及康复疗法,如语言、智力、吞咽和肢体功能锻炼,还可结合理疗、推拿按摩、高压氧及中药等治疗,使残疾降到最低程度。

(马征夏)

第四节 结核性胸膜炎的护理

一、病因和发病机制

由于胸液结核分枝杆菌培养的阳性率在25%以下,传统认为结核性胸膜炎的发病主要是由于结核分枝杆菌的菌体蛋白引起迟发型变态反应导致胸腔积液,但现在发现胸膜活检有50%~80%的病例胸膜上有典型结核结节形成,胸膜组织结核分枝杆菌培养的阳性率也在50%以上。

故目前认为结核性胸膜炎的发病是胸膜在遭受结核杆菌感染后产生针对其抗原成分的变态反应。结核性胸膜炎可以是结核分枝杆菌的原发感染,也可以是继发于肺结核的胸膜病变。胸膜下的干酪样病灶脱落进入胸膜腔是原发性结核性胸膜炎的起始病理过程。而继发性结核性胸膜炎一般都有肺实质的结核病灶。

结核分枝杆菌抗原进入胸膜腔,激发 CD4$^+$ T 淋巴细胞介导的迟发型变态反应,T 辅助细胞 1(Th1)表达以 INF-γ 为主的细胞因子,对抗 Th2 介导(以 IL-4 为代表)的免疫反应,活化巨噬细胞和 NK 细胞,杀灭进入胸膜腔的结核分枝杆菌。同时炎症反应过程中胸膜毛细血管充血、渗出、炎症细胞浸润致胸膜通透性增高,加上淋巴回流损伤,导致大量液体在胸膜腔集聚,引起胸腔积液。

慢性结核性脓胸出现的机会非常少,可以见于以下情况:①原发的结核病灶,破溃入胸腔的病灶很大;②膈下结核或者淋巴结核直接破溃入胸腔;③血行播散;④继发于肺叶切除术或者人工气胸后残腔内充填

二、病理和病理生理

早期胸膜充血、水肿,白细胞浸润,随后淋巴细胞浸润占优势。胸膜表面有少量纤维蛋白渗出,如炎症反应轻微,不出现浆液性渗出即为干性胸膜炎;如炎症反应剧烈,即从毛细血管渗出血浆集聚于胸膜腔中,自微量至数升,形成胸腔积液。由于大量纤维素蛋白沉着于胸膜,胸腔积液吸收过程中可形成包裹性积液和广泛胸膜增厚。

干性胸膜炎对肺功能影响不大,肺尖部局限性胸膜粘连对肺功能影响不明显,下胸部胸膜粘连,肋膈角闭塞,呼吸时膈肌活动减低,致肺活量减低。渗出性胸膜炎对肺功能的影响主要取决于胸腔积液的量。少量积液不影响肺脏的扩张及呼吸运动,肺功能可无改变。大量积液压迫肺脏,减少呼吸面积,限制膈肌活动,肺活量减低。严重胸膜增厚者,可呈限制性通气功能障碍。

结核性脓胸常有肉芽组织增生及大量纤维组织形成胸膜增厚,胸膜纤维层瘢痕机化,甚至钙化。若有支气管胸膜瘘,则肺脏大部萎缩。有时脓液溃入胸壁形成冷脓肿产生瘘管,长期流脓不愈。肺功能一般显示限制性通气功能障碍,若对侧肺脏发生代偿性肺气肿,则可有残气量及残气量占肺总量百分比增加,形成混合性通气功能障碍。

三、临床表现

起病时常有轻中度发热、干咳及其他结核毒性症状。干性胸膜炎主要症状为胸痛,多发生于胸廓扩张度最大的部位,如腋侧胸下部。疼痛性质为剧烈尖锐的针刺样痛,深呼吸及咳嗽时更甚,浅呼吸、平卧和患侧卧位,胸痛可减轻,故呼吸常急促表浅。渗出性胸膜炎起始时有胸痛,待渗液增多时,壁层与脏层胸膜分开,胸痛即减轻。大量胸腔积液者可出现气急、胸闷,积液愈多,症状也愈明显。急性大量渗出性积液时可有端坐呼吸、发绀。

体检患侧呼吸运动受限制,呼吸音减低。干性及少量渗出性胸膜炎腋侧下胸部常有恒定的胸膜摩擦音,吸气及呼气期均可闻及,听诊器紧压胸壁时摩擦音增强,咳嗽后摩擦音不变;渗出性胸膜炎胸液量较多时病侧呼吸运动度减弱,叩诊浊音,听诊呼吸音减低或消失;大量渗液时气管、心脏移向健侧。

急性结核性脓胸毒性症状重,伴有支气管胸膜瘘时,则咳出大量脓痰(即脓性胸液),有时呈血性。慢性者多不发热,但贫血及消瘦较明显。体征大致与渗出性胸膜炎相似。胸壁局部可有

压痛,甚至轻度水肿。慢性者胸廓塌陷,肋间隙变窄,呼吸运动减弱,叩诊实音,听诊呼吸音减低,气管移向患侧,常伴有杵状指(趾)。

四、影像学检查

干性胸膜炎胸部 X 线检查可无异常,当渗液量达 300 mL 以上时,可见肋膈角变钝;典型胸腔积液的表现为下胸部见外高内低上缘呈下凹的均匀致密阴影,大量积液时患侧全为致密阴影,纵隔移向健侧。肺底与膈间的积液或包裹性积液常规 X 线不易鉴别。

B 超探测胸腔积液远较 X 线灵敏,可测出肋膈角少量积液,并可估计胸腔积液的深度和积液量,提示积液穿刺部位,对包裹性积液的穿刺尤其重要。

CT 是发现胸腔积液最敏感的方法,可以发现极少量的积液,并能鉴别胸膜增厚和包裹性积液,对鉴别包裹性积液和肺内或纵隔巨大囊性肿块较 X 线和 B 超优越。

五、实验室检查和辅助检查

胸腔穿刺抽液检查对诊断结核性胸膜炎十分重要。胸液一般呈草黄色、透明或混浊的液体,少数也可呈淡红或深褐色的血性液体,含大量纤维蛋白,放置后形成胶冻样凝块。

胸液 pH 在 7.30～7.40(鲜有超过 7.40),但大约有 20% 的患者<7.30,80%～85% 的胸液糖>3.33 mmol/L(60 mg/dL),大约 15% 的患者<1.67 mmol/L(30 mg/dL)。比重 1.018 以上,蛋白定量>30 g/L,镜检有核细胞 0.1～1.0×10^9/L,病程前两周,分类以中性粒细胞为主,后转为淋巴细胞。结核性脓胸的脓液性状和普通脓胸相似,胸液中白细胞总数 10～15×10^9/L 或更多,以中性粒细胞为主,pH<7.2,糖<1.11 mmol/L(20 mg/mL),LDH>1 000 IU/L。

胸液离心沉淀后行涂片检查结核菌的阳性率在 5% 以下,胸液结核杆菌培养阳性需要 10～100 条结核分枝杆菌,因此胸腔积液培养的阳性率在 12%～70%,绝大多数的报道在 30% 以下。传统认为结核性胸膜炎痰抗酸杆菌检查阳性率很低,但有研究表明即使胸片没有发现病灶的结核性胸膜炎,导痰后痰结核杆菌培养的阳性率也高达 55%。

腺苷脱氨酸酶(adenosine deaminase,ADA)是嘌呤代谢过程中的一个酶,在淋巴细胞特别是 T 淋巴细胞中含量丰富。自 1978 年首次用于诊断结核性胸膜炎,ADA 在结核性胸膜炎的诊断中被广泛应用,一般 ADA>70 IU/L 高度怀疑结核性胸膜炎,ADA<40 IU/L 作为除外诊断,40 个研究的荟萃分析表明,ADA 诊断结核性胸膜炎的敏感性为 47.1%～100%,特异性 0～100%,差异主要在于不同的检测方法和临界值的设定。在发达国家,由于发病率低,ADA 的阳性预测值只有 15%,而在结核高发的发展中国家,ADA 作为一种简单、快速、便宜的方法,其敏感性和特异性可以高达 95% 和 90%。但在以淋巴细胞为主的胸液如类风湿关节炎、淋巴瘤、肺泡细胞癌、间皮瘤、支原体衣原体肺炎也可增高。ADA 有两个同工酶,ADA1 产生于淋巴细胞和单核细胞,ADA2 主要由单核巨噬细胞产生,结核性胸膜炎时 ADA2 的增高更加有意义。

IFN-γ 主要由 CD4^+ T 细胞产生,因此用来诊断结核性胸膜炎有很高的特异性,研究表明其敏感性在 78%～100%,特异性在 95%～100%。新的荟萃分析总结了 24 个临床试验,表明 IFN-γ 诊断结核性胸膜炎敏感性为 89%,特异性为 97%。许多研究显示 IFN-γ 测定要优于 ADA。其他可以引起胸液 IFN-γ 增高的疾病是血液系统肿瘤和脓胸。

用 PCR 方法检测胸液中结核分枝杆菌的 DNA,可以检出至少 20 个结核分枝杆菌,一系列的研究表明敏感性在 20%～90%,特异性在 78%～100%,主要和胸腔积液中结核分枝杆菌的数量和检测的技术有关。用 PCR 检测胸膜活检组织,可达 90％的敏感性和 100％的特异性。

经皮胸膜活检曾经是诊断结核性胸膜炎的金标准,活检胸膜组织表现为肉芽肿性炎症、干酪样坏死、抗酸染色阳性,胸膜活检有 50％～97％显示为肉芽肿,组织培养分枝杆菌的阳性率在 39％～80％。胸膜活检显示为肉芽肿的其他疾病有结节病、真菌感染、类风湿关节炎、诺卡菌病,诊断时需要排除。

胸腔镜是诊断不明原因胸腔积液的最好方法,通过胸腔镜能够鉴别结核性胸腔积液和恶性肿瘤,电视胸腔镜则优势更加明显,典型结核性胸膜炎可以看到壁层胸膜黄白色的小结节,胸膜面红肿充血,并可见纤维渗出粘连。通过胸腔镜活检可以进行病理检查和结核分枝杆菌的病原检查。

六、诊断和鉴别诊断

典型的结核性胸膜炎根据临床表现和胸液检查不难诊断,但由于结核菌培养需时长而且阳性率低,加上国内没有普遍开展胸液 ADA、IFN-γ 的检测和胸膜活检,结核性胸膜炎的诊断主要依据临床治疗反应,容易过诊和误漏诊,需大力提倡 ADA、IFN-γ 的检测和胸膜活检。

结核性胸膜炎需与各种原因引起的胸腔积液鉴别。

(一)癌性胸腔积液

肺部恶性肿瘤、乳腺癌、淋巴瘤、消化道和妇科肿瘤常可转移至胸腔引起胸腔积液,多缓慢起病,通常无发热,胸液增长速度较快,转移至壁层胸膜可以有持续性胸痛。胸液常呈血性,胸液中红细胞数多超过 100×10^9/L,胸液内肿瘤标志如癌胚抗原 CEA 部分增高,胸液 ADA 和 IFN-γ 低。胸液引流后胸部 CT 检查多可以发现肺内的转移性结节和纵隔淋巴结肿大,其他部位转移也可以有相应的病史和症状以资鉴别。胸液离心沉淀发现恶性细胞可确诊。

(二)肺炎旁胸腔积液

40％的肺炎患者可以并发胸腔积液称为肺炎旁胸腔积液,肺炎旁胸腔积液一般同时有肺炎的急性起病症状,全身症状明显,血白细胞常常增多。胸液检查细胞计数 $5 \sim 10 \times 10^9$/L,中性粒细胞 90％以上,胸液 pH 和葡萄糖常常降低,LDH 通常较高,部分患者的胸液呈脓性,胸液涂片或培养有助于诊断。

(三)风湿性疾病引起的胸腔积液

系统性红斑狼疮、类风湿关节炎合并胸腔积液时,起病也以发热为主,胸腔积液为渗出性积液,多以淋巴细胞为主,胸腔积液 ADA 增高,容易与结核性胸膜炎混淆。但风湿性疾病一般有关节、皮肤和全身表现,引起胸液一般为双侧,胸腔积液的量在中等以下,多发生于风湿性疾病的活动期,随着风湿性疾病的控制胸腔积液可以消退,SLE 患者胸液中抗核抗体多阳性,类风湿关节炎胸液中糖很低或无糖是其特征。

七、治疗

(一)抗结核治疗

一旦诊断为结核性胸膜炎,应进行正规抗结核治疗,如不经治疗,65％的患者在 5 年内发展为活动性肺结核,部分患者甚至可能进展为结核性脓胸。抗结核治疗的方案参照痰菌阳性的肺结核方案,可以用 2HRZE(S)/4HR,或 $2H_3R_3Z_3E_3/4H_3R_3$。由于结核性脓胸腔内药物浓度远较血液中为低,结核分枝杆菌在较低浓度下可能诱导耐药,因此结核性脓胸可以考虑脓腔内注入对氨基水杨酸钠 4～8 g、异烟肼 400～600 mg 或链霉素 0.5～1 g。

（二）胸腔穿刺引流

不仅是诊断需要，也是治疗结核性胸膜炎的必要手段。由于高达 50% 的患者在开始治疗后的 6～12 个月出现胸膜增厚，胸腔抽液有助于减少纤维蛋白沉着和胸膜增厚，使肺功能免遭损害。一般主张大量胸液时要求每周抽液 2～3 次，直至胸液完全吸收。也有报道一旦诊断明确，胸腔置入猪尾导管，一次性把胸腔积液引流干净，可以减少胸膜粘连。结核性脓胸须反复胸穿抽脓，或置管冲洗，一般每周抽脓 2～3 次，每次用生理盐水或 2% 碳酸氢钠冲洗脓腔。

（三）糖皮质激素治疗

由于结核性胸膜炎大部分患者在治疗后都有胸膜增厚和粘连，因此减轻炎症反应、减少胸膜粘连的治疗一直在探索，糖皮质激素是应用最多的方法，但其作用一直受到争议。Cochrane 系统综述了 6 个临床试验 633 个患者，资料显示糖皮质激素治疗能减少胸膜增厚和第 4 周的残留积液，但不能降低死亡率、改善肺功能、减轻胸膜粘连和第 8 周的残留积液。而不良反应要多于对照组，在 HIV 患者还发现卡波济肉瘤的风险增加。虽然目前的循证证据并不支持糖皮质激素的应用，但随机对照的样本还是偏小，尚需要进一步临床试验来验证。许多专家认为对于毒性症状严重、胸腔积液量多的患者，在使用抗结核药物和胸腔穿刺的同时加用糖皮质激素可以减轻机体的变态反应和炎症反应使胸液迅速吸收，减少胸膜粘连增厚。通常用泼尼松 20～30 mg/d，分 3 次口服。体温正常、全身毒性症状消除、胸液吸收或明显减少时，逐渐减量至停用，疗程 4～6 周。但由于国内结核性胸膜炎的诊断许多时候仅仅是临床诊断，需要通过抗结核治疗反应来确认诊断，糖皮质激素的应用尤需慎重。

八、护理常规

结核性胸膜炎是临床上常见的一型结核病（属 Ⅳ 型结核），是由于结核分枝杆菌直接感染，和/或胸膜对结核分枝杆菌感染产生高度变态反应而发生炎症，为最常见的一种胸膜炎症性疾病。可同时伴有或无明显的肺内结核病灶。依照临床经过和病理改变可分为干性胸膜炎、渗出性胸膜炎、结核性脓胸三种类型。其症状主要表现为发热、盗汗、乏力、食欲减退等全身中毒症状和胸膜炎症及胸腔积液所致胸痛、咳嗽和呼吸困难。目前治疗主要包括抗结核药物化疗、肾上腺皮质激素的应用、胸腔穿刺抽液及胸腔内注药、外科手术治疗。

（一）一般护理

（1）执行内科一般护理常规。

（2）协助患者采取舒适卧位，半卧位或患侧卧位，有利于呼吸和缓解疼痛。

（3）根据患者的临床症状执行相应的护理常规，如发热、咳嗽、咳痰、胸痛、呼吸困难等。

（二）饮食护理

指导患者进食高热量、高蛋白、富含维生素、易消化的食物，多食肉类、蛋类、牛奶、水果、新鲜蔬菜等，以满足机体需要，增强机体修复能力和抵抗力。戒烟酒及刺激性食物。

（三）用药护理

（1）抗结核药物护理详见"肺结核护理常规"。

（2）糖皮质激素治疗。糖皮质激素具有抗感染、抗中毒、抗过敏的作用，可改善结核中毒症状，降低变态反应，减少胸膜渗出，促进胸腔积液吸收，减少胸膜粘连或胸膜肥厚。大量胸腔积液在有效抗结核治疗的前提下，可加用糖皮质激素治疗，常用泼尼松 30～40 mg/d，晨顿服。待胸腔积液明显吸收后逐渐减量,总疗程 6～8 周。用药过程中密切观察患者结核中毒症状和胸腔积液的反跳回升情况。

(3)对慢性结核性胸膜炎有脓胸倾向及包裹性积液病例可行胸腔内给药,胸腔内注入的药品有抗结核药物、激素、尿激酶等。尿激酶作为一种蛋白水解酶,能直接激活纤溶酶原,使之成为纤溶酶,有效降解纤维蛋白,裂解纤维分隔,从而降低胸腔积液黏稠性,利于胸腔积液充分引流,易于抽出、吸收,防止和减轻胸膜增厚粘连。胸腔内注药后需注意协助患者转动身体使药物在胸腔内混匀并与胸膜充分接触。

(四)病情观察

(1)注意观察患者有无胸痛、咳嗽、发热等症状及程度,以及呼吸的频率、深浅度,呼吸困难的程度;必要时给予氧气吸入,监测血氧饱和度。

(2)行胸腔穿刺抽液过程中,密切观察患者的精神状况、呼吸、脉搏、血压、刺激性咳嗽等情况,以及早发现胸膜反应并及时进行处理。观察胸腔积液的颜色、性质等。

(3)胸腔穿刺抽液后密切观察患者生命体征,有无复张性肺水肿的表现,注意穿刺部位有无渗血、渗液。

(4)密切观察胸腔注入药物后的反应,如发热、胸痛等。

(五)并发症护理

1.胸膜反应

在行胸腔穿刺抽液的过程中,观察患者有无连续性咳嗽、头晕、胸闷、面色苍白、出冷汗、心悸、脉搏细数、血压下降等“胸膜反应”的表现;一旦发生应配合医师做好抢救工作,立即停止抽液,给予患者平卧,氧气吸入,必要时遵医嘱皮下注射 1∶1 000 肾上腺素 0.5 mL,保暖,密切观察意识、脉搏、血压变化,防止休克的发生。

2.复张性肺水肿

大量胸腔积液者,一次抽液的量过多或闭式引流的速度过快可引起复张性肺水肿。表现为:短时间出现呼吸困难,剧烈咳嗽、咳出大量白色或粉红色泡沫样痰或液体,呼吸急促浅表;SpO_2 早期下降不稳定,继而持续下降,一旦发现,应:①立即停止引流,通知医师;②给予氧气吸入或面罩吸氧;③保持呼吸道通畅,采用患侧向上的侧卧位,以利于排痰,必要时给予吸痰;④严重者,协助行气管插管和气管切开者,选用呼吸末正压机械通气;⑤遵医嘱给予静脉补液,维持血容量等。

(六)健康指导

(1)参照“肺结核护理常规”。

(2)进行呼吸功能锻炼,在胸膜炎恢复期进行缓慢的腹式呼吸,减少胸膜粘连的发生,提高通气量。

(马征夏)

第五节　支气管结核的护理

支气管结核是发生在气管、支气管黏膜或黏膜下层的结核病,因此也称支气管内膜结核。

支气管结核在抗结核化疗前时代发病率很高。Auerbach 曾报道对 1 000 例肺结核尸体解剖,发现有 41.0％患者有支气管结核。黄家驷亦曾报道,肺结核患者中 42.7％有支气管结核。但是在抗结核化疗时代,支气管结核的发病率较前明显减少。有学者曾报道对 1 000 例结核病患者尸检中发现支气管结核者仅 42 例,占 4.2％。值得指出的是,支气管结核的发病率与病例选择有明显关系。如果对结核患者无选择性地进行支气管镜检查,则支气管结核的发病率低,如选择有支气管结核症状的患者做检查,则发病率高。支气管结核的发病率又与肺结核病情有关,重症结核、有空洞者及痰结核菌阳性的肺结核患者,支气管结核的发病率较轻症、无空洞,痰菌阴性者高了 3 倍。另据国外统计,支气管结核发病率农村高于城郊,城郊高于城市,这可能与农村重症结核患者较多,且治疗不规则有关。

支气管结核女性多于男性,男女比例为 1∶4.2,各年龄组均可发生。多数支气管结核继发于肺结核,以 20～29 岁年龄组占多数,少数继发于支气管淋巴结结核,以儿童及青年为多。近年由于肺结核患病趋向老年化,老年患支气管结核有增加的趋势。

一、发病机制及病理

(一)发病机制

支气管结核均为继发性,多数继发于肺结核,少数继发于支气管淋巴结结核,经淋巴和血行播散引起支气管内膜结核者极少见。

1.结核菌接触感染

此为支气管结核最常见的感染途径。气管、支气管是呼吸通道,结核患者含有大量结核菌的痰液通过气管,或空洞、病灶内的含结核菌的干酪样物质通过引流支气管时,直接侵及支气管黏膜,或经黏液腺管口侵及支气管壁。

2.邻近脏器结核病波及支气管

肺实质结核病进展播散时波及支气管,肺门及纵隔淋巴结发生结核性干酪样坏死时,可浸润穿破邻近支气管壁,形成支气管结核或支气管淋巴瘘,个别脊柱结核患者的椎旁脓肿可波及气管、支气管,形成脓肿支气管瘘。

3.淋巴血行感染

结核菌沿支气管周围的淋巴管、血管侵及支气管,病变首先发生在黏膜下层,然后累及黏膜层,但这种淋巴血行感染的发生机会较少。

(二)病理改变

支气管结核早期组织学改变为黏膜表面充血、水肿,分泌物增加,黏膜下形成结核结节和淋巴细胞浸润。此种改变与一般非特异性炎症不易区别。当病变继续发展,可产生支气管黏膜萎缩及纤维组织增生,当病变发生干酪样坏死时,可形成深浅不一、大小不等的结核性溃疡,底部充满肉芽组织,表面覆以黄白色干酪样物,肉芽组织向管腔内生长,可造成管腔狭窄或阻塞。

通过合理有效的抗结核治疗,随着炎症消退,溃疡愈合,少数狭窄或阻塞的支气管可获得缓解,但多数随着支气管壁弹性组织破坏和纤维组织增生,狭窄或阻塞情况反而加重,引起肺不张、肺气肿、张力性空洞及支气管扩张等并发症。

当气管支气管旁淋巴结干酪样坏死时,淋巴结可发生破溃穿透支气管壁,形成支气管一淋巴瘘,瘘孔多为单发,亦可数个同时或相继发生。干酪样物排空后,淋巴结可形成空洞,成为排菌源泉。

二、临床表现

支气管结核患者的临床症状视病变范围、程度及部位有所不同。

(一)咳嗽

几乎所有的支气管结核患者都有不同程度的咳嗽。典型的支气管结核的咳嗽是剧烈的阵发性干咳。镇咳药物不易制止。

(二)喘鸣

支气管结核时，黏膜可发生充血、水肿、肥厚等改变，常造成局部的管腔狭窄，气流通过狭窄部时，便会发生喘鸣。发生于小支气管狭窄所致的喘鸣，只有用听诊器才能听到，发生于较大支气管的喘鸣，患者自己就能听到。

(三)咯血

气管、支气管黏膜有丰富的血管供血。支气管结核时，黏膜充血，毛细血管扩张，通透性增加。患者剧烈咳嗽时，常有痰中带血或少量咯血，溃疡型支气管结核或支气管淋巴瘘患者可因黏膜上的小血管破溃而发生少量或中等量咯血，个别患者发生大咯血。

(四)阵发性呼吸困难

呼吸困难程度因病情而异。有支气管狭窄的患者，如有黏稠痰液阻塞了狭窄的管腔，患者可发生一时性的呼吸困难。当痰液咯出后，支气管通畅，呼吸困难即可解除。淋巴结内干酪样物质突然大量破入气管内腔时，可导致严重呼吸困难，甚至可发生窒息。

三、各项检查

(一)纤维支气管镜检查

纤维支气管镜检查是诊断支气管结核的主要方法。支气管镜不但能直接窥视支气管黏膜的各种病理改变，而且通过活检、刷检、灌洗等检查手段，可获得病因学诊断的依据。但是支气管镜检查时支气管结核的发现率各学者的报告有很大的差别。造成这种情况的原因很多，其中一个很重要的原因是不同学者对纤维支气管镜下支气管结核诊断标准的认识和理解常有很大的不同。例如，同样的支气管黏膜充血、水肿、不同医师可能作出不同的诊断。因此每个进行支气管镜检查的医师应当认真考虑自己在支气管镜检查时所采用的诊断标准，其正确性到底如何？最好的鉴定办法是肺切除标本病理检查和/或支气管黏膜活体组织检查与支气管镜诊断做对照。北京市结核病研究所气管镜室曾对 208 例患者进行了肺切除标本病理检查与气管镜诊断的对照研究，结果显示，支气管镜诊断正确率为 62.9％，诊断不正确者 37.1％，其中结核误诊率为 4.3％，而结核漏诊率为 32.8％。分析漏诊的原因主要为：支气管结核的结核病变位于黏膜下，而黏膜完全正常，因此支气管镜无法发现病变(占有 28.9％)；黏膜及黏膜下均有结核病变，但黏膜病变是微小结核结节，而主要病变位于黏膜下层(占 13.2％)；仅黏膜有微小、局限的结核结节(占 57.9％)。国内外文献曾有作者称这种支气管镜难以发现的微小黏膜或黏膜下结核病变为"隐性支气管结核"。

支气管结核的纤支镜所见通常可分为以下五种类型。

1.浸润型

表现为局限性或弥漫性黏膜下浸润。急性期黏膜高度充血、水肿、易出血，慢性期黏膜苍白、粗糙呈颗粒状增厚，软骨环模糊不清，可产生不同程度的狭窄，黏膜下结核结节或斑块常呈黄白色乳头状隆起突入管腔,可破溃坏死,也可痊愈而遗留瘢痕。

2.溃疡型

可继发于浸润型支气管结核或由支气管淋巴结核溃破而引起,黏膜表面有散在或孤立的溃疡,溃疡底部有肉芽组织,有时溃疡被一层黄白色干酪样坏死物覆盖,如坏死物质阻塞管腔或溃疡底部肉芽组织增生,常可引起管腔阻塞。

3.增殖型

主要是增生的肉芽组织呈颗粒状或菜花状向管腔凸出,易出血,可发生支气管阻塞或愈合而形成瘢痕。

4.纤维狭窄型

纤维狭窄型为支气管结核病变的愈合阶段。支气管黏膜纤维性病变,常造成管腔狭窄,严重者管腔完全闭塞。

5.淋巴结支气管瘘

(1)穿孔前期:支气管镜下可见局部支气管因淋巴结管外压迫而管壁膨隆,管腔狭窄,局部黏膜充血、水肿或增厚。

(2)穿孔期:淋巴结溃破入支气管腔,形成瘘孔,支气管腔除有管外压迫外,局部黏膜可见小米粒大小的白色干酪样物质冒出,犹如挤牙膏状,用吸引器吸除干酪样物后,随着咳嗽又不断有干酪样物从此处冒出,瘘孔周围黏膜可有严重的充血水肿。

(3)穿孔后期:原瘘孔处已无干酪样物冒出,呈光滑的凹点,周围黏膜大致正常,有时瘘孔及周围黏膜有黑灰色炭疽样物沉着,呈现"炭疽样"瘘孔,此种陈旧性瘘孔可持续数年不变。

(二)X 线检查

1.直接影像

胸部透视或 X 线平片不易显示气管、支气管结核。断层摄影可能显示支气管内有肉芽、息肉。管腔狭窄等改变。支气管造影术不但可以清晰显示上述改变,有时还可显示溃疡性病变及淋巴结支气管瘘。

2.间接影像

胸部 X 线检查发现张力性空洞、肺不张、局限性阻塞性肺气肿、不规则支气管播散病变,提示可能有支气管结核。

四、诊断

根据病史、症状、体征、X 线胸片及痰结核菌检查,多数患者可以确诊支气管结核。对于尚不能确诊的病例,可做纤维支气管镜检查,必要时通过活检,刷检及支气管灌洗等检查进一步明确诊断。

凡是原因不明的咯血、咳嗽持续 2 周以上或胸部经常出现局限性或一侧性哮鸣音,或胸片上出现肺不张、肺门浸润、肺门肿块影、肺门附近张力性空洞或不规则支气管播散病灶者,应做痰涂片检查和进一步的选择性 X 线检查,除外支气管结核。

原因不明的下列患者应做纤维支气管镜检查以了解有无支气管结核存在:①剧烈干咳或伴有少量黏稠痰超过 1 个月,胸片上无活动性病灶,抗生素、平喘药治疗无效者;②反复咯血超过 1 个月,尤其是肺门有钙化灶者;③经常出现局限性或一侧性哮鸣音者;④反复在肺部同一部位发生炎症者;⑤肺不张者。

五、治疗

(一)全身抗结核治疗

无论是单纯的或并发于肺结核的气管、支气管结核均应进行有效的、合理的全身抗结核药物治疗。

(二)局部治疗

由于支气管黏膜有丰富的血运供应,因此全身治疗时,支气管黏膜多能达到有效的药物浓度,因此局部治疗并不是必需的。但如经一定时期的常规抗结核药物治疗而效果不够理想,病变仍较严重,或临床症状明显时,可并用下述局部治疗。

1.雾化吸入

可选用局部刺激性较小的药物,如异烟肼 0.2 g 和链霉素 $0.25\sim0.5$ g 溶于生理盐水 $3\sim5$ mL 进行雾化吸入,每天 $1\sim2$ 次,疗程 $1\sim2$ 个月。

2.支气管镜下治疗

深而广泛的溃疡型和肉芽肿型支气管结核,可在全身化疗的同时配合纤支镜下局部给药治疗,每周1次,纤支镜下用活检钳或刮匙,分次清除局部干酪样坏死物和部分肉芽组织,局部病灶黏膜下注入利福霉素每次 125 mg,$8\sim12$ 次为 1 个疗程。

3.其他

近年来,对于瘢痕狭窄型支气管内膜结核,国内外开展安置镍钛合金支气管支架的治疗方法,对于缓解阻塞性炎症及肺不张,改善肺功能有一定疗效。

六、护理

(1)支气管结核患者治疗时间长,应多与患者沟通,讲解支气管内膜结核的治疗护理过程,使患者对疾病有初步的认识,积极配合治疗和护理。

(2)同种患者入住一室,出入戴口罩,室内每天用含氯消毒液消毒一次,紫外线照射 30 分钟。严格探视制度,以免传染。

(3)活动期卧床休息,病室环境保持安静清洁,阳光充足,空气流通。恢复期患者可参加户外活动和适当体育锻炼。

(4)进食高蛋白、高热量、高维生素、富含钙质的食物。如牛奶、鸡蛋、豆腐、鱼、肉、新鲜蔬菜、水果等。

(5)提醒和督促患者按时服药,在解释药物不良反应时强调药物的治疗效果,让患者了解不良反应发生的可能性小,一旦发生只要及时处理,大部分不良反应可以完全消失。

(6)当患者建立起按时服药习惯后应予以鼓励,反复强调为争取痊愈必须坚持规则、全程化疗。

(7)雾化吸入治疗的患者,说明治疗的目的及注意事项,使患者乐意接受治疗。

(8)手术治疗的患者,按外科手术护理常规执行。

七、健康教育

(1)嘱患者咳嗽或打喷嚏时用二层餐巾纸遮住口鼻,然后将餐巾纸放入袋中直接焚毁。或将痰吐入带盖的痰缸内加入含氯消毒液浸泡。接触痰液后用流动水清洗双手。

(2)嘱患者每天开窗通风,早晚刷牙,饭后漱口,勤更衣,勤洗澡。衣物、被褥、书籍等污染物可采取在烈日下曝晒2～3小时等方法进行杀菌处理。

(3)督导患者坚持规则、全程化疗,注意药物不良反应。一旦出现反应及时随诊,听从医师的处理。

(4)雾化吸入治疗的患者用药时间长,应教会患者雾化吸入器的正确使用方法、注意事项、故障的处理等。

(5)定期随诊,接受有关检查,追踪时间至少1年。

(马征夏)

第六节 肺结核的护理

肺结核是由结核分枝杆菌感染引起的肺部慢性传染性疾病。排菌患者为重要传染源,病原菌通过呼吸道传播感染,当机体抵抗力降低时发病。可累及全身多个脏器,以肺部感染最为常见。发病以青壮年居多,男性多于女性。结核病为全球流行的传染病之一,为传染疾病的主要死因,在我国仍属于需要高度重视的公共卫生问题。

一、病因及发病机制

(一)结核菌

肺炎致病菌为结核分枝杆菌,又称抗酸杆菌。可分为人型、牛型、非洲型和鼠型4类,引起人类感染的为人型结核分枝杆菌,少数为牛型菌感染。结核菌抵抗力强,在阴湿处能生存5个月以上,但在烈日暴晒下2小时,5％～12％甲酚(来苏水)接触2～12小时,70％乙醇接触2分钟,或煮沸1分钟,即被杀死。该病原菌有较强的耐药性,最简单灭菌方法是将痰吐在纸上直接焚烧。

(二)感染途径

肺结核通过呼吸道传染,患者随地吐痰,痰液干燥后随尘埃飞扬;病原菌也可通过飞沫传播,免疫力低下者吸入传染源喷出的带菌飞沫可发病。少数患者可经饮用未消毒的带菌牛奶引起消化道传染。其他感染途径少见。

(三)人体反应性

机体对入侵结核菌的反应有两种。

1.免疫力

机体对结核菌的免疫力分非特异性和特异性免疫力两种。后者通过接种卡介苗或感染结核菌后获得免疫力。机体免疫力强可不发病或病情较轻,免疫力低下者易感染发病,或引发原病灶重新发病。

2.变态反应

结核菌入侵4周后,机体针对致病菌及其代谢产物所发生的变态反应,属Ⅳ型(迟发型)变态反应。

(四)结核感染及肺结核的发生发展

1.原发性结核

初次感染结核,病菌毒力强、机体抵抗力弱,病原菌在体内存活并大量繁殖引起局部炎性病变,称为原发病灶。可经淋巴引起血行播散。

2.继发性结核

原发病灶遗留的结核分枝杆菌重新活动引起结核病,属内源性感染;由结核分枝杆菌再次感染而发病,由于机体具备特异性免疫力,一般不引起局部淋巴结肿大和全身播散,但可导致空洞形成和干酪性坏死。

(五)临床类型

1.Ⅰ型肺结核(原发性肺结核)

Ⅰ型肺结核多发生于儿童或边远山区、农村初次进入城市的成人。初次感染肺结核即发病,以上叶底部、中叶或下叶上部多见,X线典型征象为哑铃型阴影。通常病灶逐渐自行吸收或钙化。

2.Ⅱ型肺结核(血行播散型肺结核)

Ⅱ型肺结核分急性、慢性或亚急性血行播散型肺结核。成人多见,结核病灶破溃,致病菌短时间内大量进入血液循环可引起肺内广泛播散引起急性病征,X线显示肺内病灶细如粟米、均匀散布于两肺。若机体免疫力强,少量致病菌经血分批侵入肺部,形成亚急性或慢性血行性播散型肺结核。

3.Ⅲ型肺结核(浸润型肺结核)

Ⅲ型肺结核包括干酪性肺炎和结核球两种特殊类型。以成人多见,抵抗力降低时,原发病灶重新活动,引起渗出和细胞浸润,是最常见的继发性肺结核。病灶多位于上肺野,X线显示渗出和浸润征象,可有不同程度的干酪样病变和空洞形成。

4.Ⅳ型肺结核(慢性纤维空洞型肺结核)

Ⅳ型肺结核为各种原因使肺结核迁延不愈,症状起伏所致,属于肺结核晚期,痰中常有结核菌,为结核病的重要传染源。X线显示单或双侧肺有厚壁空洞,伴明显胸膜肥厚。由于肺组织纤维收缩,肺门向上牵拉,肺纹理呈垂柳状阴影,纵隔向患侧移位,健侧呈代偿性肺气肿。

5.Ⅴ型肺结核(结核性胸膜炎)

Ⅴ型肺结核多见于青少年,结核菌累及胸膜引起渗出性胸膜炎。X线显示病变部位均匀致密阴影,可随体位变换而改变。

二、临床表现

(一)症状与体征

1.全身症状

起病缓慢,病程长。常有午后低热、面颊潮红、乏力、食欲缺乏、体重减轻、盗汗等结核毒性症状。当肺部病灶急剧进展播散时,可出现持续高热。妇女可有月经失调、结节性红斑。

2.呼吸系统症状

干咳或有少量黏液痰。继发感染时,痰呈黏液性或脓性。痰中偶有干酪样物,约1/3患者有痰血或不同程度咯血。少数患者可出现大量咯血。胸痛、干酪样肺炎或大量胸腔积液者,可有发绀和渐进性呼吸困难。病灶范围大而表浅者可有实变体征,叩诊呈浊音。大量胸腔积液局部叩诊浊音或实音。锁骨上下及肩胛间区可闻及湿啰音。慢性纤维空洞型肺结核及胸膜增厚者可有胸廓内陷,肋间变窄,气管偏移等。

(二)并发症

可并发自发性气胸、脓气胸、支气管扩张、慢性肺源性心脏病等。

三、辅助检查

(一)血常规检查

活动性肺结核有轻度白细胞计数升高,红细胞沉降率增快,急性粟粒型肺结核时白细胞计数可减少,有时出现类白血病反应的血常规。

(二)结核菌检查

痰中查到结核菌是确诊肺结核的主要依据。涂片抗酸染色镜检快捷方便,痰菌量较少可用集菌法。痰培养、聚合酶链反应(PCR)检查更为敏感。痰菌检查阳性,提示病灶为开放性有传染性。

(三)影像学检查

胸部 X 线检查可早期发现肺结核。常见肺结核 X 线检查表现有:有纤维钙化的硬结病灶者呈高密度、边缘清晰的斑点、条索或结节;浸润性病灶则呈现出低密度、边缘模糊的云雾状阴影;X 线征象呈现出较高密度、浓淡不一,有环形边界的透光空洞者,提示干酪样病灶。胸部 CT 检查可发现微小、隐蔽性病变。

(四)结核菌素(简称结素)试验

用于测定人体是否感染过结核菌。常用 PPD 试验,方法为:取 0.1 mL 纯结核菌素(5 单位)稀释液,常规消毒后于左前臂屈侧中、上 1/3 交界处行皮内注射,48 小时后观察皮肤硬结的直径,<5 mm 为阴性,5~9 mm 为弱阳性,10~19 mm 为阳性反应,超过 20 mm。以上或局部发生水疱与坏死者为强阳性反应。

我国城镇居民的结核感染率高,5 单位阳性表示已有结核感染,若 1 单位皮试强阳性提示体内有活动性结核病灶。成人结素试验阳性表示曾感染过结核菌或接种过卡介苗,并不一定患病;反之,则提示未感染过结核菌,或感染初期机体变态反应尚未建立。机体免疫功能低下或受抑制,可显示结素试验阴性。

(五)其他检查

纤维支气管镜检查对诊断有重要价值。

(六)诊治结果的描述和记录

描述内容包括肺结核类型、病变范围、痰菌检查、治疗史等。

1.肺结核类型的记录

血行播散型肺结核应注明"急性"或"慢性";继发性肺结核应注明"浸润型"或"纤维空洞"。

2.病变范围的描述

按左、右侧,以第 2 肋和第 4 肋下缘内侧端为分界线又分为上、中、下肺野。

3.痰菌检查结果的描记

分别用"(一)"或"(十)"描述;痰涂片、痰集菌和痰培养检查分别用"涂""集""培"表示,患者无痰或未查痰,应注明"无痰"或"未查"。

4.治疗史的描记

可分为"初治""复治"。初治指未开始抗结核治疗;正进行标准化疗疗程未满;不规则化疗未满1个月者。复治则指初治失败;规则满疗程用药后痰菌复阳性;不规范化疗超过1个月;慢性排菌者。

以上条件符合其中任何1条即为初治或复治。

5.并发症或手术情况描述

并发症如"自发性气胸、肺不张"等;并存病如"糖尿病"等以及手术情况。

描述举例:右侧浸润型肺结核涂(+),初治,支气管扩张、糖尿病。

四、诊断要点

根据患者症状体征和病史,结合体格检查、痰结核菌检查及胸部 X 线检查结果可做出诊断。确诊后应进一步明确肺结核是否处于活动期,有无排菌等,以确定是否属于传染源。

(1)经确定为活动性病变必须给予治疗。活动性病变胸片可显示有中心溶解和空洞或播散病灶。无活动性肺结核胸片显示钙化、硬结或纤维化,痰检查不排菌,无肺结核症状。

(2)肺结核的转归的综合判断。①进展期:新发现的活动性病变;病变较前增多、恶化;新出现空洞或空洞增大;痰菌转阳性。凡有其中任何1条,即属进展期;②好转期:病变较前吸收好转;空洞缩小或闭合;痰菌减少或转阴。凡具备其中1条,即为好转期;③稳定期:病变无活动性,空洞关闭,痰菌连续6个月均为阴性者(每月至少查1次),若有空洞存在者,则痰菌连续阴性1年以上。

五、治疗要点

治疗原则为监督患者全程化疗,加强支持疗法,根治病灶,达痊愈目的。

(一)抗结核化疗

化疗对疾病控制起关键作用,凡为活动性肺结核患者均需化疗。

(1)化疗原则:治疗强调早期、规律、全程、联合和适量用药,即肺结核一经确诊立即给予化疗,根据病情及药物特点,联合使用两种以上的药物,以增强疗效,减少耐药性的产生。严格遵医嘱按时按量用药,指导患者执行治疗方案,途中无遗漏或间断,坚持完成规定疗程,以达彻底杀菌和减少疾病复发的目的。

(2)常规用药见表8-1。

表 8-1　常用抗结核药物剂量、不良反应和注意事项

药名	每天剂量(g)	间歇疗法(g/d)	主要不良反应	注意事项
异烟肼 (H,INH)	0.3 空腹顿服	0.6～0.8 2～3 次/周	周围神经炎、偶有肝功能损害、精神异常、皮疹、发热	避免与抗酸药同服,注意消化道反应,肢体远端感觉及精神状态,定期查肝功能
利福平 (R,REP)	0.45～0.6 空腹顿服	0.6～0.9 2～3 次/周	肝、肾功能损害、胃肠不适,腹泻	体液及分泌物呈橘黄色,监测肝脏毒性及变态反应,会加速口服避孕药、茶碱等药物的排泄,降低药效
链霉素 (S,SM)	0.75～1.0 一次肌内 注射	0.75～1.0 2 次/周	听神经损害,眩晕、听力减退、口唇麻木、发热、肝功能损害、痛风	进行听力检查,了解有无平衡失调及听力改变,了解尿常规及肾功能变化

药名	每天剂量(g)	间歇疗法(g/d)	主要不良反应	注意事项
吡嗪酰胺 (Z,PZA)	1.5～2.0 顿服	2～3 2～3 次/周	可引起发热、黄疸、肝功能损害、痛风	警惕肝脏毒性,注意关节疼痛、皮疹反应,定期监测 ALT 及血清尿酸,避免日光过度照射
乙胺丁醇 (E,EMB)	0.75～1.0 顿服	1.5～2.0 3 次/周	视神经炎	检查视觉灵敏度和颜色的鉴别力
对氨基水 杨酸钠 (P,PAS)	8～12 分 3 次饭 后服	10～12 3 次/周	胃肠道反应,变态反应,肝功能损害	定期查肝功能,监测不良反应的症状和体征

（3）化疗方法：两阶段化疗法。开始 1～3 个月为强化阶段,联合应用 2 种或 2 种以上的抗生素,迅速控制病情,至痰菌检查阴性或病灶吸收好转后,维持治疗或称巩固期治疗,疗程为 9～15 个月。①间歇疗法：有规律用药,每周 2～3 次,由于用药后结核菌生长受抑制,当致病菌重新生长繁殖时再度高剂量用药,使病菌最终被消灭。此法与每天给药效果相同,其优点在于可减少用药的次数,节约经费,减少药物毒性作用。一般主张在巩固期采用。②顿服：即一次性将全天药物剂量全部服用,使血药浓度维持相对高峰,效果优于分次口服。

（4）化疗方案：应根据病情轻重、痰菌检查和细菌耐药情况,结合药源供应和个人经济条件等,选择化疗方案。分长程和短程化疗。①长程化疗为联合应用异烟肼、链霉素及对氨基水杨酸钠,疗程为 12～18 个月。常用方案为 $2HSP/10HP$、$2HSE/16H_3E_3$,即前 2 个月为强化阶段,后 10 个月为巩固阶段,H_3E_3 表示间歇用药,每周 3 次。其中英文字母为各种药物外文缩写,数字为用药疗程"月",下标数字代表每周用药的次数。②短程化疗总疗程为 6～9 个月,联合应用 2 个或 2 个以上的杀菌剂。常用方案有 $2SHR/4HR$、$2HRZ/4HR$、$2HRZ/4H_3R_3$ 等,短程化疗与标准化疗相比,患者容易接受和执行,因而已在全球推广。

（二）对症治疗

（1）毒性症状：轻度结核毒性症状会在有效治疗 1～3 周消退,重症者可酌情加用肾上腺糖皮质激素对症治疗。

（2）胸腔积液：胸腔积液过多引起呼吸困难者,可行胸腔穿刺抽液,每次抽液量不超过 1 L,抽液速度不宜过快,操作中患者出现头晕、心悸、四肢发凉等胸膜反应时,应立即停止操作,让患者平卧,密切观察血压变化,必要时皮下注射肾上腺素,防止休克。

（三）手术治疗

肺结核以内科治疗为主,手术适用于合理化疗无效,多重耐药的厚壁空洞、大块干酪灶、支气管胸膜瘘和大咯血非手术治疗无效者。

六、护理评估

（一）健康史

患者既往健康状况,有无结核病史,了解患病及治疗经过,有无接受正规治疗,有无传染源接触史,有无接受卡介苗注射,有无长期使用激素或免疫抑制药,居住环境如何,日常活动与休息、饮食情况等。

(二)身体状况

测量生命体征,了解全身有无盗汗、乏力、午后低热及消瘦等中毒症状,有无咳嗽、咳痰、呼吸困难及咯血,咯血量的大小等。

(三)心理及社会因素

了解患者及家属对疾病的认知及态度,有无心理障碍,经济状况如何,家庭支持程度如何,需要何种干预。

(四)实验室及其他检查

痰培养结果,X线胸片及血常规检查是否异常。

七、护理诊断及合作性问题

(一)知识缺乏

知识缺乏与缺乏疾病预防及化疗方面的知识。

(二)营养失调

营养失调与长期低热消耗增多及摄入不足有关。

(三)活动无耐力

活动无耐力与长期低热、咳嗽,体重逐渐下降有关。

(四)社交孤立

社交孤立与呼吸道隔离沟通受限及健康状况改变有关。

八、护理目标

(1)加强相关知识宣教,提高患者及家属对疾病的认知、治疗依从性增加。

(2)患者体重增加,恢复基础水平,清蛋白、血红蛋白值在正常范围内。

(3)进行适当的户外活动,无气促疲乏感。

(4)能描述新的应对行为所带来的积极效果,能尽快恢复健康与人沟通和交流。

九、护理措施

(一)一般护理

室内保持良好的空气流通。肺结核活动期,有咯血、高热等重症者,应卧床休息,症状轻者适当增加户外活动,保证充足的睡眠,做到劳逸结合。盗汗者及时擦汗和更衣,避免受凉。

(二)饮食护理

供给高热量、高蛋白、高维生素、富含钙质饮食,促进机体康复。成人每天蛋白质为1.5～2.0 g/kg,以优质蛋白为主。适量补充矿物质和水分,如铁、钾、钠和水分。注意饮食调配,患者不需忌口,食物应多样化,荤素搭配,色、香、味俱全,刺激患者食欲。患者在化疗期间尤其注意营养的补充。每周测量体重1次。

(三)用药护理

本病疗程长,短期化疗不少于6～10个月。应提供药物治疗知识,强调早期、联合、适量、规律、全程化学治疗的重要性,告知耐药产生与加重经济负担等不合理用药的后果,使患者理解规范治疗的重要意义,提高用药的依从性。督促患者按时按量用药,告知并密切观察药物疗效及药物不良反应,如有胃肠不适、眩晕、耳鸣、巩膜黄染等症状时,应及时与医师沟通,不可擅自停药。

（四）咯血的护理

患者大咯血出现窒息征象时,立即协助其取头低足高位,头偏一侧,快速清除气道和口咽部血块,及时解除呼吸道阻塞。必要时气管插管、气管切开或气管镜直视下吸出血凝块。

（五）消毒隔离

痰涂片阳性的肺结核患者住院治疗期间须进行呼吸道隔离,要求病室光线充足,通风良好,定时进行空气消毒。患者衣被要经常清洗,被褥、书籍在烈日下暴晒 6 小时以上。餐具要专用,经煮沸或消毒液浸泡消毒,剩下饭菜应煮沸后弃掉。注意个人卫生,打喷嚏时应用纸巾遮掩口鼻,纸巾焚烧处理;不要随地吐痰,痰液吐在有盖容器中,患者的排泄物、分泌物应消毒后排放。减少探视,避免患者与健康人频繁接触,探视者应戴口罩。患者外出应戴口罩,口罩要每天煮沸清洗。医护人员与患者接触可戴呼吸面罩、接触患者应穿隔离衣、戴手套。处置前、后应洗手。传染性消失应及时解除隔离措施。

（六）心理护理

结核病是慢性传染病,病程长,恢复慢,在工作、生活等方面对患者乃至整个家庭产生不良影响,患者情绪变化呈多样性,护士及家属应主动了解患者的心理状态,应给予良好的心理支持,督促患者按要求用药,告知不规则用药的后果,使患者树立战胜疾病的信心,安心休息,积极配合治疗。一般情况下,痰涂片阴性和经有效抗结核治疗 4 周以上,无传染性或仅有极低传染性者,鼓励患者回归家庭和社会,以消除隔离感。

十、护理评价

（1）患者治疗的依从性是否提高,能否自觉按时按量服药。

（2）营养状况如何,饮食摄入量是否充足,体重有无改变。

（3）日常活动耐受水平是否有改变。

（4）是否有孤独感,与周围环境的关系如何。

十一、健康教育

（1）加强疾病传播知识的宣教,普及新生儿接种卡介苗制度,疾病的高危人群应定期到医院体检或进行相应预防性处理。

（2）培养良好的卫生习惯,不随地吐痰和凌空打喷嚏,同桌共餐应使用公筷。

（3）注意营养,忌烟酒,避免疲劳,增强体质,预防呼吸道感染。

（4）处于传染活动期的患者,应进行隔离治疗。

（5）全程督导结核患者坚持化学治疗,避免复发,定期复查肝功能和胸片。

（马征夏）

第七节　病毒性肝炎的护理

一、概述

病毒性肝炎是由多种病毒引起的,以肝脏损害为主的一组全身性传染病。目前按病原明确分类的甲型、乙型、丙型、丁型、戊型五型肝炎病毒。各型病毒性肝炎临床表现相似,以疲乏、厌油、肝功能异常为主,部分患者出现黄疸。甲型和戊型肝炎主要表现为急性感染,经粪-口途径传播。乙型、丙型、丁型肝炎多呈慢性感染,少数患者可发展为肝硬化或肝细胞癌,主要经血液、体液等胃肠外途径传播,乙型肝炎因含乙型肝炎病毒体液及血液进入机体而获得感染,主要通过母婴传播及血液、体液传播,血液中乙型肝炎病毒含量较高,微量的血液进入人体即可造成感染。丙型肝炎病毒在体液中含量较少,且为 RNA 病毒,外界抵抗力较低,其传播途径较乙型肝炎局限,主要通过输血及血制品、注射、针刺、血液透析、生活密切接触、性传播、母婴传播等。各型肝炎的治疗原则均以充足的休息、营养为主,辅以适当的药物,避免饮酒、过劳和使用损害肝脏的药物。

二、护理

(一)一般护理

(1)执行内科一般护理常规。

(2)休息与活动:急性肝炎症状明显及黄疸期应卧床休息,恢复期可逐渐增加活动量,以活动后不疲乏为度;慢性肝炎或病情较重者应卧床休息,病情轻者可适当活动,以活动后不疲乏为度;重型肝炎应绝对卧床休息,实施重症监护,密切观察病情变化。

(二)隔离预防措施

在标准预防的基础上,执行接触隔离。

(三)饮食护理

(1)急性肝炎急性期宜进食清淡、易消化、富含维生素的流质或半流质。黄疸消退期,食欲好转,可逐渐增加饮食,少食多餐,宜进食适当高蛋白、高维生素、高热量、易消化的饮食。

(2)慢性肝炎宜进食适当的高蛋白、高热量、高维生素易消化的饮食。

(3)重型肝炎早期饮食避免油腻,宜清淡易消化,以碳水化合物为主,控制蛋白质摄入,恢复期逐渐给予适当蛋白、高维生素易消化食物。

(四)用药护理

(1)急性肝炎以一般治疗及对症治疗为主,但药物不宜过多,以免加重肝脏的负担。除急性丙型肝炎外,其他均不进行抗病毒治疗,因急性丙型肝炎容易转为慢性,早期应用抗病毒治疗可降低转换率,常用药物有长效干扰素、利巴韦林。

干扰素主要诱导宿主产生细胞因子起作用,在多个环节抑制病毒复制。干扰素常见变态反应有类流感综合征,通常在注射后 2~4 小时发生;骨髓抑制作用,表现为粒细胞和血小板计数减少,一般中性粒细胞绝对数≤$0.5×10^9$/L,或血小板计数≤$30×10^9$/L,则应停药,血象恢复后重新恢复治疗;神经精神症状,如焦虑、抑郁、兴奋及易怒等,出现抑郁及精神症状应立即停药并密切监护;失眠和脱发,视情况可不停药;诱发自身免疫性疾病,如甲状腺炎、溶血性贫血、1 型糖尿病等,应及时停药。故用药期间密切观察药物的疗效及不良反应的发生,如发热、胃肠道反应、肝肾及甲状腺功能损害、血象改变及神经精神症状等。

(2)慢性肝炎遵医嘱应用改善和恢复肝功能、免疫调节、抗纤维化及抗病毒治疗等药物。①改善和恢复肝功能:降酶药物如甘草提取物(甘草酸、甘草苷等)、垂盆草等,部分患者停药后出现 ALT 反跳现象,故显效后逐渐减量至停药为宜;退黄药物如丹参、茵栀黄、门冬氨酸钾镁、前列腺素 E_1、腺苷蛋氨酸等。用药过程中密切观察消化道症状及黄疸变化。②免疫调节:如胸腺素等。③抗纤维化药物:主要有丹参、冬虫夏草及核仁提取物等。④抗病毒治疗:目的是抑制病毒复制,改善肝功能;减轻肝组织病变,减少或延缓肝硬化的发生。主要包括核苷类似物和干扰素类抗病毒药物两种。a.核苷类似物作用于乙型肝炎病毒的聚合酶区,通过取代病毒复制过程中延长聚合酶链所需的结构相似的核苷,终止链的延长,从而抑制病毒复制。常用药物有恩替卡韦、阿德福韦酯、替比夫定、拉米夫定等。嘱患者定时服药、定期监测和随访,不能自行停药,停药必须在医师的监测和指导下完成。阿德福韦酯在较大剂量时有一定肾毒性,用药期间应定期监测血清肌酐和血磷值。替比夫定常见不良反应有头晕、头痛、疲劳、腹泻、恶心、皮疹、血淀粉酶升高、脂肪酶升高等。拉米夫定耐受性良好,随用药时间的延长患者发生病毒耐药变异比例增高,故应密切观察患者的临床症状及体征。b.应用干扰素类抗病毒药物治疗,见急性肝炎干扰素治疗。

(五)并发症护理

(1)肝性脑病:密切观察患者有无神经、精神症状,如性格改变、烦躁不安、嗜睡、昏迷等。注意去除和避免诱发因素,如高蛋白饮食、大量放腹水、上消化道出血等。予以低蛋白饮食,保持大便通畅,遵医嘱应用清除肠内含氮物质及降血氨药物。

(2)上消化道出血:密切监测生命体征、精神和意识状态;观察皮肤和甲床色泽、肢体温度等;观察呕吐物和粪便性质、颜色和量,详细记录24小时出入量。禁食禁水,遵医嘱予以药物治疗。

(3)肝肾综合征:密切观察患者有无少尿或无尿、氮质血症、电解质平衡失调症状。预防和消除诱发因素,如大量放腹水、大量利尿及严重感染等。详细记录24小时出入量,遵医嘱用药,避免应用肾损害药物,观察用药疗效。

(4)感染重型肝炎易发生难以控制的感染,以胆道、腹膜及肺多见,应加强护理,严格执行消毒隔离措施。

(六)病情观察

(1)密切观察体温、脉搏、呼吸、血压、神经、精神症状(嗜睡、性格改变、烦躁不安、昏迷等)。

(2)密切观察患者乏力、消化道症状,如食欲减退、恶心、厌油、腹水、肝区痛、中毒性鼓肠、肝臭等。

(3)密切观察患者黄疸变化,如尿色、巩膜及皮肤黄疸情况。

(4)密切观察患者有无出血倾向,牙龈、注射部位及消化道出血等。

(5)密切观察患者有无肝肾综合征表现,如尿少、电解质及酸碱平衡紊乱等。

(七)健康指导

(1)疾病预防知识:甲、戊型肝炎经粪-口途径传播,做好个人卫生,其排泄物用含氯消毒液浸泡消毒,隔离期为发病日起21天;防止乙、丙、丁型肝炎通过血液、体液传播,乙型肝炎急性期隔离至HBsAg阴转,丙型肝炎隔离至ALT恢复正常或血清HCV-RNA阴转。血液、体液传播疾病应避免与他人共用牙具、剃须刀等用品。若性伴侣为HBsAg阳性者,应接种乙肝疫苗。

(2)饮食指导:病毒性肝炎急性期宜进食清谈、易消化、富含维生素的流质或半流质,恢复期逐渐恢复高蛋白、高热量、高维生素易消化饮食,但要避免长期过高热量饮食,以免引起脂肪肝,戒烟酒。

(3)休息与活动:急性期卧床休息、恢复期逐渐增加活动量,以不疲劳为度。

(4)讲解慢性肝炎的诱发因素,指导患者及家属正确对待疾病,保持乐观情绪。生活规律,劳逸结合。

（5）用药指导：嘱患者遵医嘱服药，不滥用药物，特别是对肝脏有损害的药物。向患者讲解抗病毒药物治疗的重要性，以及药物的作用及变态反应，明确用药剂量和使用方法，漏服药物或自行停药可能导致的风险。

（6）出院后定期复查，出现乏力、食欲缺乏、恶心及黄疸等症状及时就诊。

（马征夏）

第八节　传染性单核细胞增多症的护理

一、概述

传染性单核细胞增多症主要是由 EB 病毒原发感染所致的急性传染病。典型临床三联征为发热、咽峡炎和淋巴结肿大，可合并肝脾大，外周淋巴细胞及异型淋巴细胞增高。病程常呈自限性。治疗主要包括抗病毒治疗及对症治疗，多数预后良好，少数可出现嗜血综合征等严重并发症。

二、护理

（一）一般护理

（1）执行内科一般护理常规。

（2）卧位与休息：取舒适卧位，绝对卧床休息。

（3）高热护理：以物理降温为主，药物降温为辅。

（4）皮疹护理：做好生活护理，保持皮肤清洁，每天温水清洗皮肤，禁用肥皂水擦洗，衣被保持清洁、平整及干燥。

（二）隔离预防措施

在标准预防的基础上，执行接触隔离。

（三）饮食护理

宜进食高热量、高蛋白、高维生素、易消化的清淡流质饮食或半流质饮食。

（四）用药护理

遵医嘱应用抗病毒药物治疗，早期应用更昔洛韦，观察药物疗效。

（五）并发症护理

1.咽喉部溶血性链球菌感染

密切观察患者咽部、扁桃体、腭垂充血肿胀情况，加强口腔护理，遵医嘱应用抗生素治疗，观察药物疗效。

2.急性肾炎

密切观察患者尿液的性质、量，水肿表现。

3.脾破裂

密切观察患者有无剧烈腹痛、血压急剧下降等。嘱患者卧床休息，避免剧烈活动或按压腹部。如出现脾破裂应立即通知医师处理。

（六）病情观察

（1）密切观察患者体温、脉搏、呼吸、血压变化。

（2）密切观察患者淋巴结肿大情况及有无粘连及压痛。

（3）密切观察患者有无咽痛及咽峡炎症状，患者咽部、扁桃体、腭垂充血肿胀情况。

（4）密切观察患者皮疹情况，包括出疹时间、形态、出疹顺序及消退。

（5）密切观察患者肝、脾大情况，有无黄疸，有无疼痛及压痛，触诊时动作要轻柔。

（七）健康指导

（1）疾病预防指导：病毒在口咽部上皮细胞内增殖，唾液中含有大量病毒，因此避免经口密切接触，患者呼吸道分泌物宜用含有效氯 500 mg/L 的消毒液浸泡消毒。

（2）休息与活动：嘱患者卧床休息，避免过早活动，以免引起并发症的发生。

（3）饮食护理：宜进食高热量、高蛋白、高维生素、易消化的饮食。

（4）出院后定期复查。

（马征夏）

第九节　艾滋病的护理

一、概述

艾滋病是获得性免疫缺陷综合征的简称，是由人免疫缺陷病毒引起的慢性全身性传染病。本病主要经性接触、血液及母婴传播。人类免疫缺陷病毒感染者和艾滋病患者是本病唯一的传染源。人免疫缺陷病毒主要侵犯、破坏 $CD4^+$ T 淋巴细胞，导致机体免疫细胞和/或功能受损乃至缺陷，最终并发各种严重机会性感染和恶性肿瘤。该病具有传播迅速、发病缓慢、病死率高的特点。现应用高效抗反转录病毒治疗、免疫重建、治疗机会性感染及肿瘤和对症治疗，最大限度地抑制病毒复制，重建或维持免疫功能，降低病死率和人类免疫缺陷病毒相关疾病的罹患率，提高患者的生活质量。

二、护理

（一）一般护理

（1）执行内科一般护理常规。

（2）休息与活动：在急性感染期和艾滋病期应卧床休息，以减轻症状；无症状感染期可以正常工作，但应避免劳累。

（3）生活护理：加强口腔及皮肤清洁，防止继发感染，减轻口腔、外阴真菌、病毒感染引起的不适，长期腹泻及肛周尖锐湿疣患者注意肛周皮肤卫生。

（二）隔离预防措施

在标准预防的基础上，执行接触隔离预防措施。艾滋病期患者由于免疫缺陷，应实施保护性隔离。

（三）饮食护理

遵医嘱给予高热量、高蛋白、高维生素、易消化饮食,少量多餐,禁食生冷及刺激性食物。若有呕吐,于饭前30分钟给予止吐药物;若有腹泻,应给予少渣、少纤维素、高蛋白、高热量、易消化的流质或半流质。

（四）用药护理

1.高效抗反转录病毒治疗的护理

高效抗反转录病毒治疗是针对病原体的特异性治疗,目的是最大限度地抑制病毒复制,重建或维持免疫功能。包括核苷类反转录酶抑制剂、非核苷类反转录酶抑制剂、蛋白酶抑制剂及整合酶抑制剂。鉴于仅用一种抗病毒药物易诱发人类免疫缺陷病毒变异,产生耐药性,因此目前主张联合用药。用药过程中密切观察药物的不良反应,如头痛、恶心、呕吐、腹泻,不良反应包括骨髓抑制、肝肾损害,糖、脂肪代谢异常,定期评价治疗效果、监测病毒学和免疫学指标。

（1）核苷类反转录酶抑制剂:选择性抑制人类免疫缺陷病毒反转录酶,掺入正在延长的DNA链中,抑制人类免疫缺陷病毒复制。常用药物齐多夫定、去羟肌苷、拉米夫定、替诺福韦酯及恩曲他滨。注意药物的使用方法、配伍禁忌和相互作用,如替诺福韦酯、恩曲他滨需与食物同服;去羟肌苷可诱发周围神经炎、腹泻、口腔炎或胰腺炎,齐多夫定不能与司坦夫定同服等。

（2）非核苷类反转录酶抑制剂:主要作用于人类免疫缺陷病毒反转录酶某位点使其失去活性。常用药物有奈韦拉平、依非韦伦及依曲韦林等,依曲韦林需饭后服用等。

（3）蛋白酶抑制剂:抑制蛋白酶阻断人类免疫缺陷病毒复制和成熟过程中必需的蛋白质合成。常用药物有利托那韦及洛匹那韦等。

（4）整合酶抑制剂:拉替拉韦等。

2.免疫重建

免疫重建是通过抗病毒治疗及其他医疗手段使人类免疫缺陷病毒感染者受损的免疫功能恢复和接近正常。在免疫重建过程中密切观察患者发热、潜伏感染的出现或原有感染的加重和恶化等免疫重建炎症反应综合征发生。

（五）并发症护理

尽可能减少和延缓各种机会性感染及肿瘤发生,密切观察患者呼吸系统、中枢神经系统、消化系统、口腔、皮肤、眼部感染和肿瘤的症状体征。出现并发症及时治疗,对症护理。

（六）病情观察

（1）人类免疫缺陷病毒相关症状:密切观察患者发热、盗汗、腹泻、体重变化、精神症状等症状。

（2）呼吸系统:密切观察患者咳嗽、发热、发绀及血氧分压变化等症状。

（3）中枢神经系统:密切观察患者头晕、头痛、癫痫、进行性痴呆及脑神经炎等症状。

（4）消化系统:密切观察患者食管炎或溃疡,吞咽疼痛、胸骨后烧灼感、腹泻、体重减轻、感染性肛周炎及直肠炎等症状。

（5）口腔:密切观察患者鹅口疮、舌毛状白斑、复发性口腔溃疡及牙龈炎等症状。

（6）皮肤:密切观察患者带状疱疹、传染性软疣及尖锐性湿疣等症状。

（7）眼部:密切观察患者眼底絮状白斑。眼睑、眼板腺、泪腺、结膜及虹膜卡波济肉瘤侵犯。

（8）肿瘤:密切观察患者恶性淋巴瘤等肿瘤发生情况。

（七）健康指导

1.疾病预防指导

（1）通过多种途径进行艾滋病的基本知识、传播方式及预防措施的宣教。

（2）加强对艾滋病高危人群的疫情监测。

（3）推广使用一次性针头、注射器。注意个人卫生，不共用牙具、剃须刀等。

（4）严格血液及血制品管理，严格监测献血者、精液及组织、器官供者的人类免疫缺陷病毒抗体。

2.疾病知识指导

加强宣教使患者充分认识本病的基本知识、传播方式、预防措施及保护他人和自我健康监控的方法。

（1）患者的血液、排泄物和分泌物应用消毒液浸泡消毒。

（2）严禁献血、捐献器官、精液；性生活使用安全套。

（3）定期或不定期访视和医学观察，出现症状、并发感染或恶性肿瘤应住院治疗。

（4）加强口腔和皮肤清洁，减轻口腔、外阴真菌及病毒感染引起的不适。

（5）已感染人类免疫缺陷病毒的育龄妇女应尽量避免妊娠、生育，以防止母婴传播。

（马征夏）

第十节　手足口病的护理

一、概述

手足口病是由一组肠道病毒引起的急性传染病，其中以柯萨奇病毒 A 组 16 型和肠道病毒 71 型感染最常见。本病传染源为患者和隐性感染者，传染性强，患者和病毒携带者的粪便、呼吸道分泌物及黏膜疱疹液中含有大量病毒，主要经粪-口途径传播，其次是呼吸道飞沫传播。一年四季均可发病，以夏、秋季节最多。多发生在 10 岁以下的婴幼儿，临床以发热及手、足、口腔等部位皮肤黏膜的皮疹、疱疹、溃疡为典型表现，少数患儿可引起心肌炎、肺水肿、无菌性脑脊髓膜炎、脑炎等并发症，个别重症患儿病情发展快，会导致死亡。手足口病的治疗目前尚缺乏特异、高效的抗病毒药物，以一般治疗、对症和病原治疗为主。

二、护理

（一）一般护理

（1）执行内科一般护理常规。

（2）休息：一周内绝对卧床，加强生活护理。

（3）皮肤疱疹护理：加强口腔护理，每天餐后用温水漱口。衣物被褥保持清洁，剪短指甲，必要时包裹双手，防止抓破皮肤。

（4）隔离预防措施：在标准预防的基础上，执行接触和飞沫隔离。隔离至皮疹消退及水疱结痂，一般需 2 周。

(二)饮食护理

多饮水,饮食宜清淡、富含维生素、易消化的流质或半流质饮食,禁食刺激性食物,不能进食者给予鼻饲或静脉补充营养治疗,并做好留置胃管的护理。

(三)用药护理

遵医嘱予以病原及对症治疗,观察治疗疗效。颅内高压患儿应限制入量,控制输液速度,给予 20% 甘露醇治疗,15～30 分钟滴入,并详细记录 24 小时出入量。应用米力农、多巴胺、多巴酚丁胺等血管活性药物,密切监测血压及循环系统的变化。

(四)并发症护理

1.神经系统受累

观察患儿有无头痛、呕吐、嗜睡、抽搐、瘫痪、脑膜刺激征、谵妄甚至昏迷,颅内高压或脑疝的表现等。

2.呼吸、循环衰竭

观察患儿有无呼吸困难、呼吸浅促或节律改变、咳白色、粉红色泡沫样痰、面色苍白、四肢发冷等,保持呼吸道通畅,吸氧。呼吸功能障碍者应及时行气管插管,使用正压机械通气。在维持血压稳定的情况下限制液体入量,遵医嘱应用血管活性药物,观察用药疗效。

(五)病情观

密切观察病情变化,及时发现重症患者。

(1)密切观察体温、脉搏、呼吸、血压、血氧饱和度的变化。

(2)密切监测神经系统表现,如精神差、嗜睡、易惊、头痛、呕吐、谵妄、肢体抖动等。

(3)密切观察呼吸系统表现,如呼吸困难、呼吸浅促或节律改变,咳白色、粉红色泡沫样痰等,需警惕神经源性肺水肿。

(4)密切观察循环系统表现,如心率增快或减慢,出冷汗、四肢凉、皮肤花纹、血压升高或下降等。

(六)健康指导

(1)疾病预防指导:执行接触和飞沫隔离。隔离至皮疹消退及水疱结痂,一般需 2 周。患儿所用物品应消毒处理,可用含氯消毒液浸泡或煮沸消毒,不宜浸泡的物品可放在日光下曝晒。粪便需经含氯消毒液消毒浸泡 2 小时后倾倒。

(2)休息与饮食:卧床休息,饮食清谈、易消化、富含维生素,多饮水。

(3)养成良好的个人卫生习惯,口咽部疱疹者每天餐后应用温水漱口,手足疱疹者保持衣服、被褥清洁、干燥,剪短患儿指甲,必要时包裹双手,防止抓破皮肤。家属接触患儿前后及处理粪便后均要洗手。

(4)讲解早期重症手足口病症状体征,如高热持续不退、精神差、肢体抖动、呼吸节律改变等,以便及早识别重症患者,及时救治。

(马征夏)

第十一节　肾综合征出血热的护理

一、概述

肾综合征出血热(又称流行性出血热)是由汉坦病毒属的各型病毒引起的,以鼠类为主要传染源的一种自然疫源性疾病。广泛流行于亚欧等国,我国为高发区。本病主要病理变化是全身小血管和毛细血管广泛性损害,临床以发热、低血压休克、充血、出血和肾损害为主要表现,典型患者病程呈五期经过。本病以综合治疗为主,早期应用抗病毒治疗,中晚期则针对病理生理进行对症治疗,"三早一就"为本病的治疗原则,即早发现、早期休息、早期治疗和就近治疗。

二、护理

(一)一般护理

(1)执行内科一般护理常规。

(2)休息与体位:绝对卧床休息,注意保暖,且不宜搬动,以免加重血浆外渗和组织脏器的出血。

(二)隔离预防措施

在标准预防的基础上,执行空气和接触隔离。

(三)饮食护理

遵医嘱给予清淡、易消化、高维生素的流质或半流质饮食。发热期应注意适当补充液体;少尿期应给予高碳水化合物、高维生素和低蛋白饮食,限制液体量的摄入;多尿期应注意补充液体量及钾盐。有消化道出血的患者应禁食。

(四)用药护理

1.发热期

治疗原则抗病毒、减轻外渗、改善中毒症状及防治弥散性血管内凝血为主。抗病毒治疗能抑制病毒,减轻病情和缩短病程,常用药物为利巴韦林,遵医嘱尽早用药;减轻外渗遵医嘱补充血容量,给予降低血管通透性药物,如维生素 C 等;改善中毒症状高热以物理降温为主,忌用强烈发汗退热药,以防大汗而进一步丧失血容量;防治弥散性血管内凝血遵医嘱给予右旋糖酐-40 或丹参注射液,以降低血液黏滞性。

2.低血压休克期

治疗原则为积极补充血容量、纠正酸中毒和改善微循环。遵医嘱补充血容量,宜早期、快速和适量,力争血压在 4 小时内稳定回升,液体应晶胶结合;纠正酸中毒主要用 5‰碳酸氢钠溶液;改善微循环经补液、纠酸后,血压仍不稳定的可用血管活性药物,如多巴胺等,注意滴速,并监测血压变化。

3.少尿期

治疗原则为稳定内环境、促进利尿、导泻和透析为主。若在透析过程中进行超滤,应注意超滤总量与超滤速度不宜过大或过快,同时密切观察血压变化。

4.多尿期

治疗原则为多尿后期注意维持水和电解质的平衡,防止继发感染。

(五)并发症护理

常见并发症有腔道出血、肺水肿、脑炎、脑膜炎、颅内出血等。

1.腔道出血

密切监测生命体征变化,遵医嘱进行病因治疗,执行相应护理常规。

2.中枢神经系统并发症

密切观察中枢神经系统的表现,脑水肿或颅内出血所致颅内压增高应用甘露醇治疗,在15~30分钟滴入,同时观察呼吸、心率、血压、瞳孔的变化,颅内高压表现有无改善,并详细记录24小时出入量。

3.急性呼吸窘迫综合征

密切观察患者有无呼吸急促、发绀等,应限制入量和进行高频通气,必要时给予呼气末正压通气方式辅助呼吸。

4.心力衰竭、肺水肿

密切观察患者有无呼吸困难、呼吸频率加快、咳嗽、咳粉红色泡沫痰等症状。

(六)病情观察

(1)密切观察体温变化,发热程度、热型及持续时间等,一般体温越高,热程越长,病情越重。

(2)密切观察有无全身中毒症状及毛细血管损伤的表现,如"三痛""三红"的表现,全身酸痛、头痛、腰痛和眼眶痛,颜面、颈、胸部皮肤充血潮红。观察有无鼻出血、咯血、黑便或血尿。

(3)密切观察血压的变化及有无休克表现,如面色苍白、四肢厥冷、脉搏细速、烦躁不安、谵妄、嗜睡或昏迷等。

(4)密切监测尿量变化,详细准确记录24小时出入量。

(5)密切观察肾损害的表现,主要为尿毒症、酸中毒和水电解质平衡紊乱,严重的出现高血容量综合征和肺水肿,如厌食、恶心、呕吐、腹胀等,观察有无头晕、头痛、烦躁、嗜睡、谵妄,甚至昏迷和抽搐等,观察有无电解质紊乱表现,如高血钾和低血钾引起的心律失常,低血钠引起的头晕、倦怠、视力模糊及脑水肿等。

(七)健康指导

(1)疾病预防指导:鼠为肾综合征出血热的主要传染源,灭鼠和防鼠是预防本病的关键,防止鼠类排泄物污染食物和水。野外作业加强个人防护,不要用手直接接触鼠类或鼠的排泄物。

(2)休息和活动:早期绝对卧床休息,过多活动会加重血浆外渗和组织器官的出血。肾功能恢复需较长时间,故患者出院后仍需要休息1~3个月,逐步恢复工作。

(3)饮食给予清淡、易消化、高热量、高维生素的流质或半流质饮食。发热期应注意适当补充液体;少尿期量出为入,宁少勿多;多尿期应注意补充液体量及钾盐。

(4)出院后生活要有规律,保证足够睡眠,定期复查。

(马征夏)

第十二节 细菌性痢疾的护理

一、概述

细菌性痢疾是由志贺菌引起的肠道传染病。细菌性痢疾主要通过消化道传播,终年散发,夏、秋季可引起流行,人群普遍易感。其主要病理变化为直肠、乙状结肠的炎症和溃疡,临床表现为腹痛、腹泻、里急后重和黏液脓血便等,可伴有发热及全身毒血症状。严重者可有感染性休克和/或中毒性脑病,预后凶险。由于志贺菌各组及各血清型之间无交叉免疫,且病后免疫力差,故可反复感染。一般为急性菌痢,少数迁延成慢性菌痢。急性菌痢经病原治疗、对症治疗后大部分于1~2周后痊愈;中毒性菌痢应采取综合急救措施,力争早期治疗;慢性菌痢病因复杂,可采用全身和局部治疗相结合的原则。

二、护理

(一)一般护理

(1)执行内科一般护理常规。

(2)休息与体位:急性期患者腹泻频繁、毒血症状严重,必须卧床休息。中毒性菌痢者应绝对卧床休息,专人监护,置患者平卧位或休克体位,同时注意保暖。

(二)隔离预防措施

在标准预防的基础上,执行接触隔离。至临床症状消失、粪便培养2次阴性,方可解除隔离。

(三)饮食护理

严重腹泻伴呕吐者暂禁食,静脉补充所需营养。能进食者宜进食高热量、高蛋白、高维生素、少渣、少纤维清淡易消化流质或半流质饮食为原则,避免生冷、多渣、油腻或刺激性食物。

(四)用药护理

(1)遵医嘱使用抗生素、喹诺酮类药物,该药抗菌谱广,口服吸收好,常用药物环丙沙星等,用药过程中密切观察胃肠道反应、肾毒性、过敏、粒细胞减少等变态反应。因影响骨骼发育,故儿童、孕妇及哺乳期妇女如非必要不宜使用。小檗碱因其有减少肠道分泌作用,故可与抗生素同时使用。

(2)中毒性菌痢:①周围循环衰竭型遵医嘱扩容、纠正酸中毒等抗休克治疗,给予葡萄糖盐水、5%碳酸氢钠及右旋糖酐-40等液体。扩容时,应根据血压、尿量随时调整输液速度。在快速扩容阶段,应观察患者有无肺水肿及左心衰竭表现;改善微循环障碍,应用血管活性药物,给予山莨菪碱、酚妥拉明、多巴胺等,以改善重要脏器血液灌注,密切观察药物的疗效及变态反应。②脑型遵医嘱给予20%甘露醇治疗,在15~30分钟滴入,以减轻脑水肿,并详细记录24小时出入量,应用血管活性药物以改善脑部循环,出现呼吸衰竭给予洛贝林,密切观察药物疗效。

(3)慢性菌痢采用全身与局部治疗相结合的原则,疗程适当延长。

（五）症状护理

1.发热

予以物理降温,必要时遵医嘱服用退热剂,高热伴烦躁、惊厥者,可采用亚冬眠疗法,应避免搬动患者,保持呼吸道通畅,密切观察生命体征变化。

2.腹泻

密切观察排便次数、量、性状及伴随症状、采集含有脓血、黏液新鲜粪便标本,及时送检。维持水、电解质平衡,排便次数多时注意肛周皮肤清洁。

3.感染性休克

密切观察病情,应卧床休息,予以休克体位,注意保暖,给予吸氧,持续监测血氧饱和度,观察氧疗效果,抗休克治疗及护理。

4.中枢性呼吸衰竭

中毒性菌痢呼吸衰竭型遵医嘱给予 20% 甘露醇静脉滴注,$15\sim30$ 分钟滴入。应用血管活性药物,保持呼吸道通畅、吸氧,遵医嘱给予呼吸兴奋剂,注意观察药物疗效。必要时应用呼吸机治疗。

（六）病情观察

(1)密切观察患者毒血症状及肠道症状的轻重,如发热、乏力、头痛、食欲减退、腹痛、腹泻、里急后重等,详细记录大便次数、性质及量等。

(2)密切观察有无中毒性菌痢的表现:①周围循环衰竭型表现,如面色苍白、四肢湿冷、血压下降、脉搏细速、尿少、烦躁等感染性休克症状。②呼吸衰竭型表现,如剧烈头痛、频繁喷射状呕吐、惊厥、昏迷、瞳孔不等大、对光反射消失、中枢性呼吸衰竭等中枢神经系统症状。

（七）健康指导

(1)疾病预防指导:细菌性痢疾主要通过消化道传播,做好饮水、食品、粪便的卫生管理及防蝇灭蝇工作。隔离期至症状消失后 7 天或粪便培养 $2\sim3$ 次阴性。

(2)菌痢患者应及时隔离治疗,其粪便需消毒处理。遵医嘱按时、按量、按疗程坚持服药。

(3)慢性菌痢患者应避免诱发因素,如进食生冷食物、暴饮暴食、过度紧张、受凉等。

(4)慢性患者和带菌者应隔离或定期访视,并给予彻底治疗。

(5)加强体育锻炼,保持生活规律,复发时及时治疗。

（马征夏）

第九章

精神科护理

第一节　神经衰弱的护理

　　神经衰弱是由于脑神经活动长期持续性过度紧张,导致大脑的兴奋与抑制过程失调而产生的神经症,主要以脑和躯体功能衰弱为特征,主要特点是精神易兴奋和脑力易疲乏,以及紧张、烦恼、易激惹等情绪症状和肌肉紧张性疼痛、睡眠障碍等生理功能紊乱症状。症状不是继发于躯体或脑的疾病,也不是其他任何精神障碍的一部分。在我国 15~19 岁居民中,神经衰弱患病率为13.03%,占全部神经症的 58.7%,居各类神经症之首。

一、病因与发病机制

(一)社会-心理因素

　　神经系统功能过度紧张,尤其长期心理冲突和精神创伤引起负性情感体验是常见原因,如生活节奏紊乱,过分劳累紧张,学习和工作不适应,家庭纠纷,婚姻、恋爱问题处理不当等。

(二)器质性病变

　　感染、中毒、颅脑创伤、营养不良、内分泌失调等。

(三)素质因素

　　巴甫洛夫认为,高级神经活动类型属于弱型和中间型的人,个性特征表现为孤僻、胆怯、敏感多疑、急躁、易紧张者容易得病。但没有人格缺陷的人,在强烈而持久的精神因素作用下,同样可以发病。

　　神经衰弱大多缓慢起病,症状呈慢性波动性,症状的消长常与心理冲突有关。具有易感素质的个体如果生活中应激事件多,疾病往往波动且病程迁延,难以彻底痊愈。

二、临床表现

(一)脑功能衰弱

　　脑功能衰弱的症状是神经衰弱的常见症状,包括精神易兴奋与易疲劳。

　　1.兴奋症状

　　感到精神易兴奋,表现为回忆和联想增多,对指向性思维感到费力,而缺乏指向的思维却很活跃,且控制不住,因难以控制而感到痛苦,伴有不快感,但没有言语运动增多。这种情况在入睡前较多,有时对声光很敏感。

2.衰弱症状

脑力易疲劳是神经衰弱患者的主要特征。患者无精打采,自感脑子迟钝,注意力不集中或不能持久,记忆差,脑力和体力均易疲劳,效率显著下降。有以下特点:①疲劳常伴有不良心境,休息不能缓解,但随着心境的恢复而消失;②疲劳常有情境性;③疲劳常有弥散性;④疲劳不伴有欲望与动机的减退;⑤以精神疲劳为主,不一定伴有躯体的疲劳。

(二)情绪症状

情绪症状主要表现为容易烦恼和易激惹等。其内容常与现实生活中的各种矛盾有关,感到困难重重,难以应付。可有焦虑或抑郁,但不占主导地位。这些情绪在健康人中也可见到,一般认为这些情绪症状必须具备下述3个特点才算病态:①患者感到痛苦而求助;②患者感到难以自控,遇事易激动,好发脾气,但事后又后悔,或伤感、落泪;③情绪的强度及持续时间与生活事件或处境不相称。约40%的患者在病程中出现短暂、轻度的抑郁情绪,但不持久,一般不产生自杀意念或企图。

(三)心理-生理症状

神经衰弱患者常常有大量的躯体不适症状,经各种检查找不到病理性改变的证据。

1.头痛

常为紧张性头痛,头痛多无固定部位,时间不定,痛时可耐受,偶然可伴恶心,但无呕吐。看书、学习时头痛加剧,如情绪松弛,或睡眠好,得到充分休息,头痛可明显减轻,有时头部有压迫或紧箍感。

2.睡眠障碍

睡眠障碍是患者主诉较多的症状,最常见的是入睡困难,患者感到疲乏、困倦,但上床后又觉兴奋,辗转难眠。另外是多梦、易醒,或自感睡眠浅。还有一些患者缺乏真实睡感,即睡醒后否认自己入睡过。

3.自主神经功能障碍

可出现心动过速、血压高或低、多汗、有时发冷、厌食、便秘和腹泻、尿频、月经不调、遗精、早泄或勃起功能障碍等。

4.继发性反应

继发性反应是病后继发性病理心理反应,由于患者的躯体症状和自主神经功能紊乱的影响,过分关注这些不适,而产生疑病,如心悸则怀疑是心脏病,胃肠不适则怀疑是胃癌,从而易烦恼焦虑不安,加重神经系统功能的负担,而使病程迁延,症状加剧,又反过来增加焦虑不安,以致成为恶性循环。

三、诊断标准

神经衰弱是一种功能障碍性病症,临床症状表现繁多,但要诊断本病,应具备以下5个特点。

(1)显著的衰弱或持久的疲劳症状:如经常感到精力不足,萎靡不振,不能用脑,记忆力减退,脑力迟钝,学习工作中注意力不能集中,工作效率显著减退,即使是充分休息也不能消除疲劳感。对全身进行检查,无躯体疾病,也无脑器质性病变。

(2)表现以下症状中的任何两项:①易兴奋又易疲劳;②情绪波动大,遇事容易激动,烦躁易怒,担心和紧张不安;③因情绪紧张引起紧张性头痛或肌肉疼痛;④睡眠障碍,表现为入睡困难、易惊醒、多梦。

(3)上述情况对学习、工作和社会交往造成不良影响。

(4)病程在3个月以上。

(5)排除其他神经症和精神病。

五、护理诊断

(一)睡眠型态紊乱

睡眠型态紊乱与焦虑有关。

(二)疲乏

疲乏与患者主诉疲乏无力有关。

(三)疼痛

疼痛与患者有躯体不适、疼痛的主诉有关。

(四)便秘或感知性便秘

便秘或感知性便秘与自主神经功能紊乱有关。

(五)营养失调

低于机体需要量与食欲缺乏、消瘦有关。

(六)情境性自我贬低

情境性自我贬低与患者自觉做事效率减低、能力不足有关。

(七)保持健康能力改变

保持健康能力改变与个人适应能力差有关。

六、护理措施

(一)心理护理

患者对人际关系较为敏感,护理人员在与患者交往的过程中要以同情、尊重态度对待患者,与患者建立良好的护患关系。帮助患者认识自己的性格特点,面对现实,接受现实,采用顺其自然的态度。鼓励患者配合治疗,发挥主观能动性,帮助患者与他人建立良好和谐的人际关系,进而调节自己的不良情绪。改变患者的认知,鼓励患者诉说烦恼和苦闷,可用转移法宣泄自己的不良情绪,指导患者学习生物反馈方法进行放松训练。

(二)睡眠护理

住院治疗的神经衰弱患者绝大部分有睡眠障碍,且为睡眠问题而焦虑,护理人员应尽量给患者提供适当的睡眠环境,如安静、温湿度适宜的病室,不和其他精神运动性兴奋患者同一病室,指导患者进行睡前准备,如喝热牛奶,用热水泡脚,听轻音乐,睡前不做剧烈运动,忌饮浓茶、咖啡等。禁止患者白天卧床睡眠,鼓励患者日间参加力所能及的文娱活动及体育锻炼。

(三)对症护理

患者常有脑力及躯体疲劳的症状,应让患者注意劳逸结合,科学规律地安排日常活动,适当进行体力劳动并加强体育锻炼,保持良好的睡眠。当存在易兴奋症状时,要尽量创造安静环境,调节患者的不良心境。患者出现头痛时,首先让患者休息,保持良好睡眠,如不能缓解,可遵医嘱给予地西泮或抗抑郁药等服用。患者出现心动过速、血压改变、多汗、便秘或腹泻等躯体不适时,告诉患者随着神经衰弱症状的缓解，躯体不适可逐渐减轻，直至消失。

七、健康教育

(一)患者

介绍神经衰弱的病因、表现等相关知识，培养患者乐观豁达的情绪。帮助患者科学规律地安排生活，劳逸结合，加强体育锻炼。克服不健康的性格特点，正确对待各种困难和挫折，建立并维持健康的正性情绪。

(二)家属

向家属介绍疾病知识，取得家属和社会支持，消除各种不良因素的干扰，有利于患者的治疗和康复。协助患者建立良好的人际关系，帮助纠正患者的错误认知。

（王　健）

第二节　恐惧症的护理

恐惧症是以恐惧症状为主要临床表现的神经症。患者对某种特定的客体、处境或与人交往时产生持续的和不合理的恐惧，并主动采取回避方式来解除。

一、病因与发病机制

遗传调查发现广场恐惧症患者的家属中有19%的人患有类似疾病，且女性亲属的患病率较男性亲属高2~3倍。恐惧症患者具有一定人格特征，如害羞、被动、信赖、焦虑等。生化研究约50%的社交恐惧症患者，在出现恐怖的同时有血浆肾上腺素含量的升高，惊恐发作则无。社会-心理因素精神分析理论认为成人单纯性恐惧症来源于儿童时期曾有过的体验，随着年龄的增长，一般至青春期消失，但当人体因疾病而变得软弱或被新的精神刺激所诱发，过去经历过的恐惧就可能再显出来。条件反射理论认为恐惧症是由于某些无害的事物或情境与令人害怕的刺激多次重叠出现，形成条件反射，成为患者恐怖的对象，促使患者采取某种行为去回避它。如果回避行为使患者的焦虑得到减轻或消除，便合成为一种强化因素，通过操作性条件反射，使这种行为本身固定下来，持续下去。

二、临床表现

恐惧症的中心症状是恐怖，并因恐怖引起剧烈焦虑甚至达到惊恐的程度。恐惧症的共同特征是：①某种客体或情境常引起强烈的恐惧；②恐惧时常伴有明显的自主神经症状，如头晕、晕倒、心悸、心慌、战栗、出汗等；③对恐惧的客体和情境极力回避，因为要回避常影响正常的生活，愈是回避说明病情愈重；④患者知道这种恐惧是过分的或不必要的，但不能控制。常见的临床类型有以下3种。

(一)场所恐惧症

场所恐惧症又称广场恐惧症、旷野恐惧症、聚会恐惧症等，在恐惧症中最为常见，约60%。多起病于25岁左右，35岁左右为发病高峰，女性多于男性。患者看到周围都是人或空无一人时,会产生剧烈的恐怖,担心自己无法自控或晕倒,或出现濒死感或焦虑不安。有时候害怕较小的封闭空间,如害怕使用公共交通工具,如乘坐汽车、火车、地铁、飞机。害怕到人多拥挤的场所,如剧院、餐馆、菜市场、百货公司等;对高空、黑暗等产生恐怖,而不愿立足于高处,甚至不敢在高楼上居住,或不敢独自一人处于黑暗之中;害怕排队等候;害怕出远门等。严重的患者,可长年在家,不敢出门,甚至在家中也要人陪伴。有的患者在有人陪伴时恐惧症状有所减轻。

(二)社交恐惧症

主要表现为在社交场合中出现恐怖,患者害怕出现在众人面前,在大庭广众面前害怕被别人注意,害怕会当众出丑,因此当着他人的面不敢讲话、不敢写字、不敢进食,不敢与人面对面就座,甚至不敢如厕,严重者可出现面红耳赤、出汗、心跳、心慌、震颤、呕吐、眩晕等。患者可因恐怖而回避朋友,与社会隔绝而仅与家人保持接触,甚至失去工作能力。

如果患者害怕与他人对视,或自认为眼睛的余光在窥视别人,因而惶恐不安者,则称为对视恐怖。如果患者害怕在与人相处时会面红或坚信自己有面红,则称为赤面恐怖。

(三)特定的恐惧症

或称特定的单纯恐惧症。表现为对以上两种类型以外的某些特殊物体、情境或活动的害怕。单纯恐惧症症状恒定,多只限于某一特殊对象,但部分患者在消除对某一物体的恐惧之后,又出现新的恐惧对象。多起始于童年,女性多见。

1.物体恐惧症

患者主要表现为对某些特定的物体如动物等产生恐怖,患者害怕的往往不是与这些物体接触,而是担心接触之后会产生可怕的后果,如害怕猫、老鼠、狗、鸟类或昆虫等小动物。在青春期前,对动物恐怖的男女患者比例相近,成人后则以女性为多。有些患者表现为对尖锐物体的恐怖,而不敢接触尖锐物体,害怕自己或别人会受到这些物体的伤害,也有的患者可表现为害怕见到血液等。

2.自然现象恐惧症

对打雷、闪电、波浪等恐惧。对雷雨恐怖者,不仅对雷雨觉得恐怖,而且对可能发生雷雨的阴天或湿度大的天气也可能感到强烈的不安。甚者为了解除焦虑主动离开这些地方,以回避雷雨发生。

以上各种恐惧症可单独出现,也可合并存在。

三、诊断标准

恐惧症是一种以过分和不合理地惧怕外界客体或处境为主的神经症。患者明知没有必要,但仍不能防止恐惧发作,恐惧发作时往往伴有显著的焦虑和自主神经症状。患者极力回避所害怕的客体或处境,或是带着畏惧去忍受。

(1)符合神经症的诊断标准。

(2)以恐惧为主,须符合以下4项:①对某些客体或处境有强烈恐惧,恐惧的程度与实际危险不相称。②发作时有焦虑和自主神经症状。③有反复或持续的回避行为。④知道恐惧过分、不合理,或不必要,但无法控制。

(3)对恐惧情景和事物的回避必须是或曾经是突出症状。

(4)排除焦虑症、精神分裂症、疑病症。

五、护理诊断

(一)社交障碍

社交障碍与社交恐怖有关。

(二)个人应对无效

个人应对无效与缺乏信心、无助感有关。

(三)精力困扰

精力困扰与过度紧张有关。

(四)有孤立的危险

有孤立的危险与社交恐怖有关。

(五)自尊紊乱

自尊紊乱与因恐惧症状而自卑有关。

(六)情境性自我贬低

情境性自我贬低与感觉自己无法控制局面有关。

六、护理措施

(一)心理护理

护士应以非评判性态度,认真倾听,多鼓励患者,及时肯定其进步。帮助患者认识其性格特点,认清各种负面想法,培养良好的个性。鼓励患者接触自己恐惧的事物和情景,根据患者的不同特点选用不同的方法。有的只是想象恐惧对象,有的真实面对,有的采用系统性脱敏方法,有的直接面对最高刺激,采取暴露疗法等。应鼓励患者主动反复练习,直至适应。患者接触恐惧对象时注意陪同,给予支持性心理护理。教会患者放松的方法,指导在面对恐惧对象和场合时,用放松方法对抗。鼓励患者参加文娱治疗,降低自我专注倾向,转移注意力。还可采用团体方式,让患者彼此讨论社交焦虑发病时情况及其带来的困扰,使患者知道自己的问题不是孤立的,并提供面对面与人交往的机会。

(二)观察

观察患者恐惧的类型、恐惧对象、恐惧发生时间,给予记录;观察患者睡眠情况、情绪变化,有无严重自主神经功能紊乱等,观察用药治疗后的不良反应。

(三)对症护理

患者出现恐惧情绪时,尽量安慰;欲晕厥时,可报告医师给予地西泮或普萘洛尔口服。对新入院患者,详细介绍住院环境和病友,消除其陌生感,尽快熟悉病房环境。患者产生焦虑时,应允许其来回走动,让其表达和倾诉。当患者为了避免紧张不安,产生回避行为时,护理人员要鼓励患者循序渐进接近恐惧对象,避免患者回避社会和社交而产生退缩行为。

七、健康教育

(一)患者

向患者介绍疾病的相关知识,教育患者认识自己错误的认识方式,改变不良性格特征。循序渐进地使自己暴露在恐惧的对象和环境中,正视恐惧的体验,不回避害怕的对象。遵医嘱使用药物辅助治疗。

（二）家属

帮助家属认识恐惧症特点,明确患者恐惧的对象。帮助家属采取正确态度对待患者,鼓励及陪同患者接触恐惧的场合及对象。

（王　健）

第三节　焦虑症的护理

焦虑症是以焦虑、紧张的情绪障碍,伴有自主神经功能兴奋和过分警觉为特征的一种慢性焦虑障碍。焦虑并非由于实际的威胁所致,其紧张惊恐的程度与现实情况很不相称。焦虑症是一种普遍的心理障碍,发病于青壮年期,女性发病率比男性高1倍。临床分为广泛性焦虑障碍与惊恐障碍两种主要形式。

一、病因与发病机制

焦虑症的起因,不同学派的研究者有不同的意见,这些意见相互补充。

（一）遗传

已有资料支持遗传因素在焦虑障碍的发生中起一定作用,如 Kendler 等研究了1 033对女性双生子,认为焦虑障碍有明显的遗传倾向,其遗传度约为30%,且认为这不是家庭和环境因素的影响。但是某些研究表明,上述遗传倾向主要见于惊恐障碍,而在广泛性焦虑障碍患者中并不明显。

（二）生化因素

焦虑症患者有去甲肾上腺素能活动的增强,焦虑状态时,脑脊液中去甲肾上腺素的代谢产物增加。另外,许多主要影响中枢5-羟色胺的药物对焦虑症状有效,表明5-羟色胺参与了焦虑的发生,但确切机制尚不清楚。此外,苯二氮䓬类常用于治疗焦虑症取得良好效果,提示脑内苯二氮䓬受体异常可能为焦虑的生物学基础。

（三）心理因素

行为主义理论认为,焦虑是对某些环境刺激的恐惧而形成的一种条件反射。心理动力学理论认为,焦虑源于内在的心理冲突,是童年或少年期被压抑在潜意识中的冲突在成年后被激活,从而形成焦虑。焦虑症患者的病前性格大多为胆小怕事,自卑多疑,做事思前想后,犹豫不决,对新事物及新环境不能很快适应。在有生活压力事件或自然灾害发生的情况下,焦虑症患者比一般人更倾向于把模棱两可的,甚至是良性的事件解释成危机的先兆,从而出现焦虑症,压力事件还可使焦虑症状维持下去。

二、临床表现

焦虑症的具体症状包括以下特点,这些症状可以单独出现,也可以一起出现。

(1)身体紧张:焦虑症患者常常觉得自己不能放松,全身紧张。

(2)自主神经系统反应性过强。

(3)对未来无名的担心:担心自己的亲人、财产、健康等。

(4)过分机警:患者对周围环境充满警惕,影响了其他工作,甚至影响睡眠。

焦虑症有两种主要的临床形式,即惊恐障碍和广泛性焦虑。

(一)惊恐障碍

惊恐障碍又称急性焦虑症,据统计约占焦虑症的41.3%。发作的典型表现常是患者在日常活动中,突然出现强烈恐惧,对外界刺激易出现惊恐反应,常伴有睡眠障碍,如入睡困难、睡眠不稳、做噩梦、易惊醒。患者感到心悸,有濒死感,有胸闷、胸痛、气急、喉头堵塞窒息感,因此惊叫、呼救或跑出室外。有的伴有显著自主神经症状,如过度换气、头晕、多汗、口干、面部潮红或苍白、震颤、手脚麻木、胃肠道不适等,也可有人格解体、现实解体等痛苦体验。

发作并不局限于任何特定的情况或某一类环境,发作无明显而固定的诱因,以致发作不可预测。发作突然,中止迅速,10分钟内达到高峰,一般持续5~20分钟,发作时意识清晰,事后能回忆发作的经过。此种发作虽历时较短暂,但不久又可突然再发,两次发作的间歇期,没有明显症状。大多数患者在间歇期因担心再次发病而紧张不安,并可出现一些自主神经活动亢进症状,称为预期性焦虑。在发作间歇期,多数患者因担心发作时得不到帮助,因此主动回避一些活动,如不愿单独出门、不愿到人多的场所、不愿乘车旅行等。惊恐发作患者也可有抑郁症状,有的有自杀倾向,需注意防范。

(二)广泛性焦虑症

广泛性焦虑症又称慢性焦虑症,是焦虑症最常见的表现形式。起病缓慢常无明显诱因,有显著的自主神经症状、肌肉紧张和运动性不安,患者难以忍受又无法解脱。

1.焦虑和烦恼

对未来可能发生的、难以预料的某种危险或不幸事件的经常担心是焦虑症的核心症状。患者常有恐慌的预感,终日心烦意乱,坐卧不宁,忧心忡忡,注意力难以集中,对日常生活中的事物失去兴趣,导致生活和工作受到严重影响。尽管知道这是一种主观的过虑,但患者不能控制使其颇为苦恼。

2.运动性不安

表现为搓手顿足、来回走动、不能静坐等,手指和面肌有轻微震颤,精神紧张时更为明显。患者可出现紧张性头痛,常表现为顶、枕区的紧压感。有的患者肌肉紧张和强直,特别在背部和肩部,经常感到疲乏。

3.自主神经功能兴奋

以交感神经系统活动过度为主,如心慌、心跳加速、胸闷、气急、头晕、多汗、面部潮红或苍白、口干、吞咽梗阻感、胃部不适、恶心、腹痛、腹胀、腹泻、尿频等。有的可出现勃起功能障碍、早泄、月经紊乱和性欲缺乏等性功能障碍。

4.过分警觉

表现为惶恐、易惊吓、对声音过敏、注意力不集中、记忆力下降等。难以入睡和容易惊醒,同时可合并抑郁、疲劳、恐惧等症状。

三、诊断标准

(1)在过去6个月中的大多数时间里,对某些事件和活动过度担心。

(2)个体发现难以控制自己的担心。

(3)焦虑和担心与至少下面5个症状中的3个(或更多)相联系(有某些症状至少在过去6个

月中的大多数时间里出现,在儿童中只要一个症状就可以):①坐立不安;②容易疲劳,难以集中注意力,心思一片空白;③易激惹;④肌肉紧张;⑤睡眠问题(入睡困难、睡眠不稳或不踏实)。

(4)焦虑和担心的内容不是其他神经症障碍的特征内容。

(5)焦虑、担心和躯体症状给个体的社交、工作和其他方面造成了有临床显著意义的困难。

(6)上述症状不是由于药物的生理作用或者躯体疾病所引起,也不仅仅是发生在情绪障碍、精神病性障碍或普遍发展障碍之中。

五、护理诊断

(一)焦虑
焦虑与担心再次发作有关。

(二)恐惧
恐惧与惊恐发作有关。

(三)精力困扰
精力困扰与精力状态改变有关。

(四)孤立的危险
孤立的危险与担心发作而采取回避方式有关。

(五)睡眠障碍
睡眠障碍与焦虑有关。

(六)有营养失调的危险
有营养失调的危险与焦虑、食欲差有关。

六、护理措施

(一)心理护理
建立良好的护患关系,在尊重、同情、关心患者的同时,又要保持沉着冷静的态度。帮助患者认识焦虑时的行为模式,护士要接受患者的病态行为,不进行限制和批评。鼓励患者用语言表达的方式疏泄情绪,表达焦虑感受。教会患者放松技巧,鼓励其多参加文娱治疗,转移注意力,减轻焦虑。

(二)观察
观察患者的面部表情、目光、语调、语气等,评估患者的焦虑程度、持续时间和躯体症状;观察用药后病情变化及睡眠情况;对伴自杀倾向的患者更要严密观察,防止意外。

(三)生活护理
改善环境对住院患者的不良影响,保持病室安静、整洁、舒适,避免光线、噪声等不良刺激,尽量排除其他患者的不良干扰。关注睡眠环境,必要时根据医嘱使用催眠药物。观察用药的情况及不良反应,及时报告医师给予处理。饮食障碍患者,要合理安排饮食,鼓励进食。

(四)对症护理
对焦虑患者应耐心倾听其痛苦和不安,可按医嘱给予抗焦虑药物;改善患者的焦虑情绪和睡眠,鼓励患者参加力所能及的文娱活动和体育锻炼。患者出现坐立不安、血压升高、心率增快、口干、头痛等症状时,要说明这些症状往往随着焦虑的控制而缓解,并配合生物反馈疗法减轻躯体不适。患者出现睡眠障碍时,注意保持生活规律,按时作息。避免导致患者情绪激惹的因素或话题,允许患者倾诉自己的情感,允许来回走动,发泄自己的情绪。

七、健康教育

(一)患者

介绍焦虑症的有关知识,寻找产生焦虑症的原因并避免,使患者明确躯体症状的产生原因,学会控制焦虑的技巧。积极参加各种活动,转移注意力。自信缺乏的患者要充分发挥自己的积极因素,提高自信。

(二)家属

介绍疾病相关知识,协助患者分析产生焦虑的原因。学会对患者支持的方法,主动督促患者参加各种社交活动。在焦虑发作时注意保护患者安全,并给予安慰。

(王　健)

第十章

肿瘤科护理

第一节 颅内肿瘤的护理

一、概述

颅内肿瘤即各种脑肿瘤,是常见的神经系统疾病之一。一般分为原发和继发两大类。原发性颅内肿瘤可发生于脑组织、脑膜、脑神经、垂体、血管残余胚胎组织等;继发性颅内肿瘤由身体其他部位如肺、子宫、乳腺、消化道、肝脏等的恶性肿瘤转移至脑部,或由邻近器官的恶性肿瘤由颅底侵入颅内。

据统计,就全身肿瘤的发病率而论,颅内肿瘤居第五位(6.31%),仅低于胃、子宫、乳腺、食管肿瘤。颅内肿瘤可发生于任何年龄,以成人多见,其发病年龄、好发部位与肿瘤类型存在相互关联。少儿多发生在幕下及脑的中线部位,主要为髓母细胞瘤、颅咽管瘤及室管膜瘤;成人以大脑半球胶质瘤为最多见,如星形细胞瘤、胶质母细胞瘤、室管膜瘤等,其次为脑膜瘤、垂体瘤及颅咽管瘤、神经纤维瘤、海绵状血管瘤等;老年人以多形性胶质母细胞瘤、脑膜瘤、转移瘤等居多。

(一)病因

颅内肿瘤和其他肿瘤一样,病因尚不完全清楚,可能与以下几种因素有关。

1.遗传因素

据报道,神经纤维瘤、血管网状细胞瘤和视网膜母细胞瘤等有明显家庭发病倾向,这些肿瘤常在一个家庭中的几代人出现。胚胎原始细胞在颅内残留和异位生长也是颅内肿瘤形成的一个重要原因,如颅咽管瘤、脊索瘤、皮样囊肿、表皮样囊肿及畸胎瘤。

2.电离辐射

目前已经肯定,X线及非离子射线的电离辐射能增加颅内肿瘤发病率。颅脑放射(即使是小剂量)可使脑膜瘤发病率增加10%,胶质瘤发病率增加3%~7%;潜伏期长,可达放射后10年以上。

3.外伤

创伤一直被认为是脑膜瘤或胶质细胞瘤发生的可能因素。文献报道在头颅外伤的局部骨折或瘢痕处出现脑膜瘤的生长。

4.化学因素

亚硝胺类化合物、致瘤病毒、甲基胆蒽、二苯蒽等都能诱发脑瘤。

（二）临床表现

1.一般的症状和体征

脑瘤患者颅内压增高症状约占90%以上。

（1）头痛、恶心、呕吐：头痛多位于前额及颞部，开始为阵发性头痛渐进性加重，后期为持续性头痛阵发性加剧，早晨头痛更重，间歇期正常。颅后窝肿瘤可致枕颈部疼痛并向眼眶放射。幼儿因颅缝未闭或颅缝分离可没有头痛只有头昏。呕吐呈喷射性，多伴有恶心，在头痛剧烈时出现。由于延髓呕吐中枢、前庭、迷走神经受到刺激，故幕下肿瘤出现呕吐要比幕上肿瘤较早而且严重。

（2）视神经盘水肿及视力减退：是颅内高压的重要客观体征。颅内压增高到一定时期后可出现视神经盘水肿。它的出现和发展与脑肿瘤的部位、性质、病程缓急有关，如颅后窝肿瘤出现较早且严重，大脑半球肿瘤较颅后窝者出现较晚而相对要轻，而恶性肿瘤一般出现较早，发展迅速并较严重。早期无视力障碍，随着时间的延长，病情的发展，出现视野向心性缩小，晚期视神经继发性萎缩则视力迅速下降，这也是与视神经炎所致的假性视神经盘水肿相区分的要点。

（3）精神及意识障碍及其他症状：可出现头晕、复视、一过性黑、猝倒、意识模糊、精神不安或淡漠等症状，甚至可发生癫痫、昏迷。

（4）生命体征变化：颅内压呈缓慢增高者，生命体征多无变化。中度与重度急性颅内压增高时，常引起呼吸、脉搏减慢，血压升高。

2.局灶性症状和体征

局灶性症状是指脑肿瘤引起的局部神经功能紊乱。主要取决于肿瘤生长的部位，因此可以根据患者特有的症状和体征作出肿瘤的定位诊断。

（1）大脑半球肿瘤的临床症状：肿瘤位于半球的不同部位可产生不同定位症状和体征。①精神症状：常见于额叶肿瘤，多表现为反应迟钝，生活懒散，近期记忆力减退，甚至丧失，严重时丧失自知力及判断力，亦可表现为脾气暴躁，易激动或欣快。②癫痫发作：额叶肿瘤较易出现，其次为颞叶、顶叶肿瘤多见。包括全身大发作和局限性发作，有的病例抽搐前有先兆，如颞叶肿瘤，癫痫发作前常有幻想、眩晕等先兆，顶叶肿瘤发作前可有肢体麻木等异常感觉。

（2）锥体束损害症状：表现为肿瘤对侧半身或单一肢体力弱或瘫痪病理征阳性。

（3）感觉障碍：为顶叶的常见症状，表现为肿瘤对侧肢体的位置觉、两点分辨觉、图形觉、质料觉、失算、失明、左右不分、手指失认，实体觉的障碍。

（4）失语症：见于优势大脑半球肿瘤，分为运动性和感觉性失语。

（5）视野改变：枕叶及颞叶深部肿瘤因累及视辐射，表现为视野缺损，同向性偏盲及闪光、颜色等幻视。

3.蝶鞍区肿瘤的临床症状

早期就出现视力、视野改变及内分泌功能紊乱等症状，颅内压增高症状较少见。

（1）视觉障碍：肿瘤向蝶鞍区上发展压迫视交叉引起视力减退及视野缺损，蝶鞍肿瘤患者常因此原因前来就诊，眼底检查可发现原发性视神经萎缩和不同类型的视野缺损。

（2）内分泌功能紊乱：如性腺功能低下，女性表现为月经期延长或闭经，男性表现为阳痿、性欲减退及发育迟缓。生长激素分泌过盛在发育成熟前可导致巨人症，如相应激素分泌过多，则发育成熟后表现为肢端肥大症。

4.颅后窝肿瘤的临床症状

(1)小脑半球肿瘤:主要表现为患侧肢体协调动作障碍,可出现患侧肌张力减弱或无张力,膝腱反射迟钝,眼球水平震颤,有时也可出现垂直或旋转性震颤。

(2)小脑蚓部肿瘤:主要表现为躯干性和下肢远端的共济失调,行走时步态不稳,步态蹒跚,或左右摇晃如醉汉,站立时向后倾倒。

(3)脑干肿瘤:临床表现为出现交叉性麻痹,如中脑病变,表现为病变侧动眼神经麻痹;脑桥病变,可表现为病变侧眼球外展及面肌麻痹,同侧面部感觉障碍及听觉障碍;延髓病变,可出现同侧舌肌麻痹、咽喉麻痹、舌后 1/3 味觉消失等。

(4)小脑脑桥角肿瘤:表现为耳鸣、眩晕、进行性听力减退、颜面麻木、面肌抽搐、面肌麻痹及声音嘶哑、食水呛咳、病侧共济失调及眼球震颤。

5.松果体区肿瘤临床症状

(1)四叠体受压征:即瞳孔反应障碍、垂直凝视麻痹和耳鸣、耳聋是其特征性体征。

(2)两侧锥体束征:即尿崩症、嗜睡、肥胖、全身发育停顿,男性可见性早熟。

(三)诊断

1.病史与临床检查

这是正确诊断的基础。

(1)需要详细了解发病时间,首发症状和以后症状出现的次序,这些对定位诊断具有重要意义。

(2)临床检查:包括全身与神经系统等方面。神经系统检查注意意识、精神状态、脑神经、运动、感觉和反射的改变。需常规检查眼底,怀疑颅后凹肿瘤,需作前庭功能与听力检查。全身检查按常规进行。

2.辅助检查

原则上应选用对患者痛苦较轻、损伤较少、反应较小、意义较大与操作简便的方法。

(1)X 线检查:神经系统的 X 线检查包括头颅平片、脑脊髓血管造影、脑室、脑池及椎管造影等。脑血管造影可了解颅内肿瘤的供血情况,对血管性肿瘤价值较大。

(2)腰椎穿刺与脑脊液检查:仅作参考,颅内肿瘤常引起一定程度颅内压增高,但压力正常时,不能排除脑瘤。需要注意,已有显著颅内压增高,或疑为脑室内或幕下肿瘤时,腰穿应特别谨慎或禁忌,以免因腰穿特别是不适当的放出脑脊液,打破颅内与椎管内上下压力平衡状态,促使发生脑疝危象。

(3)CT 脑扫描与磁共振扫描:是当前对颅内瘤诊断最有价值的诊断方法。一般可发现直径 3 mm 以上的肿瘤。肿瘤 CT 异常密度和 MRI 信号变化、脑室受压和脑组织移位、瘤周脑水肿范围,可反映瘤组织及其继发改变如坏死、出血、囊变和钙化等情况,并确定肿瘤部位、大小、数目、血供和与周围重要结构的解剖关系,结合增强扫描对绝大部分肿瘤作出定性诊断。

(4)放射性核素扫描:目前主要有单光子发射计算机断层显像(SPECT)与正电子发射计算机断层显像(PET)两项技术。PET 可显示肿瘤影像和局部脑细胞功能活力情况。

(5)内分泌检查:对诊断垂体腺瘤很有价值,此外酶的改变、免疫学诊断亦有一定参考价值,但多属非特异性的。

(6)活检:肿瘤定性诊断困难,影响选择治疗方法时,可利用立体定向和神经导航技术取活检行组织学检查确诊,指导治疗。

(四)治疗

颅内肿瘤治疗可通过手术治疗、化疗、放疗、分子靶向治疗及免疫治疗等方法。目前,综合治疗对大部分中枢神经系统肿瘤来讲,是较为合适的治疗方案。

1.手术治疗

原则是凡良性肿瘤应力争全切除以达到治愈的效果;凡恶性肿瘤或位于重要功能区的良性肿瘤,应根据患者情况和技术条件予以大部切除或部分切除,以达到减压的目的。

2.放疗

凡恶性肿瘤或未能全切除而对放射线敏感的良性肿瘤,术后均应进行放疗。目前包括常规放疗、立体定位放射外科治疗及放射性核素内放疗。如肿瘤位于要害部位,无法施行手术切除,而药物治疗效果不好时,可行脑脊液分流术、颞肌下减压术、枕肌下减压术或去骨瓣减压术等姑息性手术。

3.化疗

恶性肿瘤,特别是胶质瘤和转移瘤,术后除放疗外,尚可通过不同途径和方式给予化疗。但是由于血-脑屏障的存在,颅内肿瘤不同于其他部位的肿瘤,某些化疗药物难以到达颅内肿瘤细胞而起到杀伤作用。故化疗药物应与减弱血-脑屏障的药物联合应用。

4.免疫治疗

颅内肿瘤抗原的免疫原性弱,不易引起强烈的免疫反应,又由于血-脑屏障的存在,抗癌免疫反应不易落实至脑内。这方面有一些实验研究与药物临床试验,如应用免疫核糖核酸治疗胶质瘤取得一定效果,但尚需进一步观察、总结与发展。

5.对症治疗

(1)抗癫痫治疗:幕上脑膜瘤、转移瘤等开颅手术后发生癫痫的概率较高。术前有癫痫史或术后出现癫痫者,应连续服用抗癫痫药,癫痫停止发作6个月后可以缓慢停药。

(2)降低颅内压:对于发生颅内高压的患者,应使用脱水药、糖皮质激素、冬眠疗法等手段减轻脑组织损伤。

颅内肿瘤患者的预后与肿瘤的性质及生长部位有关。良性肿瘤如能彻底摘除可得到根治;恶性肿瘤预后较差,绝大多数肿瘤在经过综合治疗后仍有可能复发。

二、护理

(一)心理护理

面对肿瘤的威胁,患者通常要经过一个对疾病理解并接受治疗的复杂心理适应过程。护士通过为患者提供关于肿瘤和治疗信息,运用交流技巧,给患者以心理支持,可以促进患者对这一紧张状态的调整适应过程。同时,护士一定要在精神上经常地给予其安慰和鼓励,耐心解释治疗的安全性和有效性,以解除患者的焦虑和不安,这种心理上的支持,会使患者情绪稳定、乐观,有助于减轻治疗反应,使治疗顺利完成。

(二)头痛的护理

(1)密切观察患者病情,包括神志、瞳孔、生命体征的变化。对于躁动的患者需加床栏保护。

(2)给予脱水等对症治疗。

(3)环境要安静,室内光线要柔和。

(4)心理护理:多与患者交流,了解思想状况,进行细致的解释和安慰,同时与家属共同体贴关心患者,减轻患者的精神压力,以利患者积极配合治疗。

（5）指导患者卧床休息,可通过看报纸、听轻柔的音乐等方式分散注意力以减轻疼痛。

（6）饮食护理:指导患者进食清淡、宜消化的软食,可食新鲜的蔬菜、水果,保持大便的通畅,若便秘应指导患者勿用力解大便,以免腹压增高引起颅内压增高。

(三)癫痫的护理

（1）应尽量为其创造安静环境,以避免任何不良刺激,如疼痛、紧张、高热、外伤、过度疲劳、强烈的情绪波动(急躁、发怒)等。另外饮酒、食用刺激和油腻食物等也可诱发癫痫发作,应尽量避免其接触。

（2）仔细观察了解癫痫发作的诱因,及时发现发作前的预兆。当患者出现前驱症状时,预示其可能在数小时或数天内出现癫痫发作,这时要做好患者的心理护理,帮助其稳定情绪,同时与医师联系,在医师指导下调整癫痫药物的剂量和/或种类,预防癫痫发作。

（3）癫痫发作时的护理,及时移开身边硬物迅速让患者平卧,如来不及上述安排,发现患者有摔倒危险时应迅速扶住患者让其顺势倒下,严防患者忽然倒地摔伤头部或肢体造成骨折。如果癫痫发作时患者的口是张开的,应迅速用缠裹无菌纱布的压舌板或筷子等物品垫在患者嘴巴一侧的上、下牙之间,以防其咬伤舌头。如患者已经咬紧牙关,则使用开口器从臼齿处插入,避免使用坚硬物品,以免其牙齿脱落,阻塞呼吸道。发作时呼吸道的分泌物较多,可造成呼吸道的阻塞或误吸窒息而危及生命,应让其头侧向一方使分泌物流出,同时解开衣领及腰带保持呼吸通畅。通知医师,给予对症处理。

(四)预防跌倒的护理

评估患者易致跌倒的因素,创造良好的病室安全环境,地面保持干净无水迹,走廊整洁、畅通、无障碍物、光线明亮。定时巡视患者,严密观察患者的生命体征及病情变化,使用床栏并合理安排陪护。加强与患者及其家属的交流沟通,关注患者的心理需求。给予必要的生活帮助和护理。对使用床栏的患者须告之下床前放下床栏,勿翻越。呼叫器、便器等常用物品放在患者易取处;对患者及其家属进行安全宣教。

(五)放疗的护理

（1）做好放疗前的健康宣教:告知患者放疗的相关知识及不良反应,耐心细致地向患者解释,消除患者对放疗的恐惧感。

（2）颅内压增高的观察和护理:当照射剂量达到 1 000～1 500 cGy 时,脑组织由于受到放射线的损伤,细胞膜的通透性发生改变,导致脑水肿而引起颅内压增高。因此,需密切观察患者的意识、瞳孔及血压的变化,如出现剧烈头痛或频繁呕吐,则有脑疝发生的可能,应立即通知医师,做好降压抢救处理。

（3）饮食护理:由于放疗后患者表现食欲差,饮食要保持色、香、味美以刺激食欲。鼓励患者进高蛋白、高维生素、高纤维的饮食,忌食过热、过冷、油煎及过硬食物。

（4）口腔护理:放疗期间保持口腔卫生,积极防治放射性口腔炎。加强口腔护理,每天用软毛牙刷刷牙,每次进食后用清水漱口。放疗期间及放疗后 3 年禁止拔牙,如确须拔牙应加强抗感染治疗,以防放疗后牙床血管萎缩诱发牙槽炎、下颌骨坏死、骨髓炎。

（5）照射野皮肤的护理:放疗中保持照射野部位清洁、干燥,指导患者局部避免搔抓,避免刺激,禁用碘酒、乙醇、胶布,忌用皂类擦洗,夏天外出可戴透气性好的太阳帽或打遮阳伞,防止日光对皮肤的直接照射引起损伤。

（6）观察体温及血常规的变化：体温 38 ℃以上者，报告医师暂停放疗，观察血常规的变化，结合全身情况配合医师做好抗感染治疗。

三、健康教育

（1）注意营养均衡，多吃蔬菜、水果、粗纤维食物及易消化的食物，多饮水，保持大便通畅。

（2）注意休息，避免重体力劳动。

（3）放疗患者出院后一个月内应注意保护照射野皮肤。

（4）定期复查。

（孙　楠）

第二节　鼻咽癌的护理

一、概述

鼻咽癌的发病有明显种族、地区和家族聚集现象，好发于黄种人。世界上 80% 的鼻咽癌发生于我国南方各省及其邻近区域。广东是世界最高发的地区。鼻咽癌发病率占头颈部恶性肿瘤首位，男女之比为（2.5～4）∶1，随着年龄增长发病率增高，20～40 岁开始上升，40～60 岁为发病高峰。

（一）病因

鼻咽癌的病因尚不确定，目前较为确定的因素为：EB（Epstein-Barr）病毒感染、遗传因素、接触化学致癌物质等。

1.EB 病毒感染

在发病中起重要作用，Old 等 1964 年首先在鼻咽癌患者的血清中检测出 EB 病毒抗体，进一步的研究证明 EB 病毒与鼻咽癌密切相关。

2.遗传因素

鼻咽癌患者有种族和家族聚集现象。有家族史的鼻咽癌患病率明显高于无家族史者，侨居国外的中国南方某些地区的华人，鼻咽癌患病率高于当地人。

3.化学因素

可能与某些化学致癌物质（如芳香烃、亚硝胺）及某些微量元素（如镍）有关。

（1）芳香烃：李桂源曾报道湘西鼻咽癌高发区的 57 个家庭中，每克烟尘 3,4-苯并芘的含量明显高于低发区。

（2）亚硝胺：有报道食用咸鱼及腌制品食物是中国南方鼻咽癌高危因素，与食用咸鱼及腌制品食物中高浓度的亚硝胺化合物有关。

（3）微量元素：调查发现鼻咽癌高发区的大米和水中微量元素镍含量高于其他地区。镍能促进亚硝胺诱发鼻咽癌，提示镍可能是促癌因素。

4.癌基因

研究证明用癌基因 ras 家族做探针进行核酸杂交，鼻咽癌的转化基因与 Ha-ras 有同源序列,并呈长度多态性。

(二)病理分类

根据 WHO 的分类标准,鼻咽癌分为 3 型。

1.角化型鳞状细胞癌

依据分化程度可分为高、中、低分化,其中以高分化最常见。

2.非角化型癌

可分为分化型和未分化型两型。

3.基底细胞样鳞状细胞癌

此型发病率低。

(三)临床表现

常见为以下七大症状、三大体征。

1.症状

(1)血涕和鼻出血:最常发生在早晨起床吸鼻后痰中带血或擤鼻后涕中带血。18%~30%的患者以此为首发症状,确诊时超过 70%的患者有此症状。癌灶表面呈溃疡或菜花型者这一症状更为常见,而黏膜下型的肿块则血涕较为少见。大出血是晚期鼻咽癌患者死亡的主要原因。

(2)鼻塞:位于鼻咽顶部的肿瘤常向前方浸润生长,导致同侧后鼻孔与鼻腔后的堵塞。大多数呈单侧,日益加重。

(3)耳部症状:单侧性耳鸣或听力减退、耳内闭塞感是早期鼻咽恶性肿瘤症状之一。原发癌灶在咽隐窝或鼓咽管枕区者肿瘤常更多的浸润、压迫鼓咽管,使鼓室形成负压,形成分泌性中耳炎的体征,如病灶较轻者行鼓咽管吹张法可获暂时缓解。

(4)头痛:为常见初发症状,常为一侧偏头痛,位于额部、颞部或枕部。脑神经损害或颅底骨破坏是头痛原因之一。确诊时有 70%的患者有头痛。

(5)眼部症状:鼻咽癌晚期侵犯眼眶或眼球有关的神经,多为单侧眼球受累(与原发灶处于同一侧),以后再扩展至对侧。主要表现为视力障碍、复视、眼球活动受限、眼睑下垂等。

(6)脑神经症状及其他:面部皮肤麻木感,检查为痛觉和触觉减退或消失;舌肌萎缩和伸舌偏斜;迷走神经、舌咽神经受损,表现为声音嘶哑和吞咽困难。

(7)颈部肿块:多位于上颈部,颈部肿块无痛、质硬,早期可活动,晚期因粘连而固定,此为首发症状的占 40%,60%~80%患者初诊时可触及颈部肿块。

2.体征

(1)鼻咽部肿物:分为结节型、浸润型、菜花型、黏膜下型和溃疡型。

(2)颈部淋巴结肿大:多为颈深上淋巴结肿大,为单侧或双侧。

(3)脑神经损害:常见为三叉、外展、舌下、舌咽、动眼神经受损。

(四)诊断

1.体格检查

行病变部位及全身常规体格检查。

2.鼻咽检查

(1)后鼻镜(间接鼻咽镜)检查:是一种简便、快捷、有效的检查方法,能早期检查出鼻咽部肿瘤。

(2)前鼻镜检查:出现鼻塞、血涕时行此检查,可观察鼻道有无出血、坏死物和肿块等,并可通过前鼻镜检查行鼻腔鼻咽肿物活检。

(3)鼻咽纤维镜检查:配备摄像、电视、录像等现代装置,可有效提高图像分辨率,这是最有效的现代检查工具。

3.血清学检查

EB病毒血清学检查可以作为鼻咽癌诊断的辅助指标,对早期诊断鼻咽癌有一定帮助。

4.影像学检查

(1)X线检查:目前用于鼻咽癌的常规X线检查已经被CT和MRI取代。如需排除转移时则肺部正位片和骨X线平片仍为必备常规检查。

(2)鼻咽部CT检查:能准确评价鼻咽部肿瘤的部位,对鼻咽癌的分期、放疗照射野设计和预后评估有重要作用。

(3)鼻咽部MRI:可清楚显示鼻咽部正常结构的层次和分辨肿瘤的范围,对诊断鼻咽癌分期更准确。对鉴别鼻咽癌是复发还是纤维化更有优势,对评价颅内病变、放射性脑病和脊髓病变更准确。

(4)B超检查:可以动态观察密切随诊,主要用于颈部和腹部的检查。目前认为B超诊断颈转移淋巴结的符合率约为95%,高于CT和MRI的结果。

(5)放射性核素骨显像(ECT)检查:在有骨痛或骨叩击痛区行ECT,阳性符合率比X线片高出30%左右。临床上应结合病史、体检及综合检查证据作为诊断依据。

(6)正电子发射计算机断层显像(PET)检查:对及时发现原发病灶、颈部淋巴结转移或远处转移灶更准确。

5.病理学检查

肿瘤活组织病理检查是确诊鼻咽癌的唯一定性手段。

(1)细胞学检查:鼻咽部脱落细胞学检查可找到肿瘤细胞。

(2)组织病理学检查:是鼻咽癌确诊依据,包括鼻咽部新生物活检和颈部淋巴结活检。

(五)治疗

1.治疗原则

因鼻咽解剖位置深,有重要血管神经相邻,病理又多属低分化癌,淋巴结转移率高,故放疗是目前鼻咽癌的首选治疗手段。早期病例可单纯体外放疗或以体外放疗为主,辅以近距离腔内后装放疗。晚期患者可放疗加化疗。其他辅助治疗有中药、免疫增强剂和生物调节剂。

2.治疗方法

(1)放疗:分外照射治疗和近距离放疗。

外照射治疗中常规放疗有采用直线加速器的高能X线或^{60}Co做外照射。一般情况下宜行连续性照射,每周5次,每次2 Gy,总量(DT)60~70 Gy/6~7周。调强适形放疗(IMRT)能使照射区的形状在三维方向上与受照射肿瘤的形状相适合,可按照临床的需要调整靶区内诸点的照射剂量(即放疗剂量适形),使靶区剂量更趋均匀,并进一步减少肿瘤邻近正常组织或器官受照射的剂量,提高放疗的效果。肿瘤靶区分次剂量较高,而周围正常组织的分次剂量较低,由此产生不同的放射生物学效应保护了周围正常器官。由于鼻咽结构的特殊性,鼻咽肿物的形状往往不规则,采用常规外照射有时很难完全避开颈段脊髓或正常脑组织。而IMRT技术保证肿瘤靶区得到足量照射,同时可有效地保护周围正常组织,因此鼻咽癌比较适合采用调强适形放疗。

调强适形放疗和常规放疗相比较,由于面罩的影响,放疗急性期皮肤反应较常规放疗重;对于远期反应,由于调强适形放疗有效地保护了颞颌关节和腮腺功能,所以调强适形放疗对颞颌关节改变造成的张口困难及腮腺功能的破坏远低于常规放疗。

近距离放疗是目前鼻咽癌残留病灶最常见的治疗方法,具有不良反应小、疗效较好、操作简单的特点,适合外照射的补充治疗。

(2)化疗:对复发或转移性鼻咽癌,化疗是重要的手段。①诱导化疗:又称新辅助化疗,是指放疗前使用的化疗。②同步放疗:是指放疗同时使用化疗。③辅助化疗:是指在放疗后进行的化疗。④常用化疗方案有:顺铂+氟尿嘧啶;顺铂+氟尿嘧啶+多柔比星;顺铂+氟尿嘧啶+博来霉素;顺铂+多西他赛等。

(3)手术:对于部分放疗后鼻咽或颈部残留或复发的病灶是一种有效的补救措施。

二、护理

(一)心理支持

多与患者交流,倾听患者的诉说,理解患者的心理感受。帮助患者解决实际问题,介绍疗效好的病例,与他们交谈,增强治疗信心。

(二)饮食护理

(1)进食温凉、低盐、清淡、高蛋白、低脂肪、富含维生素的无刺激性软食,可有效预防和减少口腔黏膜反应的发生,如肉泥、菜泥、果泥。忌烟酒,忌食煎、炸、辛辣、过硬、过热、过酸、过甜的刺激性食物,以保护口咽部黏膜。

(2)吞咽困难不能进食者给予静脉营养。

(3)部分患者在放疗期间因放射性口腔黏膜炎引起的疼痛、味蕾受损引起的味觉丧失而导致进食减少,体重下降。因此在患者因口腔黏膜炎疼痛而进食困难时,应指导患者用粗大的吸管吸食流质或半流质食物,确保营养供给。味觉丧失时,护士应鼓励患者进食,避免因进食减少而进一步影响患者的胃肠道功能,影响营养的消化吸收,而形成不能进食-胃肠道功能紊乱-营养吸收障碍的恶性循环。

(三)观察患者头痛情况

头痛严重时影响患者的精神状况、睡眠和进食,使患者全身状况下降,影响患者的治疗和预后。应根据患者的疼痛状况按三阶梯止痛原则进行处理,以减轻患者症状。

(四)放疗前清洁牙齿

治疗口腔炎症,要常规拔除深度龋齿和残根,除去金属冠齿等,待伤口愈合(10~14天)后方可行放疗。

(五)放疗期间观察鼻咽

观察鼻咽是否有出血情况,一般情况下鼻咽放疗出血较少见,少量出血时,指导患者勿用手抠鼻,以免加重出血。大出血者应施行后鼻孔填塞压迫止血,并遵医嘱给予止血剂,必要时请耳鼻喉科医师会诊,行外科治疗。头侧向一边,保持呼吸道通畅。

(六)保持鼻咽腔清洁

鼻咽冲洗每天1~2次,冲洗瓶的高度距头顶50 cm,水温为36~40 ℃,冲洗液体为生理盐水或专用鼻腔冲洗剂,冲洗液体量为500~1 000 mL,冲洗器放入鼻腔1~1.5 cm,水从鼻腔进入,从口腔或鼻腔出来,有出血时禁止冲洗。鼻咽冲洗的目的是清洁鼻腔和增强放射敏感性。护士应告知患者鼻腔冲洗的意义和重要性,防止因冲洗不彻底或未按时冲洗而导致鼻咽部感染或影响放疗效果。指导患者观察冲洗物的颜色及性质,有出血时及时告知医师,避免引起鼻咽部大出血。

(七)检查白细胞计数

放疗期间每周检查白细胞计数一次,白细胞计数$<3\times10^9$/L 时,应暂停放疗;$<1\times10^9$/L 时,给予保护性隔离。放化疗期间患者免疫力低下,指导患者避免去公共场所,避免接触感冒或病毒感染者,以免并发严重的感染。

(八)放疗并发症的防护

1.口干

口干为最早出现的放疗反应之一。口腔涎腺包括腮腺、颌下腺、舌下腺和众多的小唾液腺,具有分泌功能的是浆液性和黏液性 2 种细胞。唾液的 99% 为水分,余下的为各种无机盐、消化性和免疫性蛋白,起着消化、冲洗、免疫、保护和润滑等多种功能。浆液性细胞对放疗高度敏感,在接受一定的照射剂量后(因个体差异不同,约放疗 10 次左右)会出现腺体的急性反应,随后腺泡变性,血管通透性增高,随着放疗照射体积和剂量的增加,腺泡会坏死,完全破坏,涎腺分泌功能大幅下降,其分泌量只有放疗前的 10%~30%。涎腺功能在放疗后 1 年才会有轻度恢复。唾液的生化成分也有所变化,无机盐及蛋白成分升高,pH 下降,唾液淀粉酶大幅下降。放疗到一定剂量,味觉减退反应出现,舌味蕾受损,舌乳头环状突起。从味觉产生机制看,不同部位的味蕾有不同的味觉感受器,如菌状乳头味蕾主要感觉甜,分布于舌尖,这一部位相对放射剂量较少,因而甜味受累最轻;轮廓乳头分布于舌根,受照射量最多,因而苦味就受累最重。口干的护理要点是刺激未纤维化的唾液腺分泌,缓解口腔干燥症状,当唾液腺未完全纤维化时,可通过催涎剂的作用使唾液得到一定代偿来改善口腔的内环境。放疗患者口干可用冷开水、茶或其他无糖无酸的冷饮、漱口液来湿润口腔。

2.放射性口腔黏膜炎

放射性口腔黏膜炎判断标准分为 4 度:①Ⅰ度,黏膜充血水肿,轻度疼痛;②Ⅱ度,黏膜充血水肿,中度疼痛,点状溃疡;③Ⅲ度,黏膜充血水肿,片状溃疡,疼痛加剧影响进食;④Ⅳ度,黏膜大面积溃疡,剧痛,不能进食。鼻咽癌放疗可以严重影响唾液腺分泌唾液,一些患者首次或第二次治疗后唾液腺由于一过性炎症反应可出现肿胀和不适,而且唾液腺分泌的减少更容易导致浆液成分的减少,唾液黏稠、pH 下降和功能降低,导致餐后唾液的润滑、冲洗作用不充分,pH 下降可引起龋齿,遵医嘱给予抗感染和止痛药物治疗。鼻咽癌常规对穿野放疗的患者由于口腔黏膜特别是腮腺受量高,反应重,甚至有些患者因为早期口腔黏膜和腮腺反应重而放弃治疗。鼻咽癌调强放疗的患者由于口腔黏膜特别是腮腺受量低,反应轻,放疗期间多只需口腔局部用药就能继续放疗,多数患者不必全身用药,也没有出现因为早期口腔黏膜和腮腺反应重而放弃治疗者。放射性口腔黏膜炎已经成为鼻咽癌放疗中最为严重的制约因素,其发生率几乎是 100%。放疗使唾液分泌量及质量降低,口腔自洁及免疫能力下降。放疗开始后可使用康复新、维生素 B_{12}、利多卡因、庆大霉素等配制的漱口液和 2.5% 的碳酸氢钠漱口液交替漱口。如为真菌感染可使用制真菌素或氟康唑胶囊配制漱口液含漱。口腔局部溃疡及感染时,可局部喷洒金因肽或涂抹碘甘油,以促进表皮黏膜生长和缓解疼痛。

3.放射性皮炎

按国际抗癌联盟的标准,急性放射性皮炎损伤程度分为 4 度。①Ⅰ度:滤泡、轻度红斑脱皮、干性皮炎、出汗减少。②Ⅱ度:明显红斑、斑状湿性皮炎、中度水肿。③Ⅲ度:融合性湿性皮炎、凹陷性水肿。④Ⅳ度:坏死溃疡。随着放疗剂量的增加,患者照射野皮肤可出现不同程度的放射性反应。其发病机制一方面是放射线造成 DNA 的破坏,导致可逆或不可逆的 DNA 合成及分化不平衡,使皮肤基底细胞不能产生新的细胞,成熟的上皮细胞持续丢失,若不能及时增殖补充脱落的表层细胞,即引起皮肤损伤;另一方面是射线引起的小血管管腔狭窄或血栓形成,从而导致组织缺血、缺氧,导致皮肤损伤程度。放射性皮炎是放疗中常见的放射损伤,发生的程度与放射线的性质和放射野的面积、放疗剂量及患者的个体差异有关。研究表明皮肤受照射 5 Gy 就可能形成红斑,20～40 Gy 就可能形成脱皮及溃疡,严重者甚至出现经久不愈的溃疡。治疗和预防放射线皮肤损伤以往无有效药物和治疗方法,出现后多采用停止放疗、休息及抗感染治疗等对症处理,使治疗中断,放疗的生物效应减低,从而导致肿瘤局部控制疗效下降。经过临床实践,以下方法可预防和治疗放射性皮肤反应。

(1)涂抹比亚芬软膏保护照射区皮肤:比亚芬软膏的成分为三乙醇胺,为水包油型白色乳膏,对皮肤有深部保湿的作用。三乙醇胺中的水分能迅速被损伤皮肤吸收,预防和减轻照射野皮肤的干燥,改善患者的不适度。通过渗透和毛细作用原理,起到清洁和引流的双重作用,能提供良好的皮肤自我修复环境,可增加皮肤血流速度,帮助排除渗出物,促进皮肤的新陈代谢,补充丢失脱落的表皮细胞,促进受损的细胞再生修复。还通过舒张局部血管,加快血流速度,改善放疗后的血液循环障碍,减轻水肿,加快渗出物的排出,促进损伤组织的愈合。还可升高白细胞介素-1 的浓度和降低白细胞介素 6 的浓度,刺激成纤维细胞的增生,增加胶原的合成。将三乙醇胺乳膏涂抹在照射野皮肤,轻轻按摩使药物渗入皮肤,每天 2 次,从放疗第一天开始使用直至放疗结束。需注意的是:在放疗前 4 小时停用三乙醇胺乳膏,清洗掉药物之后再行放疗。

(2)防止局部皮肤损伤:穿棉质低领宽松衣服,禁止用肥皂水擦洗照射区皮肤,清洁皮肤时只需用清水轻轻擦洗即可。并注意防晒。

(3)随着放疗剂量的增加,局部皮肤发生感染或破溃时,遵医嘱酌情暂停放疗,可给予"烧伤三号"(含有冰片、明矾)纱布湿敷、涂抹美宝湿润烧伤膏或在创面喷洒金因肽。金因肽的主要成分为重组人表皮生长因子衍生物,其分子结构和生物学活性与人体内源性表皮生长因子高度一致,可以提供组织再生和修复的基础,促进鳞状上皮细胞、血管内皮细胞等多种细胞的生长,加速创面愈合的速度。同时它还能促进上皮细胞、中性粒细胞、成纤维细胞等多种细胞向创面迁移,预防感染,提高上皮细胞再生度和连续性,预防和减少瘢痕形成,提高创面修复质量。

4.放射性龋齿和放射性骨髓炎

放射性龋齿和放射性骨髓炎属于迟发放疗反应。上、下颌骨骨组织受照射后,其组织血管发生无菌性血管炎,其后数月或数年发生血栓栓塞,骨组织血供减少。此时若发生牙组织感染和拔牙性损伤,局部伤口长期不愈,可导致放射性骨髓炎发生。骨坏死多发生在高剂量、大分割外照射,口底插植治疗的区域,特别是原有肿瘤侵犯的部位;也见于全身情况差、拔牙或下颌无牙的患者。由于血供的不同,下颌骨的坏死先于上颌骨。放射性骨髓炎临床表现为颌骨深部的间歇性钝痛或针刺样剧痛,软组织红肿,瘘管形成,伴有张口困难、口臭、牙龈出血、口干等,严重的死骨外露伴颌面畸形还会引起继发感染,危及患者生命。因此放疗前应常规洁牙,拔除或填补龋齿、残根,去除金属齿冠及清洁牙齿,活动义齿需在放疗终止一段时间后再使用,以免损伤牙黏膜。放疗后指导患者用含氟牙膏刷牙,坚持用竖刷或横竖相结合的方法刷牙,每次刷牙应持续 3 分钟以上。少进甜食或进食甜食后及时漱口。放疗后定期到口腔科检查,尽量不做拔牙的处理,如必须进行时,至少在 2 年后或更长时间,以免引起炎症感染和骨髓炎。鼓励患者每天坚持做鼓水运动及舌头舔牙龈运动,以防牙龈萎缩。

5.颈部活动受限和张口困难

当颈部、咀嚼肌或其他颞下颌关节周围软组织位于放射野时,放射线造成局部组织水肿,细胞破坏及纤维化,出现颈部活动受限和张口困难。在患者做张口锻炼的过程中,如发生放射性口腔黏膜炎,患者可能因为疼痛而不愿意坚持张口锻炼,护士在此期间要关心患者,遵医嘱指导患者含漱利多卡因漱口液后再行张口训练。如张口困难,可用暖水瓶的软木塞支撑在患者的门齿间,以达到张口锻炼的目的。为预防颈部肌肉纤维化,可做颈前后左右的缓慢旋转运动,按摩颞颌关节和颈部。放疗前应记录患者最大张口后上下门齿间的距离,放疗开始后每周测量门齿距一次,并指导患者行张口训练,每天 200～300 次,以保持最大张口度和颞颌关节的灵活度。

(九)静脉化疗的护理

化疗药物的观察护理:为预防顺铂(DDP)的肾脏毒性,需充分水化。使用顺铂前 12 小时静脉滴注等渗葡萄糖液 2 000 mL,使用当日输入等渗盐水或葡萄糖液 3 000～3 500 mL,同时给予氯化钾、甘露醇及呋塞米,鼓励患者多饮水,观察电解质的变化,每天尿量不少于 2 000～3 000 mL。静脉滴注时药品需避光。化疗前进行健康宣教,为保护肾功能输入大量的液体及利尿剂,会使尿量增加,小便次数频繁。紫杉醇类药物有 39% 的患者在用药后最初的 10 分钟内发生变态反应,表现为支气管痉挛性呼吸困难、荨麻疹和低血压。为了预防发生变态反应,治疗前 12 小时、6 小时分别给予地塞米松 10 mg 口服,治疗前 30 分钟给予苯海拉明 20 mg 肌内注射,静脉滴注西咪替丁 300 mg。紫杉醇类药物还可导致脱发,发生率为 80%,治疗前可告知患者,让其有心理准备,并指导患者购买假发。

三、健康教育

(1)放疗前要常规拔除深度龋齿和残根,待伤口愈合 10～14 天方可行放疗。

(2)指导患者放疗后 3 年内禁止拔牙,如确需拔牙应加强抗感染治疗,以防放射性骨髓炎的发生。

(3)指导患者坚持终身行鼻腔冲洗。

(4)指导患者在放疗期间和放疗结束后 3～6 个月,仍应坚持做颈部旋转运动和张口运动训练,防止颞颌关节功能障碍。

(5)加强口腔卫生,每天漱口 4～5 次,推荐使用含氟牙膏,建议每年清洁牙齿 1 次。放疗后造成多数患者永久性口干,嘱多饮水,保持口腔湿润。

(6)定期复查,建议随诊时间为第 1 年每 2～3 个月 1 次,第 2 年每 3～4 个月 1 次,第 3 年每 6 个月 1 次,以后每年 1 次。

鼻咽癌的预后与年龄、临床分期、病理类型、治疗方式等有关。青少年及儿童患者一般预后较好,5 年生存率在 60% 左右,妊娠哺乳期妇女预后极差。分期愈早,疗效愈好。

（孙　楠）

第三节 喉癌的护理

一、概述

喉的恶性肿瘤较良性肿瘤多见。恶性肿瘤中以上皮组织变来源的恶性肿瘤多见,90%~95%为鳞状细胞癌。喉癌为仅次于肺癌的呼吸道第二高发癌。在头颈部恶性肿瘤中其发病率仅次于鼻咽癌。喉癌早期病例的5年生存率可达80%以上;晚期采取综合治疗,5年生存率可达50%左右。

(一)病因

喉癌的致病原因至今尚不明,可能与以下因素有关。

1.烟、酒刺激

烟、酒刺激与喉癌发生有密切关系。临床上可见90%以上的喉癌患者有长期吸烟或饮酒史。吸烟可产生烟草焦油,其中苯并芘可致癌。酒精长期刺激黏膜可使其变性而致癌。

2.空气污染

空气污染严重的城市,喉癌发病率高。长期吸入有害气体如二氧化硫和生产性工业粉尘、二氧化硫铬、砷等吸入呼吸道易致喉癌。

3.癌前病变

慢性喉或呼吸道炎症刺激、喉部角化症如白斑病和喉厚皮病、喉部良性肿瘤如喉乳头状瘤反复发作可发生癌变。

4.病毒感染

可能与人类乳头状瘤病毒(human papilloma virus,HPV)感染有关。

5.其他因素

如职业因素,有报道喉癌和接触石棉、芥子气、镍等可能有关。遗传因素,芳烃羟化酶的诱导力受遗传因素控制,故喉癌致癌和遗传因素有关。性激素及其受体,喉癌患者雄激素相对升高,雌激素降低,男性显著高于女性。

(二)病理分类

1.组织学分型

喉癌中鳞状细胞癌最为常见,约占喉癌的90%以上,根据组织学分级标准分为高、中、低分化三级,以高、中分化多见。少见肿瘤包括小涎腺来源的肿瘤,其他少见肿瘤包括软组织肉瘤、淋巴瘤、小细胞内分泌癌、浆细胞瘤等。

2.根据肿瘤形态分型

根据肿瘤形态分型分为浸润型、菜花型、包块型、结节型。

3.按原发部位分型

声门上型:约占30%,一般分化较差,早期易发生淋巴结转移,预后亦差。声门型:最为多见,约占60%,一般分化较好,转移较少,晚期声门癌可发生淋巴结转移。声门下型:最少见,约占6%,易发生淋巴结转移,预后较差。

(三)临床表现

1.症状

(1)声音嘶哑:最常见症状,为声门癌的首发症状,声嘶呈持续性且进行性加重。声门上型癌晚期因肿瘤增大压迫声带或肿瘤侵入声门时也会出现声音嘶哑的症状。

(2)咽喉疼痛:多是声门上型癌的症状。肿瘤合并炎症或溃疡时,可有疼痛感及痰中带血。起初仅在吞咽时,特别是在进食初期时有一种"刮"的感觉,多吃几口以后症状消失。肿瘤进展,喉痛可变为持续性,且可向同侧耳部扩散。

(3)咽喉异物感:咽喉部常有吞咽不适及紧迫感,是声门上型癌的首发症状,但常被忽视,而不及时就医容易延误诊断。如出现吞咽障碍时,则为肿瘤的晚期症状。

(4)呼吸困难:为恶性肿瘤晚期症状,表现为吸气性呼吸困难,并呈进行性加重。声门下型癌因病变部位比较隐蔽,早期症状不明显,直至肿瘤发展到相当程度或阻塞声门下腔而出现呼吸困难,声门下型癌患者较常以呼吸困难为首发症状而来诊。

(5)颈部肿块:多为同侧或双侧颈部淋巴结转移,肿块长在喉结的两旁,无痛感,且呈进行性增大。

2.体征

(1)喉镜检查见喉新生物。

(2)声带运动受限或固定:肿瘤增大,导致声带固定或堵塞声门,可引起吞咽障碍和呼吸困难,为肿瘤的晚期症状。

(3)颈部淋巴结肿大:声门上型癌的区域淋巴结转移率高,可因颈部淋巴结肿大来就诊。

(四)辅助检查

1.颈部检查

颈部检查包括对喉外形和颈淋巴结的视诊和触诊。了解喉外形有无增宽,甲状软骨切迹有无破坏,喉摩擦音是否消失,颈部有无肿大淋巴结,有无呼吸困难及三凹征现象。

2.喉镜检查

间接喉镜检查为临床最常用的检查方法,可见喉部清晰的影像及观察声带的运动,了解喉部病变的外观、深度和范围,且操作方便,患者无痛苦。间接喉镜、直接喉镜、纤维喉镜可以看清肿瘤部位、大小、声带活动度及肿瘤侵犯范围。

3.活检

喉癌确诊需病理活检证实,可在间接喉镜、直接喉镜或纤维喉镜下钳取肿瘤组织送检。

4.影像学检查

了解肿瘤范围、有无颈部淋巴结肿大及喉支架软骨破坏。

(1)X线检查:咽喉正侧位片可以明确病变的大体部位、大小、形状及软骨、气管或颈椎前软组织变化情况。晚期可有远处转移,应行常规的胸部X线片和腹部B超检查。

(2)CT、MRI检查:有助于明确肿瘤在喉内生长范围、有无外侵及侵袭程度,以及颈部肿大淋巴结与大血管的关系等。

(五)治疗

手术和放疗在喉癌的治疗中起着重要作用。早期喉癌单独使用放疗和手术切除,都可以获得较好的效果。晚期则以综合治疗——在手术后辅以放疗为佳。

1.手术治疗

手术方式主要分为喉部分切除术及喉全切术。原则是在彻底切除癌肿的前提下,尽可能保留或重建喉功能。

2.放疗

(1)单纯放疗:T_1、T_2早期喉癌都应以放疗为首选。放疗可以取得和手术治疗同样的效果,而且最大优点是能保持说话功能。单纯放疗可获得 80%～100%的 5 年生存期。放疗剂量为 60～70 Gy。早期单纯放疗即使效果不佳,还可行手术补救。单纯放疗主要用于早期声带癌及因全身情况不宜手术治疗的患者。

(2)术前放疗:放射剂量一般为每 4～5 周 40～50 Gy。放疗结束后 2～4 周行手术治疗。主要适用于较晚期、肿瘤范围较大的患者。放疗的目的是为了使肿瘤缩小,提高手术切除率,提高肿瘤局部控制率,可以预防或减少因手术而促使肿瘤的转移或扩散。对声门下癌先行放疗后再行喉切除术,可以减少气管造瘘处的肿瘤复发。

(3)术后放疗:目的是提高局部控制率,放射剂量需给予 60 Gy 以上。喉部分切除术或全喉切除术后 2～4 周可行放疗。

3.化疗

喉癌 95%以上为鳞状细胞癌,对化疗不敏感,多作为综合治疗的一部分。

4.生物治疗

疗效尚不肯定,处于试验阶段。主要方法包括重组细胞因子如干扰素等、免疫细胞疗法、肿瘤疫苗和单克隆抗体及其耦联物。

二、护理

(一)心理支持

由于喉部手术后,患者不能进行正常的语言交流,给患者的心理和形象上造成了双重的恶性刺激。应做好解释工作,多关心和体贴患者,鼓励家属多陪伴,给予情感支持。治疗期间注意加强沟通工作,和患者使用纸笔进行交流,及时了解患者的需要,给予帮助,并告知其成功病例,树立战胜疾病的信心。

(二)饮食护理

注意饮食,进食高蛋白质、高维生素、清淡、易消化的流质或半流质食,禁烟、酒,多喝水。鼓励患者取坐位或半坐位进食,进食后休息 15～30 分钟再活动,应少食多餐。放疗期间患者感觉精神倦怠、喉干口燥,饮食则以清热解毒、生津润肺为主,出现咽喉疼痛、吞咽疼痛、胸骨后疼痛时进食温凉容易吞咽的流质或半流质饮食,如鱼肉、梨汁、萝卜汁、绿豆汤、西瓜等。汤水宜以清热利咽、润肺生津为原则,如胡萝卜马蹄汤、冬瓜老鸭汤、银耳莲子百合汤等。放疗期间忌食热性食物和热性水果,如羊肉、狗肉、兔肉及橘子、荔枝、龙眼等。特别是放化疗期间,由于口腔黏膜反应及喉头水肿严重导致进食困难时,可给予静脉营养支持。

(三)口腔护理

嘱患者多饮水,常含话梅或维生素 C,促进唾液分泌。

(四)放疗的护理

(1)喉癌患者术后如身体恢复良好,2 周内可行放疗。放疗前必须将金属气管套管更换为塑料套管,佩带金属气管套管不能进行放疗,防止金属套管影响疗效及可能发生次波射线对局部造成损伤。

(2)气管套管护理:根据患者咳痰量每天清洗内套管 1～3 次。方法为套管取出后用温开水或生理盐水浸泡(塑料制品的套管如用开水或热水浸泡清洗,可发生变形),清除痰痂后用 75% 酒精浸泡消毒 15 分钟后再用温开水或生理盐水冲洗干净。定期更换固定的纱带及气管套纱块,保持气管造口周围皮肤清洁、干燥,气管造口最好用大纱块遮挡,预防感染,污染时及时更换。放疗期间注意观察套管内的痰量、颜色、性质,痰中带血时应多饮水并加强气道湿化。

(3)放疗处皮肤的护理:气管造口处皮肤受射线损伤,易被痰液污染感染,可每天给予生理盐水清洗造口周围皮肤,避免使用酒精及活力碘。

(4)放疗并发症的防护:主要表现为声音嘶哑、咽下疼痛、吞咽困难、口干、味觉改变、体重减轻等症状,喉癌晚期放疗最常见的并发症是喉头水肿、喉软骨炎和喉软骨坏死。护士应密切观察病情变化,指导患者多饮水,禁烟酒,进食清淡温凉饮食。避免用声,尽量减少与患者的语言交流,改用纸笔交流。并注意观察呼吸情况,指导患者有效咳痰,保持呼吸道通畅,床边备好吸痰装置。放疗期间易引起咽部疼痛充血、喉头水肿或痰液黏稠时,可用生理盐水 3～5 mL 加庆大霉素 1 支、α-糜蛋白酶或沐舒坦 1 支行雾化吸入,每天 1 次,严重时可行 2～3 次。必要时可加用抗感染、消肿和激素药物。喉头水肿多于放疗后 3 个月内消退,对超过半年仍不消退或逐渐加重者应注意有无局部残存、复发或早期喉软骨坏死的发生。

(五)语言康复护理

语言康复护理是全喉切除术后患者的重要康复内容。由于喉部手术后失去发音器官,又因呼吸气道的改变,使患者难以适应。可帮助患者进行食管语言训练、安装人工发音装置和进行发声重建手术,帮助患者重建发音功能。第一食管语言训练,全喉切除术后的患者由于解剖部位的差异,可出现口腔音、咽音、和食管音三种语言声音类型。而食管音则是全喉切除术后患者能发出的最好声音,发食管音的生理过程为两个阶段,一是空气进入食管阶段。二是食管壁肌肉收缩,使空气振动形成排气发生。训练食管音是全喉切除术后患者最方便、最自然、最好的语言康复方法,经济适用,但并不是每个患者都能训练成功。第二安装人工发音装置,即人工喉是一种人造的发音装置,代替声带的振动发出声音,再通过构语器官形成语言。根据声音传送形式分为经口传声和颈部传声两种。经口人工喉已经由气动人工喉发展为电子人工喉,可获得 3 m 以上距离的清晰的发音效果。第三发声重建手术,近年来国内外进行了多种气管食管造瘘发声重建术和气管食管造瘘口安装单向阀门发音管。既可与全喉切除术一期完成,也可施行二期手术,使语言功能得以康复,提高生活质量。对全喉切除术后的患者应及时进行鼓励、诱导,使他们树立信心和勇气,将心理治疗和语言康复相结合,使患者积极配合治疗和训练,可指导患者去专业机构加强语言康复功能训练。

三、健康教育

(1)指导患者注意保护喉咙,避免说话过多,产生疲劳,多采用其他方式进行交流。

(2)指导患者或家属学会清洗、消毒和更换气管内套管的方法。保持造瘘口清洁干燥,及时清理分泌物。外出或淋浴时注意保护造瘘口,防止异物吸入。室内保持一定的湿度。

(3)由于长期戴有气管套管者喉反射功能降低,应嘱患者将痰液及脱落坏死组织及时吐出,以防止吸入性肺炎发生。

(4)湿化气道,预防痂皮。根据情况定时向气道内滴入抗生素湿化液,嘱多饮水,以稀释痰液防止痰液干燥结痂。

（5）帮助患者适应自己的形象改变,鼓励其面对现实,照镜子观察自己的造口。教患者一些遮盖缺陷的技巧如自制围巾、饰品,保持自我形象整洁等。为了保持呼吸道通畅,勿穿高领毛衫。

（6）加强锻炼,增强抵抗力,注意保暖,避免到公共场所,防止上呼吸道感染。禁止游泳、淋浴,防止污物进入气管造口,引起吸入性肺炎。

（7）禁烟酒和刺激性食物,保持大便通畅,气管切开后患者不能屏气,影响肠蠕动,应多吃新鲜蔬菜水果等预防便秘。

（8）发现出血、呼吸困难、造瘘口有新生物或颈部扪及肿块,应及时到医院就诊。定期随诊,治疗结束后第1～2年每3个月复查1次。

喉癌的预后与原发肿瘤的部位、肿瘤的大小、有无淋巴结转移、病理类型等相关。声门上型与声门下型分化较差,发展较快,预后较差;声门型分化较好,发展较慢,预后较好。早期喉癌单独使用放疗和手术切除,可以获得80％以上的5年生存率。

（孙　楠）

第四节　甲状腺癌的护理

一、概述

甲状腺癌是头颈部肿瘤中常见的恶性肿瘤,是最常见的内分泌恶性肿瘤,占全身肿瘤的1％。发病率按国家或地区而异。甲状腺癌可发生于任何年龄阶段,女性多于男性,男女比例为1∶3,20～40岁为发病高峰期,50岁后明显下降。

(一)病因

发生的原因不明,相关因素如下。

1.电离辐射

电离辐射是唯一一个已经确定的致癌因素。放射线对人体有明显的癌作用,尤其是儿童及青少年,被照射的小儿年龄越小,发生癌的危险度越高。

2.碘摄入异常

摄碘过量或缺碘均可使甲状腺的结构和功能发生改变,高碘或缺碘地区甲状腺癌发病率升高。

3.性别和激素

甲状腺的生长主要受促甲状腺素(TSH)支配,神经垂体释放的TSH是甲状腺癌发生的促进因子。有实验表明,甲状腺乳头状癌组织中女性激素受体含量较高。

4.遗传因素

5％～10％甲状腺髓样癌患者及3.5％～6.25％乳头状癌患者有明显的家族史,推测这类癌的发生可能与染色体遗传因素有关。

5.甲状腺良性病变

如腺瘤样甲状腺肿和功能亢进性甲状腺肿等一些甲状腺增生性疾病偶尔发生癌变。

(二)病理分型

目前原发性甲状腺癌分为分化型甲状腺癌(乳头状癌、滤泡状癌)、髓样癌、未分化癌等。

1.分化型甲状腺癌

(1)乳头状癌:是甲状腺癌中最常见的类型,约占甲状腺癌的80%以上。分化良好,恶性程度低,病情发展缓慢、病程长、预后好。一般以颈淋巴结转移最为多,血行转移较少见,血行转移中以肺转移为多见。

(2)滤泡状癌:较乳头状癌少见,世界卫生组织将嗜酸性粒细胞癌纳入滤泡状癌中。滤泡状癌占甲状腺癌的10.6%～15%,居第二位,发展缓慢、病程长、预后较好,以滤泡状结构为主要组织学特征。患病年龄比乳头状癌患者大。播散途径主要是通过血液转移到肺、骨和肝,淋巴转移相对较少。在分化型甲状腺癌中,其预后不及乳头状癌好,以嗜酸性粒细胞癌的预后最差。

2.髓样癌

髓样癌较少见,发生在甲状腺滤泡旁细胞,也称为C细胞的恶性肿瘤。C细胞的特征主要为分泌甲状腺降钙素及多种物质,并产生淀粉样物等。发病主要为散发性,少数为家族性。女性较多,以颈淋巴结转移较为多见。

3.未分化癌

此类甲状腺癌,较少见,约占甲状腺癌的1%,恶性程度较高,发展快,预后极差。以中年以上男性多见。未分化癌生长迅速,往往早期侵犯周围组织,常发生颈淋巴结转移,血行转移亦较多见。

(三)临床表现

1.症状

(1)颈前肿物:早期缺乏特征性临床表现,但95%以上的患者均有颈前肿块,质地硬而固定,表面不平。乳头状癌、滤泡状癌、髓样癌等类型颈前肿物生长缓慢,而未分化癌颈前肿物发展迅速。

(2)周围结构受侵的表现:晚期常压迫喉返神经、气管、食管而产生声音嘶哑、呼吸困难或吞咽困难等症状。

(3)其他脏器转移的表现,以及耳、枕、肩、等处疼痛。

(4)内分泌表现:可伴有腹泻或阵发性高血压,甲状腺髓样癌可出现与内分泌有关的症状,如顽固性腹泻(多为水样便)和阵发性高血压。

2.体征

(1)甲状腺结节:多呈单发,活动受限或固定,质地偏硬且不光滑。

(2)颈淋巴结肿大:乳头状癌、未分化癌、髓样癌等类型颈淋巴结转移率高,多为单侧颈淋巴结肿大。滤泡状癌以血行转移为多见。

(四)辅助检查

1.影像学检查

(1)B超检查:甲状腺B超检查有助于诊断。恶性肿瘤的超声检查可见边界不清,内部回声不均匀,瘤体内常见钙化强回声。

(2)单光子发射计算机断层显像(SPECT)检查:可以明确甲状腺的形态及功能,一般将甲状腺结节分为三种:热结节、温结节、凉(冷)结节,甲状腺癌大多表现为凉(冷)结节。

(3)颈部CT、MRI检查:可提出良、恶性诊断依据。明确显示甲状腺肿瘤的癌肿侵犯范围。

(4)X 线检查：颈部正侧位片可观察有无胸骨后扩展、气管受压或钙化等，常规胸片可观察有无转移等。

(5)PET 检查：对甲状腺良恶性病变的诊断准确率高。

2.血清学检查

血清学检查包括甲状腺功能检查、血清甲状腺球蛋白(Tg)、血清降钙素等。

3.病理学检查

(1)细胞学检查：细针穿刺细胞学检查是最简便的诊断方法，诊断效果取决于穿刺取材方法及阅片识别细胞的经验。

(2)组织学检查：确诊应由病理组织切片，活检检查来确定。

(五)治疗

以外科手术治疗为主，配合内、外照射治疗、内分泌治疗、化疗等。

1.手术治疗

如确诊为甲状腺癌，应及时行原发肿瘤和颈部转移灶的根治手术。

2.放疗

(1)外放疗：甲状腺癌对放射线的敏感性与甲状腺癌的分化程度成正比，分化越好，敏感性越差；分化越差，敏感性越高。分化型甲状腺癌如甲状腺乳头状癌对放射线的敏感性较差，其邻近组织如甲状软骨、气管软骨、食管及脊髓等，均对放射线耐受性差，照射剂量过大时常造成严重并发症，一般不宜采用外放疗。未分化癌恶性程度高，肿瘤发展迅速，手术切除难以达到根治目的，临床以外放疗为主，放疗通常宜早进行。对于手术后有残余者或手术无法切除者，术后也可辅助放疗。常规放疗照射剂量为大野照射 50 Gy，然后缩野针对残留区加量至 60～70 Gy。如采用 IMRT 可以提高靶区治疗剂量，在保护重要器官的情况下，高危区的单次剂量可提高至 2.20～2.25 Gy。

(2)内放疗：分化好的乳头状癌与滤泡状癌具有吸碘功能，特别是两者的转移灶都可能吸收放射性核素[131]碘(^{131}I)。临床上常采用[131]I 来治疗分化型甲状腺癌的转移灶，一般需行甲状腺全切或次全切除术后，以增强转移癌对碘的摄取能力后再行[131]I 治疗。不同组织类型肿瘤吸碘不同，未分化型甲状腺癌几乎不吸碘，其次是髓样癌。

3.化疗

甲状腺癌对化疗敏感性差。分化型甲状腺癌对化疗反应差，化疗主要用于不可手术、摄碘能力差或远处转移的晚期癌，相比而言，未分化癌对化疗则较敏感，多采用联合化疗，常用药物为多柔比星及顺铂、多柔比星(ADM)、环磷酰胺(CTX)，加紫杉类等。

4.内分泌治疗

术后长期服用甲状腺素片可以抑制 TSH 分泌及预防甲状腺功能减退，对预防甲状腺癌复发有一定疗效。对生长缓慢的分化型甲状腺癌疗效较好，对生长迅速的未分化甲状腺癌无明显疗效。

甲状腺癌的预后与病理类型、临床分期、根治程度、性别及年龄有关。年龄<15 岁或>45 岁者预后较差，女性好于男性。有学者等报道甲状腺癌的 10 年生存率乳头状癌可达 74％～95％，滤泡状癌为 43％～95％。未分化癌预后极差，一般多在数月内死亡，中位生存率仅为 2.5～7.5 个月，2 年生存率仅为 10％。

二、护理

(一)护理措施

1.饮食护理

饮食营养应均衡,宜进食高蛋白、低脂肪、低糖、高维生素无刺激性软食,除各种肉、鱼、蛋、奶外,多吃新鲜蔬菜、水果等。戒烟禁酒,少食多餐。如出现进食时咳嗽、声音嘶哑者,应减少流质饮食,细嚼慢咽,量宜少,并注意防止食物进入气管。忌食肥腻黏滞食物,油炸、烧烤等热性食物和坚硬不易消化食物。

2.保持呼吸道通畅

指导患者做深呼吸及咳嗽运动,有痰液及时咳出。对声嘶患者多给予生活上的照顾及精神安慰。

3.放疗期间的护理

(1)^{131}I内放疗护理:放射性核素^{131}I是治疗分化型甲状腺癌转移的有效方法,其疗效依赖于肿瘤能否吸收碘。已有报道,^{131}I对分化型甲状腺癌肺转移及淋巴结转移治疗效果较好。给药前至少 2 周给予低碘饮食(日摄碘量在 20～30 μg),避免食用含碘高的食物如海带、紫菜、海鱼、海参、山药等,碘盐可先在热油中炸烧使碘挥发后食用,同时鼓励患者多吃新鲜蔬菜、水果、蛋、奶、豆制品及瘦肉。并防止从其他途径进入人体的碘剂,如含碘药物摄入、皮肤碘酒消毒、碘油造影等。患者空腹口服^{131}I 2 小时后方可进食,以免影响药物吸收。口服^{131}I后应注意以下几点。①2 小时后嘱患者口含维生素 C 含片,或经常咀嚼口香糖,促进唾液分泌,以预防放射性唾液腺炎,并多饮水,及时排空小便,加速放射性药物的排泄,以减少膀胱和全身照射。②注意休息,加强口腔卫生。避免剧烈运动和精神刺激,并预防感染、加强营养。③建立专用粪便处理室,勿随地吐痰和呕吐物,大小便应该使用专用厕所,便后多冲水,严禁与其他非核素治疗的患者共用卫生间,以免引起放射性污染。建立核素治疗患者专用病房。④服药后勿揉压甲状腺,以免加重病情。⑤2 个月内禁止用碘剂、溴剂,以免影响^{131}I的重吸收而降低治疗效果。⑥服药后应住^{131}I治疗专科专用隔离病房或住单间 7～14 天,以减少对周围人群不必要的辐射;指导患者正确处理排泄物和污染物,衣裤、被褥进行放置衰变处理且单独清洗。⑦女性患者 1 年内避免妊娠。^{131}I治疗后 3～6 个月定期随访,不适随诊,以便及时预测疗效。

(2)放疗时加强口腔护理,嘱患者多饮水,常含话梅或维生素 C,促进唾液分泌,预防或减轻唾液腺的损伤。饭前、饭后及临睡时用复方硼砂溶液漱口。黏膜溃疡者进食感疼痛,可用 2% 利多卡因漱口或局部喷洒金因肽。

(3)观察放疗期间的咽喉部情况,对放疗引起的咽部充血、喉头水肿应行雾化吸入,根据病情需要在雾化器内可加入糜蛋白酶、地塞米松、庆大霉素等药物,雾化液现配现用,防止污染。每天 1 次,严重时可行 2～3 次。出现呼吸不畅甚至窒息时,应立即通知医师,并做好气管切开的准备。

(二)健康教育

1.服药指导

甲状腺癌行次全或全切除者,指导患者应遵医嘱终身服用甲状腺素片,勿擅自停药或增减剂量,目的在于抑制 TSH 的分泌,使血中的 TSH 水平下降,使残存的微小癌减缓生长,甚至消失,防止甲状腺功能减退和抑制 TSH 增高。所有的甲状腺癌术后患者服用适量的甲状腺素片可在一定程度上预防肿瘤的复发。

2.功能锻炼

卧床期间鼓励患者床上活动,促进血液循环和切口愈合。头颈部在制动一段时间后,可开始逐步练习活动,促进颈部的功能恢复。颈淋巴结清扫术者,斜方肌可能受到不同程度损伤,因此,切口愈合后应开始肩关节和颈部的功能锻炼,随时注意保持患肢高于健侧,以纠正肩下垂的趋势。特别注意加强双上肢的活动,应至少持续至出院后 3 个月。

3.定期复查

复查时间,第 1 年应为每 1～3 个月复查 1 次。第 2 年可适当延长,每 6～12 个月复查 1 次。5 年以后可每 2～3 年随诊 1 次。指导患者在日常生活中可间断性用双手轻柔触摸双侧颈部及锁骨窝内有无小硬结出现,有无咳嗽、骨痛等异常症状,一旦出现,随时复查及时就医。

(孙　楠)

第五节　乳腺癌的护理

乳腺癌是女性最常见的恶性肿瘤之一,发病率逐年上升,部分大城市乳腺癌占女性恶性肿瘤之首位。

一、病因

乳腺癌的病因尚未完全明确,研究发现乳腺癌的发病存在一定的规律性,具有高危因素的女性容易患乳腺癌。

(1)激素作用:雌酮及雌二醇对乳腺癌的发病有直接关系。

(2)家族史:一级亲属患有乳腺癌病史者的发病率是普通人群的 2～3 倍。

(3)月经婚育史:月经初潮早、绝经年龄晚、不孕及初次足月产年龄较大者发病率会增高。

(4)乳腺良性疾病:乳腺小叶有上皮增生或不典型增生可能与本病有关。

(5)饮食与营养:营养过剩、肥胖等都会增加发病机会。

(6)环境和生活方式:北美等发达国家发病率约为发展中国家的 4 倍。

二、临床表现

早期乳腺癌往往不具备典型的症状和体征,不易引起重视,常通过体检或乳腺癌筛查发现。以下为乳腺癌的典型体征。

(一)乳腺肿块

80％的乳腺癌患者以乳腺肿块首诊。

(1)早期:肿块多位于乳房外上象限,典型的乳腺癌多为无痛性肿块,质地硬,表面不光滑,与周围分界不清。

(2)晚期:①肿块固定;②卫星结节;③皮肤破溃。

(二)乳头溢液

非妊娠期从乳头流出血液、浆液、乳汁、脓液,或停止哺乳半年以上仍有乳汁流出者。

(三)皮肤改变

皮肤出现"酒窝征""橘皮样改变"或"皮肤卫星结节"。

(四)乳头、乳晕异常

乳头、乳晕异常表现为乳头皮肤瘙痒、糜烂、破溃、结痂、脱屑、伴灼痛,以致乳头回缩。

(五)腋窝淋巴结肿

初期可出现同侧腋窝淋巴结肿大,肿大的淋巴结质硬、可推动。晚期可在锁骨上和对侧腋窝摸到转移的淋巴结。

三、辅助检查

(一)X 线检查

钼靶 X 线摄片是乳腺癌诊断的常用方法。

(二)超声显像检查

超声显像检查主要用途是鉴别肿块囊性或实性,超声检查对乳腺癌诊断的正确率为 $80\% \sim 85\%$。

(三)磁共振检查

软组织分辨率高,敏感性高于 X 线检查。

(四)肿瘤标志物检查

(1)癌胚抗原(CEA)。

(2)铁蛋白。

(3)单克隆抗体:用于乳腺癌诊断的单克隆抗体 CA15-3 对乳腺癌诊断符合率为 $33.3\% \sim 57\%$。

(五)活体组织检查

乳腺癌必须确定诊断方可开始治疗,目前检查方法虽然很多,但至今只有活检所得的病理结果方能做唯一确定诊断的依据。

1.针吸活检

其方法简便,快速,安全,可代替部分组织冰冻切片,阳性率较高,在 $80\% \sim 90\%$,且可用于防癌普查。

2.切取活检

由于本方法易促使癌瘤扩散,一般不主张用此方法,只在晚期癌为确定病理类型时可考虑应用。

3.切除活检

疑为恶性肿块时切除肿块及周围一定范围的组织即为切除活检。

四、处理原则及治疗要点

(一)外科手术治疗

对早期乳腺癌患者,手术治疗是首选。

(二)辅助化疗

乳腺癌术后辅助化疗和内分泌治疗能提高生存率,降低复发率。辅助化疗方案应根据病情和术后病理情况决定,一般用 CMF(环磷酰胺＋甲氨蝶呤＋氟尿嘧啶)、CAF(环磷酰胺＋阿霉素＋氟尿嘧啶)、CAP(环磷酰胺＋多柔比星＋顺铂)方案,根据具体情况也可选用 NA(长春瑞滨＋表柔比星)、NP(长春瑞滨＋顺铂)、TA(紫杉醇＋阿霉素)或 TC(紫杉醇＋环磷酰胺)等方案。

(三)放疗

1.乳腺癌根治术后或改良根治术后辅助放疗

术后病理≥4 个淋巴结转移,或原发肿瘤直径＞5 cm,或肿瘤侵犯肌肉者,术后做胸壁和锁骨上区放疗;术后病理检查腋窝淋巴结无转移或有 1～3 个淋巴结转移者,放疗价值不明确,一般不需要做放疗;腋窝淋巴结未清扫或清扫不彻底的患者,也需放疗。

2.乳腺癌保乳术后放疗

所有保乳手术患者,包括浸润性癌、原位癌早期浸润和原位癌的患者均应术后放疗。但对于年龄≥70 岁,$T_1N_0M_0$,且 ER(＋)的患者可考虑术后单纯内分泌治疗,不做术后放疗。

(四)内分泌治疗

(1)雌激素受体(ER)(＋)和/或孕激素受体(PR)(＋)或激素受体不明显者,不论年龄、月经情况、肿瘤大小、腋窝淋巴结有无转移,术后均应给予内分泌治疗。ER(＋)和 PR(＋)者内分泌治疗的疗效好(有效率为 60％～70％);(ER)或(PR)1 种(＋)者,疗效减半;ER(－)、PR(－)者内分泌治疗无效(有效率为 8％～10％),预后也差。然而 CerbB-2(＋)者,其内分泌治疗效果均不佳,且预后差。

(2)常用药物。①抗雌激素药物:他莫昔芬(三苯氧胺)、托瑞米芬(法乐通)。②降低雌激素水平的药物:阿那曲唑(瑞宁得)、来曲唑(氟隆)。③抑制卵巢雌激素合成:诺雷得(戈舍瑞林)。

(五)靶向治疗

靶向治疗适用于癌细胞 HER-2 高表达者,可应用曲妥珠单抗,单独使用或与化疗药物联合应用均有一定的疗效,可降低复发转移风险。

五、护理评估

(一)健康史

(1)询问与本病相关的病因、诱因或促成因素。

(2)主要评估的一般表现及伴随症状与体征。

(3)了解患者的既往史、家族史。

(二)身体状况

(1)观察患者的生命体征,有无发热。

(2)有无皮肤瘙痒。

(3)有无乏力、盗汗与消瘦等。

(三)心理-社会状况

(1)评估时应注意患者对自己所患疾病的了解程度及其心理承受能力,以往的住院经验,所获得的心理支持。

(2)家庭成员及亲友对疾病的认识,对患者的态度。

(3)家庭应对能力,以及家庭经济情况,有无医疗保障等。

六、护理措施

(一)心理护理

(1)做好患者及家属的思想工作,减轻焦虑。

(2)向患者解释待治疗结束后可以佩戴假乳或乳房重建术来矫正。

(3)向患者解释脱发只是应用化疗药物暂时出现的一个不良反应,化疗后头发会重新生长出来。

(4)指导患者使用温和的洗发液及软梳子,如果脱发严重,可以将头发剃光,然后佩戴假发或者戴帽子。

(5)坚持患肢的功能锻炼,使患肢尽可能的恢复正常功能,减轻患者的水肿,以免影响美观。

(二)肢体功能锻炼的护理

术后 24 小时内,活动腕关节,练习伸指、握拳、屈腕运动;术后 1~3 天,进行前臂运动,屈肘伸臂,注意肩关节夹紧;术后 4~7 天,可进行肘部运动,用患侧手刷牙、吃饭等,用患侧手触摸对侧肩及同侧耳;术后一周,进行摆臂运动,肩关节不能外展;术后 10 天,可进行托肘运动及爬墙运动(每天标记高度,直至患肢高举过头)。功能锻炼一般每天锻炼 3~4 次,每次 20~30 分钟为宜。

(三)饮食护理

指导患者加强营养支持,为患者提供高蛋白,高维生素,高热量,无刺激性,易消化的食物,如瘦肉、蛋、奶、鱼、橘皮、海带、紫菜、山楂、鱼、各种瓜果等,禁服用含有雌激素的保健品。鼓励患者多饮水,每天饮水量≥2 000 mL。

(四)乳腺癌化疗皮肤护理

乳腺癌的化疗方案中大多数都是发泡性药物,化学性静脉炎的发病率很高,静脉保护尤为重要,护士在进行静脉穿刺过程中应选择粗直,弹性良好的血管,有计划的更换使用血管,并在化疗后指导患者局部涂擦多磺酸黏多糖(喜疗妥)以恢复血管的弹性。

(五)乳腺癌放疗皮肤护理

选择宽大柔软的全棉内衣。照射野可用温水和柔软毛巾轻轻蘸洗,禁止用肥皂和沐浴液擦洗或热水浸浴。局部放疗的皮肤禁用碘酒、乙醇等刺激性药物,不可随意涂抹药物和护肤品。局部皮肤避免粗糙毛巾、硬衣领、首饰的摩擦;避免冷热刺激如热敷、冰袋等;外出时,局部放疗的皮肤防止日光照射,如头部放疗的患者外出时要戴帽子,颈部放疗的患者外出时要戴围巾。放射野位于腋下、腹股沟、颈部等多汗、皱褶处时,要保持清洁干燥,并可在室内适当暴露通风。局部皮肤切忌用手指抓挠,勤修剪指甲,勤洗手。护士应严密观察患者静脉滴注化疗药物时的用药反应,如静脉滴注紫杉醇类药物时,用药前遵医嘱应用地塞米松,用药前半小时肌内注射异丙嗪及苯海拉明等抗过敏药物;用药时给予血压监测,注意观察患者的血压变化,如出现过敏症状,应立即停药,遵医嘱给予对症处置。

七、健康教育

(1)向患者讲解肢体水肿的原因,要避免患肢提重物,避免在患肢静脉输液、测血压等。注意术后患肢的功能锻炼,保持血液通畅。穿衣先穿患侧,脱衣先脱健侧。

(2)护士应做好随访工作,定期检查患者功能锻炼的情况,及时给予指导。

（3）指导患者术后 5 年内避免妊娠,防止乳腺癌复发。

（4）患者在治疗过程中配合医师监测血常规变化,每周化验血常规一次,定期复查。

（5）内分泌治疗的患者应定期复查子宫内膜,预防子宫内膜癌的发生。

八、乳腺癌自查方法

（一）对镜自照法

首先面对镜子,两手叉腰,观察乳房的外形。然后再将双臂高举过头,观察两侧乳房的形状、轮廓有无变化;乳房皮肤有无红肿、皮疹、浅静脉怒张、皮肤皱褶、橘皮样改变等异常;观察乳头是否在同一水平线上,是否有抬高、回缩、凹陷,有无异常分泌物自乳头溢出,乳晕颜色是否有改变。最后,放下两臂,双手叉腰,两肘努力向后,使胸部肌肉绷紧,观察两侧乳房是否等高、对称,乳头、乳晕和皮肤有无异常。

（二）平卧触摸法

首先取仰卧位,右臂高举过头,并在右肩下垫一小枕头,使右侧乳房变平。然后将左手四指并拢,用指端掌面检查乳房各部位是否有肿块或其他变化。检查方法有三种:①顺时针环形检查法,即用四个手指从乳头部位开始环形地从内向外检查。②垂直带状检查法,即用四手指指端自上而下检查整个乳房。③楔形检查法,即用四手指指端从乳头向外呈放射状检查。然后用同样方法检查左侧乳房,并比较两侧乳房有何不同。最后用拇指和示指轻轻挤捏乳头,如有透明或血性分泌物应及时报告医师。

（三）淋浴检查法

淋浴时,因皮肤湿润更容易发现乳房问题。方法是用一手指指端掌面慢慢滑动,仔细检查乳房的各个部位及腋窝是否有肿块。

（孙　楠）

第六节　原发性肝癌的护理

原发性肝癌是指由肝细胞或肝内胆管上皮细胞发生的恶性肿瘤,是我国常见的恶性肿瘤之一,病死率较高,在恶性肿瘤死亡排位中占第 2 位。近年来发病率有上升趋势,肝癌的 5 年生存率很低,预后凶险。原发性肝癌的发病率有较高的地区分布性,本病多见于中年男性,男女性别之比在肝癌高发区中 3：1～4：1,低发区则为 1：1～2：1。高发区的发病年龄高峰为40～49岁。

一、病因及发病机制

病因及发病机制尚不清楚,根据高发区的流行病学调查结果表明,下列因素与肝癌的发病关系密切。

（一）病毒性肝炎

在我国,乙型肝炎是原发性肝癌发生的最重要病因,原发性肝癌患者中 1/3 曾有慢性肝炎病史。肝癌患者血清中乙型肝炎标志物高达 90% 以上,近年来丙型肝炎与肝癌关系也逐渐引起关注。

(二)肝硬化

原发性肝癌合并肝硬化者占50%~90%,乙肝病毒持续感染与肝细胞癌有密切关系。其过程可能是乙型肝炎病毒引起肝细胞损害继而发生增生或不典型增生,从而对致癌物质敏感。在多病因参与的发病过程中可能有多种基因发生改变,最后导致癌变。

(三)黄曲霉毒素

在肝癌高发区,尤其南方以玉米为主粮的地方调查提示,肝癌流行可能与黄曲霉毒素对粮食的污染有关,其代谢产物黄曲霉毒素 B_1 有强烈致癌作用。

(四)饮水污染

某些地区的流行病学调查结果发现,饮用池塘水者与饮用井水者的肝癌发病率和病死率有明显差异,可能与池塘水的蓝绿藻产生的微囊藻毒素污染饮用水源有关。

(五)遗传因素

在高发区肝癌有时出现家族聚集现象,尤以共同生活并有血缘关系者的肝癌罹患率高。可能与肝炎病毒垂直传播有关。

(六)其他

饮酒、亚硝胺、农药、某些微量元素含量异常如铜、锌、钼等、肝吸虫等因素也被认为与肝癌有关。吸烟和肝癌的关系还待进一步明确。

二、临床表现

(一)症状

肝癌起病隐匿,早期缺乏典型症状,多在肝病随访中或体检普查中,应用血清甲胎蛋白(AFP)及B超检查偶然发现肝癌,此时患者既无症状,体格检查亦缺乏肿瘤本身的体征,此期称为亚临床肝癌。一旦出现症状而来就诊者其病程大多已进入中晚期。不同阶段的肝癌,其临床表现有明显差异。

1.肝区疼痛

肝区疼痛最常见,半数以上患者呈间歇性或持续性的钝痛或胀痛,是由于肿块生长迅速、使肝包膜绷紧牵拉所致。当肿瘤侵犯膈肌时,疼痛可向右肩或右背部放射。向右后生长的肿瘤可致右腰疼痛。突然出现剧烈腹痛和腹膜刺激征提示癌结节包膜下出血或向腹腔破溃。

2.消化道症状

食欲缺乏、恶心、呕吐、腹泻、消化不良等,缺乏特异性。

3.全身症状

低热,发热与癌肿坏死物质吸收有关。此外还有乏力、消瘦、贫血、全身衰弱等,少数患者晚期呈恶病质。这是由于癌症所致的能量消耗和代谢障碍所致。

4.转移灶症状

如肺转移可出现咳嗽、咯血;胸膜转移可引起胸痛和血性胸腔积液;癌栓栓塞肺动脉,引起肺梗死,可突然出现严重呼吸困难和胸痛;癌栓栓塞下肢静脉,可出现下肢严重水肿;骨转移和脊柱转移,可引起局部压痛或神经受压症状;颅内转移可出现相应的神经定位症状和体征。

5.伴癌综合征

癌肿本身代谢异常,癌组织对机体发生影响而引起的内分泌或代谢异常的一组综合征称为伴癌综合征。如自发性低血糖症、红细胞增多症,其他罕见的有高脂血症、高钙血症、类癌综合征等。

(二)体征

1.肝大

进行性肝大是常见的特征性体征之一。肝质地坚硬,表面及边缘不光滑,有大小不等结节,伴不同程度的压痛。如癌肿突出于右肋弓下或剑突下,上腹可出现局部隆起或饱满。

2.脾大

脾大多见于合并肝硬化门静脉高压患者。因门静脉或脾静脉有癌栓或癌肿压迫门静脉引起。

3.腹水

腹水因合并肝硬化门静脉高压、门静脉或肝静脉癌栓所致。当癌肿表面破溃时可引起血性腹水。

4.黄疸

当癌肿浸润、破坏肝细胞时,可引起肝细胞性黄疸;当癌肿侵犯肝内胆管或压迫胆管时,可出现阻塞性黄疸。

5.转移灶相应体征

锁骨上淋巴结肿大、胸腔积液的体征,截瘫、偏瘫等。

(三)并发症

肝性脑病;上消化道出血;肝癌结节破裂出血;血性胸腹水;继发感染。上述并发症可由肝癌本身或并存的肝硬化引起,常为致死的原因。

三、辅助检查

(一)血清甲胎蛋白(AFP)测定

AFP是目前诊断肝细胞肝癌最特异性的标志物,是体检普查的项目之一。肝癌患者AFP阳性率70%~90%,诊断标准为:①AFP>500 μg/L持续4周;②AFP在>200 μg/L的中等水平持续8周;③AFP由低浓度升高后不下降。

(二)影像学检查

(1)超声显像是目前肝癌筛查的首选检查之一,有助于了解占位性病变的血供。

(2)CT在反映肝癌的大小、形态、部位、数目等方面有突出的优点,被认为是补充超声显像检查的非侵入性诊断的首选方法。

(3)肝动脉造影是肝癌诊断的重要补充方法,对直径2 cm以下的小肝癌的诊断较有价值。

(4)MRI优点是除显示如CT那样的横截面外,还能显示矢状位、冠状位及任意切面。

(三)肝组织活检或细胞学检查

在超声或CT引导下活检或细针穿刺行组织学或细胞学检查,是目前确诊直径2 cm以下小肝癌的有效方法。缺点是易引起近边缘的肝癌破裂,有促进转移的危险。在非侵入性操作未能确诊时考虑使用。

四、诊断要点

有慢性肝炎病史,原因不明的肝区不适或疼痛,或原有肝病症状加重伴有全身不适、明显的食欲缺乏和消瘦、乏力、发热；肝进行性肿大、压痛、质地坚硬、表面和边缘不光滑。对高危人群血清 AFP 的检测及影像学检查。对既无症状也无体征的亚临床肝癌的诊断主要靠血清 AFP 的检测联合影像学检查。

五、治疗要点

早期治疗是改善肝癌预后的最主要的手段，而治疗方案的选择取决于肝癌的临床分期及患者的体质。

(一)手术治疗

首选的治疗方法，是影响肝癌预后的最主要因素，是提高生存率的关键。

(二)局部治疗

1.肝动脉化疗栓塞治疗(TACE)

TACE 为原发性肝癌非手术的首选方案，效果较好，应反复多次治疗。机制为先栓塞肿瘤远端血供，再栓塞肿瘤近端肝动脉，使肿瘤难以建立侧支循环，最终引起病灶缺血性坏死，并在动脉内灌注化疗药物。常用栓塞剂有吸收性明胶海绵和碘化油。

2.无水酒精注射疗法(PEI)

PEI 是肿瘤直径<3 cm，结节数在 3 个以内，伴肝硬化不能手术患者的首选治疗方法。在 B 超引导下经皮肝穿刺入肿瘤内注入无水酒精，促使肿瘤细胞脱水变性、凝固坏死。

3.物理疗法

局部高温疗法，如微波组织凝固技术、射频消融、高功率聚焦超声治疗、激光等。

(三)其他治疗方法

1.放疗

放疗在肝癌治疗中仍有一定地位。适用于肿瘤较局限，但不能手术者，常与其他治疗方法组成综合治疗。

2.化疗

化疗常用多柔比星及其衍生物、顺铂(CDDP)、氟尿嘧啶、丝裂霉素 C 和甲氨蝶呤(MTX)等。主张联合用药，单一用药疗效较差。

3.生物治疗

生物治疗常用干扰素、白细胞介素、LAK 细胞、TIL 细胞等，作为辅助治疗之一。

4.中医中药治疗

中医中药治疗用于晚期肝癌患者和肝功能严重失代偿无法耐受其他治疗者，可作为辅助治疗之一。

5.综合治疗

根据患者的具体情况，选择一种或多种治疗方法联合使用，为中晚期患者的主要治疗方法。

六、常用护理诊断

(1)疼痛(肝区痛)：与肿瘤迅速增大、牵拉肝包膜有关。

(2)预感性悲哀：与获知疾病预后有关。

(3)营养失调(低于机体需要量)：与肝功能严重损害、摄入量不足有关。

七、护理措施

(一)一般护理

1.休息与体位

给患者创造安静舒适的休息环境,减少各种不良刺激。协助并指导患者取舒适卧位。为患者创造安静、舒适环境,提高患者对疼痛的耐受性。

2.饮食护理

鼓励进食,给予高蛋白、适量热量、高维生素、易消化饮食,如出现肝性昏迷,禁食蛋白质。伴腹水患者,限制水钠摄入。如出现恶心、呕吐现象,做好口腔护理。在化疗过程中患者往往胃肠道反应明显,可根据其口味适当调整饮食。

3.皮肤护理

晚期肝癌患者极度消瘦,严重营养不良,因为疼痛影响,常拒绝体位变动。因此要加强翻身,皮肤按摩,如出现压疮,做好相应处理。

(二)病情观察

监测生命体征,观察有无肝区疼痛、发热、腹水、黄疸、呕血、便血、24小时尿量等,以及实验室各项血液生化和免疫学指标。观察有无转移征象。

(三)疼痛护理

晚期癌症患者大部分有中度至重度的疼痛,多为顽固性的剧痛,严重影响生存质量。通过询问病史、观察或运用评估工具来判断疼痛的部位、性质、程度。

1.三阶梯疗法

目前临床普遍推行 WTO 推荐的三阶梯疗法,其原则为:①按阶梯给药,依药效的强弱顺序递增使用;②无创性给药,可选择口服给药,直肠栓剂或透皮贴剂给药等方式;③按时给药,而不是按需给药;④剂量个体化。按此疗法多数患者能满意止痛。

(1)第一阶梯:轻度癌痛,可用非阿片类镇痛药,如阿司匹林等。

(2)第二阶梯:中度癌痛及第一阶梯治疗效果不理想时,可选用弱阿片类药,如可卡因。

(3)第三阶梯:重度癌痛及第二阶梯治疗效果不理想者,选用强阿片类药,如吗啡。多采用口服缓释或控释剂型。癌痛的治疗中提倡联合用药的方法,加用一些辅助药以协同主药的疗效,减少其用量与不良反应,常用辅助药物有:①弱安定药,如地西泮和艾司唑仑等;②强安定药,如氯丙嗪和氟哌利多等;③抗抑郁药,如阿米替林。

向患者说明接受治疗的效果及帮助患者正确用药,对于已掌握的规律性疼痛,在疼痛发生前使用镇痛剂。疼痛减轻或停止时应及时停药。观察止痛疗效及不良反应。

2.其他方法

(1)放松止痛法:通过全身松弛可以阻断或减轻疼痛反应。

(2)心理暗示疗法:可结合各种癌症的治疗方法,暗示患者进行自身调节,告诉患者配合治疗就一定能战胜疾病。

(3)物理止痛法:可通过刺激疼痛周围皮肤或相对应的健侧达到止痛目的。

(4)转移止痛法:让患者取舒适体位,通过回忆、冥想、听音乐、看书报等方法转移注意力,减轻疼痛反应。

(四)肝动脉栓塞化疗护理

肝动脉栓塞化疗护理是肝癌非手术治疗的首选方法,已在临床上广泛应用,是一种创伤性的非手术治疗。

1.术前护理

(1)向患者和家属解释治疗的必要性、方法、效果。

(2)评估患者的身体状况,必要时先给予支持治疗。

(3)做好各种检查,如血常规、出凝血时间、肝肾功能、心电图、影像学检查等;检查股动脉和足背动脉搏动的强度。

(4)做好碘过敏试验和普鲁卡因过敏试验,如碘过敏试验阳性可用非离子型造影剂。

(5)术前 6 小时禁食禁饮。

(6)术前 0.5 小时可给予镇静剂,并测量血压。

2.术中护理

(1)准备好各种抢救用品和药物。

(2)护士应尽量陪伴在患者的身边,安慰及观察患者。

(3)注射造影剂时,应严格控制注射速度,注射完毕后应密切观察患者有无恶心、心悸、胸闷、皮疹等过敏症状,观察血压的变化。

(4)注射化疗药物后应观察患者有无恶心、呕吐,一旦出现应帮助患者头偏向一侧,备污物盘,指导患者做深呼吸,如使用的化疗药物胃肠道反应很明显,可在注入化疗药物前给予止吐药。

(5)观察患者有无腹痛,如出现轻微腹痛,可向患者解释腹痛的原因,安慰患者,转移注意力;如疼痛较剧,患者不能耐受,可给予止痛药。

3.术后护理

(1)预防穿刺部位出血:拔管后应压迫股动脉穿刺点 15 分钟,绷带包扎后,用沙袋(1~2 kg)压迫6~8 小时;保持穿刺侧肢体平伸 24 小时;术后 8 小时内,应每隔 1 小时观察穿刺部位有无出血和渗血,保持敷料的清洁干燥;一旦发现出血,应立即压迫止血,重新包扎,沙袋压迫;如为穿刺点大血肿,可用无菌注射器抽吸,24 小时后可热敷,促进其吸收。

(2)观察有无血栓形成:应检查两侧足背动脉的搏动是否对称,患者有无肢体麻木、胀痛、皮肤温度降低等,出现上述症状与体征,应立即报告医师及时采取溶栓措施。

(3)观察有无栓塞后综合征:发热、恶心、呕吐、腹痛。如体温超过 39 ℃,可物理降温,必要时用退热药。术中或术后用止吐药,可有效地预防和减轻恶心、呕吐的症状,鼓励患者进食,尽可能满足患者对食物的要求。腹痛是因肿瘤组织坏死、局部组织水肿而引起的,可逐渐缓解,如疼痛剧烈,可使用药物止痛。

(4)密切观察化疗后反应,及时检查肝、肾功能和血常规,及时治疗和抢救。补充足够的液体,鼓励患者多饮水、多排尿,必要时应用利尿剂。

(五)心理护理

肝癌患者的 5 个阶段的心理反应往往比其他癌症患者更为明显。要充分认识患者的心理反应,对部分出现过激行为,如绝望甚至自杀的患者,要给予正确的心理疏导;同时建立良好的护患关系,减轻患者恐惧。对于晚期患者,特别要维护其尊严,并做好临终护理。

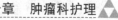

（六）健康教育

1.疾病知识指导

原发性肝癌应以预防为主。临床证明,肝炎-肝硬化-肝癌的关系密切。因此,患病毒性肝炎的患者应及时正确治疗,防止转变为肝硬化,非乙型肝炎病毒携带者应注射乙型肝炎疫苗。加强锻炼,增强体质,注意保暖。

2.生活指导

禁食含有黄曲霉素的霉变食物,特别是发霉的花生和玉米,禁饮酒。肝癌伴有肝硬化者,特别是伴食管-胃底静脉曲张的患者,应避免粗糙饮食。

3.用药指导

在化疗过程中,应向患者做好解释工作,消除紧张心理,并介绍药物性质、毒副作用,使患者心中有数。①药物反应较重者,宜安排在睡前或饭后用药,以免影响进食。呕吐严重者应少食多餐,辅以针刺足三里、合谷、曲池等穴,对减轻胃肠道反应有一定作用。②注意防止皮肤破损,观察皮肤有无瘀斑、出血点,有无牙龈出血、鼻出血、血尿及便血等症状。③鼓励患者多饮水或强迫排尿,使尿液稀释。遵医嘱适量地服用碳酸氢钠以碱化尿液。④常选用1:5 000高锰酸钾溶液坐浴,预防会阴部感染。

4.自我监测指导

出现右上腹不适、疼痛或包块者应尽早到医院检查。肝癌的疗效取决于早发现、早治疗,一旦确诊应尽早治疗,以手术为主的综合治疗可明显延长患者生命。观察肿瘤有无并发症和有无远处转移的表现,应警惕肝癌结节破裂、肝性脑病、消化道出血和感染等。手术后的癌肿患者应观察有无复发,定期复诊。化疗患者应定期检查肝肾功能、心电图、血常规、血浆药物浓度等,及时了解脏器功能和有无药物蓄积。

（孙 楠）

第七节 胰腺癌的护理

一、概述

（一）病因

胰腺癌的病因至今尚不完全清楚。各方面流行病学调查显示,有些因素与胰腺癌的发病相关,有些存在分歧。

1.人口因素和地区分布

胰腺癌多见于西方工业化国家。

2.家族和遗传因素

患以下 6 种遗传性疾病者胰腺癌的发病机会增多:遗传性非息肉症型直肠癌;家族性乳腺癌;Paget 病;共济失调-毛细血管扩张症;家族性非典型多发性痣-黑色素瘤综合征;遗传性胰腺炎。

3.与其他疾病的关系

慢性胰腺炎、糖尿病、甲状腺肿瘤、其他良性内分泌瘤、囊性纤维变形等可能与胰腺癌的发病相关。

4.生活与环境因素

无论男女,吸烟者胰腺癌发病率高于不吸烟者2～16倍。高能量、高蛋白、高脂肪摄入也可诱发胰腺癌。此外,高碳水化合物、肉类、高胆固醇、亚硝胺和高盐食品均属不利因素。饮食中的纤维素、维生素 C、水果、蔬菜都是预防胰腺癌的有利因素,不进食或少进食保藏食品,进食生、鲜、压力锅或微波炉制备的食品胰腺的起保护都能作用。

(二)病理分型

1.胰腺癌部位分布

(1)胰头癌:占胰腺癌的 2/3 以上,常压迫和浸润导致胰管管腔狭窄或闭塞,远端易继发胰腺炎。

(2)胰体、胰尾部:约占胰腺癌的 1/4。胰体、胰尾部肿瘤体积较大,常由于浸润生长而致胰体、尾部周围有严重的癌性腹膜炎。

(3)全胰癌:约占胰腺癌的 1/20。

2.组织学分类

(1)导管细胞癌:最常见,约占 90%。

(2)胰泡细胞癌。

(3)少见类型胰腺癌:多形性癌、腺鳞癌、黏液癌、嗜酸性粒细胞癌及胰腺囊-实性肿瘤等。

(三)临床表现

1.腹痛

腹痛是最常见的临床症状,近半数为首发症状。在胰腺癌的整个病程中,几乎所有病例都有不同性质和不同程度的疼痛出现,位置多在上腹伴左腰部放射。

2.黄疸

梗阻性黄疸是胰腺癌的另一重要症状,是胰头癌的主要症状和体征,由癌肿侵及胆总管所致。

3.消化道症状

由于胰液和胆汁排出受阻,患者常有食欲缺乏、上腹饱胀、消化不良、便秘或腹泻。上腹部不适多为上腹闷堵感觉,食后饱胀。10%～30%患者以此为首发症状。

4.消瘦

体重减轻也是胰腺癌的常见症状。其特征是发展速度快,发病后短期内即出现明显消瘦,短期内体重减轻 10 kg 甚至更多。可能是胰腺癌及癌旁胰岛细胞因子干扰糖原代谢,引起胰岛素抵抗,使机体不能有效利用葡萄糖而致消瘦。

5.发热

至少有 10% 胰腺癌患者病程中有发热出现,表现为低热、高热、间歇热或不规则发热等,可伴有畏寒,黄疸也随之加深,易被误诊为胆石症。

6.血栓性静脉炎

中晚期胰体、胰尾部癌患者可并发下肢游走性或多发性血栓性静脉炎,表现为局部红、肿、热、痛等并可扪及条索状硬块。偶可发生门静脉血栓性静脉炎,出现门静脉高压。

7.症状性糖尿病

部分胰腺癌患者可在上述症状出现之前发生症状性糖尿病,也可能原已控制的糖尿病无特殊原因突然加重。

8.精神症状

部分患者可出现焦虑、抑郁、失眠、急躁及个性改变等精神症状。

(四)诊断

1.实验室检查

肿瘤标志物检测包括 CEA、CA19-9、CA724、CA50 等。CEA 胰腺癌阳性率 83%～92%,术后 CEA 升高提示复发;CA19-9 对胰腺癌具有高度敏感性和特异性,应用免疫过氧化酶法检测 CA19-9,胰腺癌准确率高达 86%。大多数浸润型胰腺癌可检测到 K-ras 基因突变。Ras 基因的突变激活可引起血管内皮生长因子(VEGF)表达上调。约 73% 的胰腺癌患者发现 $P53$ 基因突变。

2.影像学检查

(1)逆行胰胆管造影(ERCP):将内镜插至十二指肠降段,在乳头部经内镜活检孔道插入造影导管,并进入乳头开口部、胆管和胰管内,注入对比剂,使胰管、胆管同时或先后显影,称为 ERCP。胰头癌 ERCP 的诊断准确率可高达 95%。通过 ERCP 收集胰液做脱落细胞学检查,对胰腺癌的阳性诊断率可达 75%。

(2)血管造影检查:胰腺血管造影的适应证为确定胰腺内分泌肿瘤的位置,范围及程度,判断有无浸润、胰腺癌手术切除可能性等。

(3)胰腺 CT 检查:CT 目前仍是检测胰腺癌及做肿瘤分期的最常用方法,其检出肿瘤的阳性预测值可超过 90%;在判定肿瘤不能切除时,阳性率 100%。

(4)胰腺 MRI 检查:磁共振胰胆管成像(MRCP)是近几年迅速发展起来的技术。

(5)超声成像:彩色超声血流具有无创、价廉、无须对比剂等优点,可单独判断和量化肿瘤的心血管化程度,肿瘤侵犯血管的情况及血管性疾病。

(五)治疗

胰腺癌恶性程度高,局部发展快,转移早,治疗效果不佳,预后差。

1.手术治疗

手术是胰腺癌获得根治的唯一机会,只有 10% 的胰腺癌患者获得手术的机会。能被切除的胰腺癌为:肿瘤可被完全切除,而无癌组织残留;肿瘤未侵及重要邻近器官;无血源性或远处淋巴结转移。

2.放疗

对于手术不能切除病例,采用放疗+化疗可以提高胰腺癌的疗效,明显延长患者生存期。单纯放疗者中位生存期明显低于放化疗结合患者。

3.化疗

全身化疗可作为胰腺癌的辅助治疗,也可作为局部晚期不能切除或有转移病变胰腺癌的主要治疗。可作为胰腺癌的新辅助治疗,也可作为术后复发的姑息治疗。常见化疗药物有:5-FU、吉西他滨、奥沙利铂、顺铂、伊立替康。

吉西他滨 1 000 mg/m²,静脉滴注超过 30 分钟,每周 1 次,连续 3 次,然后休息 1 周为一周期。对于不能切除的转移性胰腺癌,单药吉西他滨是标准治疗。含吉西他滨的联合化放疗可用于局部晚期不能切除的胰腺癌患者,也可作为辅助治疗。吉西他滨两药联合可选择(GP,吉西他滨＋顺铂)、(GEME,吉西他滨＋厄洛替尼3周方案)、(GC,吉西他滨＋卡培他滨)等。奥沙利铂联合5-FU可作为二线治疗。

4.靶向治疗

胰腺癌的生物靶向治疗逐渐引起重视。有研究显示特罗凯联合吉西他滨治疗使胰腺癌中位生存期延长。

5.晚期胰腺癌的解救治疗

有梗阻及黄疸者可采用放置支架、激光手术、光动力治疗、放疗等迅速退黄;严重疼痛可联合放疗与吗啡类药物止痛,必要时给予神经毁损性治疗;肿瘤活动性出血可考虑姑息性手术或放疗;对于营养不良者及时给予肠道或肠道外营养。

胰腺癌由于诊断困难、病变进展迅速及缺乏有效的根治手段,诊断后仅1%～4%的患者能够活到5年。临床特点为病程短、进展快、死亡率高,中位生存期为6个月左右,被称为"癌中之王"。

二、护理

(一)护理要点

1.疼痛护理

胰腺癌疼痛的发生原因为癌肿浸润引起的胰管梗阻并管内压升高,尤其在进餐后,胰腺分泌增多,管内压力增高,促发上腹部持续或间断钝痛,餐后1～2小时加重,而后逐渐减轻。晚期胰腺癌可直接浸润、压迫位于腹膜后的腹腔神经丛,产生与体位有关的腰背痛。仰卧时加剧,而前倾、弯腰或侧卧时稍有缓解,呈昼重夜轻的特点,患者夜间往往不敢平卧而取前倾坐位或俯卧位。严重疼痛者遵医嘱给予吗啡类药物止痛。部分患者可由外科医师给予神经毁损性治疗。

2.饮食护理

给予易消化、低脂饮食,少食多餐。

3.胰瘘的护理

胰瘘多发生于术后1周左右,表现为患者突发剧烈腹痛、持续腹胀、发热,腹腔引流管或伤口引流出清亮液体,引流液测得淀粉酶。应持续负压引流,保持引流装置有效。

4.胆瘘的护理

胆瘘多发生于术后5～10天。表现为发热、右上腹痛、腹膜刺激征,T管引流量突然减少,但可见沿腹腔引流管或腹壁伤口溢出胆汁样液体。此时应保持T管引流通畅,予以腹腔引流。

5.控制血糖

胰腺癌患者由于术后胰腺功能的部分缺失,可引起患者血糖改变。因此,手术前后及静脉高营养的患者,均应每4小时一次常规监测血糖,以了解患者的胰腺功能,及时调节胰岛素的用量,一般将血糖控制在8 mmol/L左右。

6.放疗的护理

放疗患者应监测肝功能变化,观察肿瘤直接侵犯肝胆管、压迫肝门部胆管者黄疸消退情况。因胰腺与胃、十二指肠及结肠相毗邻,治疗过程中胃肠道会受到一定放射剂量的刺激,易出现恶心、呕吐、腹泻等消化道不良反应。可于治疗前遵医嘱给予西咪替丁或昂丹司琼静脉输注,并告知患者进软食,禁食刺激性食物,以保护胃肠道黏膜,预防胃溃疡、十二指肠溃疡及消化道出血的发生。对有消化道出血倾向的患者,应严密观察患者有无呕血、黑便、头晕、面色苍白、脉搏弱而快、血压下降等症状。

7.静脉化疗的护理

化疗药物的特殊不良反应及护理。

(1)吉西他滨的不良反应主要为骨髓抑制及皮疹。指导患者化疗期间不要食用刺激性食物,不要搔抓皮肤,皮肤瘙痒时可局部涂以炉甘石洗剂。静脉滴注时间一般限制在30~60分钟,超过60分钟会导致不良反应加重,已配制的吉西他滨不可冷藏,以防结晶析出。

(2)顺铂一次用药(50 mg/m²)发生肾毒性的可能性为25%~30%,但通过静脉补液及使用利尿剂可使肾毒性减少至10%以下。多在治疗开始2周后出现血尿素氮升高,第4周恢复正常。一般在大剂量顺铂给药前静脉滴注生理盐水或葡萄糖1 000 mL加入10%氯化钾15 mg,然后20%甘露醇125 mL静脉快滴,顺铂滴注完毕后再给予20%甘露醇125 mL静脉快滴,以达利尿作用。一般每天液体总量3 000~4 000 mL,输液从顺铂给药前6小时开始,持续至顺铂滴注完毕后6~12小时为止。每周期治疗前检查尿常规、血尿素氮和肌酐、血电解质等;后7天查尿常规、血尿素氮、肌酐和电解质;记录24小时出入量3~4天。

(二)健康指导

(1)年龄在40岁以上,短期内出现持续性上腹部疼痛、腹胀、食欲减退、消瘦等症状时,应注意对胰腺做进一步检查。

(2)饮食宜少量多餐。

(3)告知患者出现进行性消瘦、贫血、乏力、发热等症状,及时就诊。

(孙　楠)

第十一章

手术室护理

第一节 普外科手术的护理

　　普外科是外科领域中历史最长、发展较全面的学科。该学科内容广泛,是外科其他各专业学科的基础;其范围较大,除了各个专业学科,如颅脑外科、骨科、整形外科,泌尿外科等之外,其余未能包括在专科范围内的内容均属于普外科的范畴。普外科手术以腹部外科为基础,还包括了甲状腺疾病、乳腺疾病,周围血管疾病等。在实际工作中,普外科又可分出一些学科,如胃肠外科、肛肠外科、肝胆外科、胰腺外科、周围血管外科等。下面以几个经典的普通外科手术为例,介绍手术的护理配合。

一、急性肠梗阻手术的护理配合

　　小肠分为十二指肠、空肠和回肠三部分,十二指肠起自胃幽门,与空肠交接处为十二指肠悬韧带(Treitz 韧带)所固定。回肠末端连接盲肠,并具回盲瓣。空肠和回肠全部位于腹腔内,仅通过小肠系膜附着于腹后壁。肠梗阻是指肠内容物不能正常运行、顺利通过肠道,是外科常见急腹症之一常为物理性或功能性阻塞,发病部位主要为小肠。小肠梗阻是指小肠肠腔发生机械性阻塞或小肠正常生理位置发生不可逆变化,如肠套叠、肠嵌闭和肠扭转等。绝大多数机械性肠梗阻需作外科手术治疗,缺血性肠梗阻和绞窄性肠梗阻更需及时急诊手术处理。

(一)主要手术步骤及护理配合

1.手术前准备

　　手术患者取仰卧位,行全身麻醉。切口周围皮肤消毒范围为:上至剑突、下至大腿上 1/3,两侧至腋中线。按照腹部正中切口手术铺巾法建立无菌区域。

2.主要手术步骤

　　(1)经腹正中切口开腹:22 号大圆刀切开皮肤,电刀切开皮下组织、腹白线、腹膜,探查腹腔。

　　(2)分离:切开相应肠系膜,分离、切断肠系膜血管,传递血管钳 2 把钳夹血管,解剖剪剪断,慕丝线结扎或缝扎。

　　(3)分别切断肠管近远端:传递肠钳钳夹肠管,15 号小圆刀于两肠钳间切断,移除标本,传递碘伏棉球擦拭残端(图 11-1)。

（4）关闭腹腔：传递温生理盐水冲洗腹腔；放置引流管，三角针慕丝线固定；传递可吸收缝线或圆针慕丝线关腹。

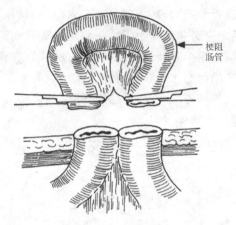

图 11-1　切断肠管

（5）行肠肠吻合：对拢肠两断端，传递圆针慕丝线连续缝合或传递管型吻合器吻合（图 11-2）。

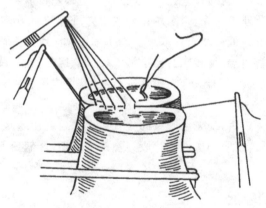

图 11-2　肠肠吻合

（6）关闭肠系膜裂隙：传递圆针慕丝线或可吸收缝线间断缝合（图 11-3）。

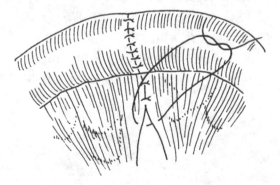

图 11-3　关闭肠系膜裂隙

(二)围术期特殊情况及处理

1.急诊手术,病情危急

手术室值班护士接到急诊手术通知单,立即安排手术间,联系相关病房做好术前准备,安排人员转运患者(病情危重的手术患者必须由手术医师陪同送至手术室)。

手术室护士按照手术要求,备齐手术器械及仪器等设备,如高频电刀、超声刀、负压吸引装置,检查仪器功能,并调试至备用状态。同时应预计可能出现的突发事件和可能需要的物品,以备不时之需。如这位患者为剖腹探查手术,除了肠道切除和吻合外,可能存在肠道破裂、腹腔污染的可能,因此必须备齐大量冲洗液体。

同时应通知手术医师及麻醉师及时到位,三方进行手术患者手术安全核查,保证在最短时间内开始手术。

2.肠道吻合的护理配合

肠道吻合器是临床常用的外科吻合装置之一,在手术使用时,主要做好以下护理配合。

(1)型号选择:应按照医师要求,根据肠腔直径和吻合位置,目测或利用测量器,选择不同型号的吻合器,目前常用的肠道吻合器型号有25～34号,并分直线和弯型吻合器。

(2)严格核对:手术医师要求使用32号直线型管型吻合器吻合肠腔,由于吻合器价格较为昂贵,为一次性高值耗材,巡回护士在打开吻合器外包装之前必须再次与手术医师认真确认吻合器的型号、规格,检查有效期及外包装完整性,均符合要求方可打开使用。

(3)配合使用:洗手护士将抵钉座组件取下交予手术医师,手术医师将抵钉座与吻合器头部分别放入将欲吻合的消化管两端,旋转吻合器手柄末端调节螺母,通过弹簧管及吻合器头部伸出的芯轴,将抵钉座连接固定于吻合器头部。医师进行击发,完成肠管钉合并切除消化管腔内多余的组织。

(4)使用后处置:吻合完成后,配合医师共同检查切下的组织切缘是否完整成环,以保证不出现吻合口瘘。吻合器使用后,按照一次性医疗废弃物标准处理,严禁任何人员将使用过的吻合器带出手术室。

二、甲状腺手术的护理配合

甲状腺是人体最大的内分泌腺体,位于甲状软骨下方,紧贴于气管两旁,由中央的峡部和左右两个侧叶构成。甲状腺由两层被膜包裹,内层被膜称甲状腺固有被膜,紧贴腺体并伸入到腺实质内;外层被膜称甲状腺外科被膜,易于剥离,两层被膜之间有甲状腺动、静脉、淋巴结、神经和甲状旁腺等,因此手术时分离甲状腺应在此两膜间进行。当单纯性甲状腺肿压迫气管、食道、喉返神经等引起临床症状,或巨大单纯甲状腺肿物影响患者生活工作,或结节性甲状腺肿有甲状腺功能亢进或恶变,或甲状腺良性肿瘤都应行甲状腺大部或部分(腺瘤小)切除,其中甲状腺腺瘤是最常见的甲状腺良性肿瘤。

(一)主要手术步骤及护理配合

1.手术前准备

手术患者取垂头仰卧位,行全身麻醉。切口周围皮肤消毒范围为:上至下唇,下至乳头连线,两侧至斜方肌前缘。

2.主要手术步骤

(1)切开皮肤、皮下组织及肌肉:传递22号大圆刀在胸骨切迹上两横指处切开皮下组织及颈阔肌。

（2）分离皮瓣：传递纱布，缝合在上下皮瓣处，牵引和保护皮肤；传递组织钳提起皮肤，电刀游离上、下皮瓣。

（3）暴露甲状腺：纵形打开颈白线，传递甲状腺拉钩牵开两侧颈前带状肌群，暴露甲状腺。

（4）处理甲状腺血管：传递圆针慕丝线缝扎甲状腺上动脉和上静脉、甲状腺下动脉和下静脉。

（5）处理峡部：传递血管钳或直角钳分离并钳夹峡部，传递15号小圆刀或解剖剪切除峡部。

（6）切下甲状腺组织：传递血管钳或蚊氏钳，沿预定切线依次钳夹，传递15号小圆刀切除，取下标本，切除时避免损伤喉返神经。传递慕丝线结扎残留甲状腺腺体，传递圆针慕丝线间断缝合甲状腺被膜。

（7）冲洗切口，置引流管，关切口：生理盐水冲洗，传递吸引器吸尽冲洗液并检查有无活动性出血；放置负压引流管置于甲状腺床，传递三角针慕丝线固定；传递圆针慕丝线依次缝合颈阔肌、皮下组织，三角针慕丝线缝合皮肤，或使用无损伤缝线进行皮内缝合，或使用专用皮肤吻合皮钉吻合皮肤。

（二）围术期特殊情况及处理

1.甲状腺次全切除术患者体位

甲状腺次全切除术的手术患者应放置垂头仰卧位，该体位适用于头面部及颈部手术。在手术患者全麻后，巡回护士与手术医师、麻醉师一同放置体位。放置垂头仰卧位时除了遵循体位放置一般原则外，还需注意：①在仰卧位的基础上，双肩下垫一肩垫平肩峰，抬高肩部20°，使头后仰颈部向前突出，充分暴露手术野。②颈下垫颈枕，防止颈部悬空。③头下垫头圈，头两侧置小沙袋，固定头部，避免术中移动。④双手平放于身体两侧并使用中单将其保护、固定。⑤双膝用约束带固定。

2.甲状腺手术术中发生电刀故障

术中发生高频电刀报警，电刀无法正常工作使用，巡回护士应先检查连接线各部分完整性以及电刀连接线与电刀主机、电极板连接线与电刀主机的连接处，避免连接线折断或连接部位接触不紧密的情况发生；查看电极板与手术患者身体部位贴合是否紧密，是否放置在合适部位，当进行以上处理后问题仍未解决，应更换电刀头，如仍无法正常使用，更换高频电刀主机，及时联系厂家维修。此外，当手术医师反映电刀输出功率不够，要求加大功率时，巡回护士不可盲目加大功率，造成手术患者发生电灼伤隐患；应积极寻找原因，检查电刀各连接线连接是否紧密的同时，提醒洗手护士及时清除电刀头端的焦痂，保持良好传导性能。

3.手术并发症

手术患者在拔管后突然自觉呛咳、胸闷、心悸、呼吸困难、氧饱和度下降等情况，说明很可能由于手术止血不彻底，形成了切口内血肿。应立即通知手术医师及麻醉师进行抢救，并查看手术患者情况：若伤口敷料有渗血、颈部肿胀、负压引流内有大量新鲜血液，则可初步判断为切口内出血所致，应立即备好手术器械，准备二次手术止血。手术室护士首先应配合麻醉师再次气管插管，保持呼吸道通畅；传递线剪或拆钉器，协助手术医师打开切口，清除血肿，解除对气管的压迫，寻找并结扎出血的血管或组织，如手术患者情况仍无改善，则立即行气管切开。

三、肝移植手术的护理配合

移植术是指将一个体的细胞、组织或器官用手术或其他方法，移植到自体或另一个体的某一部位。人体移植学科的发展是 20 世纪医学最杰出的成就之一。从最早开展的输全血,到肾、肝、心、胰腺和胰岛、肺、甲状旁腺等器官组织的移植,一直发展到心肺、心肝、胰肾联合移植和腹内多器官联合移植,移植手术的操作技术和移植效果都取得了巨大成就。

近年来,伴随外科技术、器官保存水平、免疫抑制剂运用等各医疗领域技术发展,作为移植手术中难度较高的肝移植也取得了飞速发展,成为治疗末期肝病的首选方法。目前,全世界肝移植中心已超过 30 个,每年平均以 8 000 例次为基数持续上升。标准的肝移植术式为原位肝移植,近年来创新多种术式,包括减体积性肝移植、活体部分肝移植、劈离式肝移植、背驼式原位肝移植(图 11-4)等,其中活体肝移植是指从健康捐肝人体上切取部分肝脏作为供肝移植给患者的手术方式,其已成为众多先天性胆道闭锁患儿治疗的唯一选择。

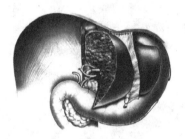

图 11-4　背驼式肝移植

(一)主要手术步骤及护理配合

1.手术前准备

(1)物品准备:准备肝移植器械、肝移植双支点自动拉钩、肝移植显微器械及常用敷料包。准备高频电刀、负压吸引装置、氩气刀、变温毯、保温箱、DSA-C 臂机、各种止血物品。

(2)患者准备:患者放置仰卧位,行全身麻醉。手术医师进行切口周围皮肤消毒,范围为上至颈,下至大腿中上 1/3,包括会阴部,两侧至腋中线。

(3)核对:手术划皮前巡回护士、手术医师和麻醉师三方进行 Time Out 核对患者身份、手术方式、术前备血情况等。

2.供体手术主要手术步骤

活体肝移植包括供体手术和受体手术两部分,供体手术通常为左半肝切除,具体操作如下。

(1)上腹部 L 形切口进腹:传递 22 号大圆刀划开皮肤;传递两把有齿镊、高频电刀配合常规进腹。

(2)安装肝移植悬吊拉钩:传递大纱布保护切口,按顺序安装悬吊拉钩。

(3)切除胆囊,进行胆道造影:传递小分离钳、无损伤镊、解剖剪游离胆囊和胆囊管,丝线结扎。传递硅胶管和抽有造影剂的 20 mL 针筒配合术中造影。

(4)解剖第一肝门:传递小分离钳、解剖剪进行游离;传递橡皮悬吊带牵引左肝动脉、门静脉左支。

(5)阻断左肝动脉、门静脉左支:传递无损伤镊、血管阻断夹进行阻断。

(6)切除肝脏实质:传递氩气刀或 CUSA 刀配合,遇到所有肝内管道结构,传递小分离钳、无损伤镊、解剖剪进行游离、钳夹、剪断,传递丝线进行结扎、缝扎或钛夹夹闭。

(7)处理左肝管:传递小分离钳进行游离;传递橡皮悬吊带牵引左肝管,穿刺造影确认左肝管位置后,传递解剖剪剪断并缝扎。

(8)游离左肝静脉:传递小分离钳、解剖剪,游离左肝静脉;传递橡皮悬吊带牵引。

(9)供肝血管离断、切除供肝:传递小分离钳、解剖剪剪断左肝动脉;传递2把门静脉阻断钳、解剖剪断门静脉左支;传递肝静脉阻断钳、解剖剪剪断左肝静脉。

(10)止血、关腹:传递无损伤缝针关闭血管及胆道残端;传递引流管;传递圆针慕丝线缝合肌肉和皮下组织,三角针慕丝线缝皮。

3.受体手术主要手术步骤

(1)上腹部 Mercede 切口(Mercede 切口又称"人字形"切口,先在肋缘下 2 横指做弧形切口,再做一纵形切口向上至剑突下)进腹:传递 22 号大圆刀划开皮肤;传递两把有齿镊、电刀配合常规进腹。

(2)肝周韧带及第一肝门、第二肝门的游离解剖:传递小分离钳、解剖剪、电刀进行游离解剖;遇血管分支准备结扎、缝扎或钛夹传递;传递橡皮悬吊带对肝动脉、门静脉、肝静脉进行牵引。

(3)切除病肝、准备供肝植入:传递阻断钳和血管阻断夹进行血管阻断。

(4)依次行供受体肝静脉、门静脉、肝动脉及胆道的吻合:传递无损伤镊、笔式持针器和无损伤缝针进行配合;在吻合肝动脉时,巡回护士须及时准备术中用显微镜;洗手护士传递显微镊、显微剪刀配合动脉吻合。

(5)止血,放置引流管,关腹:准备各类止血用物,传递引流管进行放置;传递碘伏与生理盐水 1:10 配制的冲洗溶液及大量灭菌注射用水进行腹腔及伤口冲洗;传递圆针慕丝线关腹。

4.术后处置

巡回护士协助麻醉师妥善固定气管导管;连接腹腔引流管与集尿袋,并妥善固定,观察引流液色、质、量。仔细检查手术患者皮肤状况,尤其是骶尾部、足跟、肩胛骨、手臂肘部和枕部。监测手术患者体温,控制室温,做好保暖措施,预防术后低体温发生。巡回护士与麻醉师、手术医师一同送患者入 ICU。若手术患者为肝炎病毒携带者,则术后按一般感染手术术后处理原则进行用物和环境处理。

(二)围术期特殊情况及处理

1.肝移植手术过程中变温毯操作

(1)变温毯(以"Blanketrol Ⅱ型变温毯"为例)操作步骤如下。①手术前:检查蓄水池内水量及水位→安装耦合接头,阴阳相接→确认连接管已接好→放平水毯。②手术时:插入电源插头→打开总电源,开关处于"On"→机器自检,控制面板显示"CK STEPT"→按下"TEMPSET"开关→按上下箭头调节所需水温→按下"Manual Control"启动变温毯。

(2)使用"Blanketrol Ⅱ型变温毯"的注意事项:①蓄水池内只能使用蒸馏水,禁止使用去离子水,大部分的去离子水不是 pH 等于 7 的中性水。如果去离子水是酸性,它将导致电池效应,铜质制冷机将开始腐蚀,最终导致制冷机系统泄漏。②禁止使用酒精,因为酒精会腐蚀变温毯。③蓄水池应每月更换蒸馏水,保护蓄水池不受细菌污染。④变温毯禁止在无水条件下操作,避免该情况引起对内部组件的破坏。⑤禁止蓄水池内过分充水,当变温毯里的水流回进处于关闭状态的系统当中,过分充水可能导致溢出。⑥禁止在患者和变温毯之间放置额外的加热设备,引起皮肤损伤。⑦患者和变温毯之间的区域应该保持干燥以避免患者意外受伤。⑧使用变温毯每隔 20 分钟,或者在医师的指导下,巡回护士应检查患者的体温和与变温毯接触区域的皮肤状况,同时检查变温毯里的水温,对小儿患者、温度敏感者、血管疾病患者必须更为频繁地进行检查。⑨关闭变温毯电源开关时,应待水毯内的水回流到蓄水器内(让管子和变温毯连接10分钟以上)

再拔出电源线。

2.手术过程中使用氩气刀的注意事项

每次使用前,先检查钢瓶内氩气余量。操作时一定要先开氩气再开机,先关氩气再关机。术中使用时将电刀头缩回并打开氩气,将氩气喷头对准渗血部位,按下电凝开关。注意提醒手术医师氩气刀适当的工作距离,氩气刀刀头与创面最佳工作距离一般为 1~1.5 cm,禁止将氩气刀刀头直接接触创面工作。使用时注意观察氩气刀喷射时氩弧颜色:正常为蓝色,出现发红则说明工作距离太近。选择合适喷射角度使氩气喷头与受损组织呈 45°~60°最佳。每次使用完毕后,检查钢瓶内氩气余量,当余量不足时应充足备用。

四、胸腔镜辅助下食管癌根治术

(一)术前准备

1.器械敷料

胸科普外包、食道包 1、剖胸包、中单包、手术衣 5 件、深静脉置管包、腹腔镜光缆、胸腔镜器械[胸科 Trocar、切口保护器、分离钳、组织剪、线剪、吸引器、电钩(线)、五叶钳、肺叶钳、腔镜卵圆钳、钛夹钳]、直线切割闭合器、Hemolok 钳、推结器、吻合器、普通电刀、灯罩、超声刀(线)。

2.一次性物品

刀片(11 号、23 号)、板线(1 号、4 号、7 号)、0 号腹膜连续缝合线、0 号强生可吸收线、长吸引器管、三通接头、延长管、荷包线、显影小抽纱、双袋手术贴膜、手术敷贴、28 号胸腔闭式引流管、胸腔闭式引流瓶。

3.仪器

显像系统、冷光源、气腹机、超声刀主机、高频电刀。

(二)麻醉方法

静脉复合全身麻醉,双腔支气管插管。

(三)手术体位

先取<90°左侧卧位(左侧上肢前上举,固定于托手架上,右侧进胸,术者位于患者背侧),开腹时改平卧位。

(四)手术步骤

消毒,铺单,用组织钳固定各种电刀线、吸引器、腔镜光缆。

1.经颈部吻合手术方式

(1)胸部手术:递 11 号刀,小抽纱在右侧腋中线第 7 肋间做 1 个长约 1 cm 腔镜观察孔,右侧腋后线偏后第 8 肋间长约 1 cm 及腋后线偏后第 5 肋间长约 0.5 cm 的操作孔各做 1 个,于右侧腋前线第 4 肋间做 1 个长约 2 cm 的副操作孔。用普通电刀做切口皮下的止血。于观察孔置入胸腔镜镜头,观察胸腔内是否有粘连,如有少量粘连,于副操作孔置入电钩或超声刀分离粘连;如有严重致密粘连者沿副操作孔延长切口 6~10 cm,直视下用电钩或超声刀分离粘连。于副操作孔置入肺叶钳牵拉肺叶,将肺压于腹侧,沿食管走行暴露食管,探查胸腔内有无转移,用电钩或超声刀沿食管剖开纵隔胸膜,探查食管有无明显外侵及外侵程度。用超声刀在膈食管裂孔上方开始游离食管,过缩牵拉食管,逐渐向上游离。游离至食管肿瘤处,如有明显严重外侵,沿副操作孔延长切口 6~10 cm,直视下用超声刀或组织剪游离食管。向上游离奇静脉,用 Hemolok 夹闭两端,组织剪剪断。向上游离食管至胸廓入口处。清扫奇静脉弓下、食管旁、隆突下、左右喉返神经旁等淋巴结。食管床仔细止血,用温蒸馏水冲洗胸腔,恢复双肺通气。

(2)腹部手术:患者改为平卧位,气管插管退管,行双肺通气。腹部切口设计为脐上缘约1.2 cm切口,切开皮肤、皮下组织,气腹针穿刺,建立人工气腹,置入 10 mm Trocar 为观察孔,腹腔镜镜头置入,观察腹腔内有无明显粘连及有无种植转移。右侧锁骨中线及脐上 3 cm 做约1.2 cm切口,置入 10 mm Trocar 为主操作孔,右侧腋前线和脐上 6 cm 做约 0.5 cm 切口,置入5 mm Trocar 为操作孔,剑突下做约 1.2 cm 切口,置入 10 mm Trocar。术者位于患者右侧。患者取头高脚低,右侧倾斜位。两个主操作孔分别置入超声刀及肠钳,用超声刀由下至上游离胃大弯,注意胃网膜右血管弓,离断胃网膜左动脉及胃短动脉、脾韧带。患者取头高脚低,左侧倾斜位,建立剑突下副操作孔,置入牵拉器牵拉肝左叶,用超声刀或电钩打开小网膜,游离肝胃韧带,在胰腺上缘牵拉游离胃左静脉,用 Hemolok 夹闭两端,超声刀离断。清除胃左动脉及脾动脉旁淋巴结。游离至膈食管裂孔,将食管下段牵拉入腹腔,膈肌食管裂孔自动闭合。取消气腹,将胃从剑突下切口牵拉至体外,贲门部胃小弯侧以直线型切割器做管胃成形。浆肌层间断缝合。在胃底最高点缝丝线作标志,确定无扭转将胃还纳至腹腔,丝线留于体外。用温蒸馏水冲洗腹腔,吸净,缝合腹部切口。

(3)颈部手术。①经胸骨后隧道方式:取左侧颈部胸锁乳突肌前缘切口,约 4 cm。游离颈部食管,提出上段食管,在颈部离断。卵圆钳扩通胸骨后通道,将胃牵拉至颈部。切割缝合器处理胃后壁,将胃管送至幽门附近,吻合口前壁以切割闭合器缝合。检查吻合口完整性,仔细止血,置入橡皮引流条。缝合颈部切口。②经食管床隧道手术方式(常见):取左侧颈部胸锁乳突肌前缘切口,约 4 cm。游离颈部食管,提出上段食管,在颈部离断。将胸腔内丝线缝合至胃底最高点。将胃经食管床隧道牵拉至颈部。切割缝合器处理为后壁,将胃管送至幽门附近,吻合口前壁用切割闭合器缝合。检查吻合口完整性,仔细止血,置入橡皮引流条。缝合颈部切口。

2.胸内吻合手术方式

(1)腹部手术:患者取平卧位,双腔支气管插管行双肺通气。腹部手术切口设计为脐上缘约1.2 cm切口,切开皮肤、皮下组织,气腹针穿刺,建立人工气腹,置入 10 mm Trocar 为观察孔,腹腔镜镜头置入,观察腹腔内有无明显粘连,有无种植转移。右侧锁骨中线及脐上 3 cm 做约1.2 cm切口,置入 10 mm Trocar 为主操作孔,右侧腋前线和脐上 6 cm 做约 0.5 cm 切口,置入5 mm Trocar 为操作孔,剑突下做约 1.2 cm 切口,置入 10 mm Trocar。术者位于患者右侧。患者取头高脚低,右侧倾斜位。两个主操作孔分别置入超声刀及肠钳,用超声刀由下至上游离胃大弯,注意胃网膜右血管弓,离断胃网膜左动脉及胃短动脉、脾韧带。患者取头高脚低,左侧倾斜位,建立剑突下副操作孔,置入牵拉器牵拉肝左叶,用超声刀或电钩打开小网膜,游离肝胃韧带,在胰腺上缘牵拉游离胃左静脉,用 Hemolok 夹闭两端,超声刀离断。清除胃左动脉及脾动脉旁淋巴结。胃游离至膈肌食管裂孔以上 1～2 cm,下至胃网膜血管弓起始部。离断大部分膈肌角肌肉,尽量扩大膈肌裂孔,避免管胃(管状胃)阻塞及术后胃排空障碍。直线切割闭合器沿胃小弯做部分管状胃。确定胃无扭转按原位置回腹腔,仔细止血,用温蒸馏水冲洗腹腔,吸净,关闭切口。

(2)胸部手术:患者取 90°左侧卧位,递 11 号刀,小抽纱在右侧腋中线第 7 肋间做 1 个长约1 cm腔镜观察孔,右侧腋后线偏后第 8 肋间做 1 个长约 1 cm 及腋后线偏后第 5 肋间做 1 个长约0.5 cm 的操作孔,于右侧腋前线第 4 肋间做 1 个长约 2 cm 的副操作孔。用普通电刀做切口皮下的止血。于观察孔置入胸腔镜镜头,观察胸腔内是否有粘连,如有少量粘连于副操作孔,置入电钩或超声刀分离粘连：如有严重致密粘连者沿副操作孔延长切口 6～10 cm，直视下用电钩或超声刀分离粘连。于副操作孔置入肺叶钳牵拉肺叶，将肺压于腹侧，沿食管走行暴露食管，探查胸腔内有无转移。探查食管有无明显外侵及外侵程度。以膈肌裂孔为起点，超声刀打开食管表面纵隔胸膜，游离食管并过索带，索带悬吊食管，超声刀从下往上游离食管至奇静脉弓下。切断奇静脉弓下正常食管，离断下肺韧带。清扫周围淋巴结（下肺韧带、隆突下、食管旁）。将胃牵拉至胸腔，上端食管荷包线缝合，置入吻合器前部，正常胃体前壁打开 1 个小切口，第 8 肋间腋后线操作孔置入吻合器，通过胃体前壁切口置入胃内，以胃大弯侧最高点与食管吻合（注意吻合部位与肿瘤位置）。切割缝合器完成管状胃成形及切除肿瘤。标本袋取出肿瘤，切口肿瘤观察切缘，确保肿瘤切除完整。胸腔内试水确定吻合口完整性。食管床仔细止血，用温蒸馏水冲洗胸腔，第 8 肋间操作孔置入 32 号胸腔闭式引流管 1 根，关闭切口。

(五)手术配合注意事项

(1)手术时间比较长，应保持床垫的平整、干燥，骨突受压处要垫好软垫，避免压疮。患者的体位要固定适宜，不可过紧或过松。改变体位时要检查患者的皮肤受压情况。

(2)主腔镜系统放于患者的左侧（腹侧），高频电刀、超声刀主机、两套吸引器装置均置于患者的右侧，便于手术医师的操作。

(3)及时清理电钩及超声刀上的结痂组织，及时排放腹腔、胸腔内的烟气，及时擦拭镜头，保证手术视野的清晰度。

(4)注意光缆有无扭曲，避免损坏。

五、腹腔镜胆囊切除术(LC)

(一)术前准备

1.器械敷料

大器械包、手术衣包、剖腹包、腹腔镜器械、腔镜镜头。

2.一次性物品

11 号刀片、4 号线团、长吸引器管、吸引器头，电钩(线)、钛夹钳、生物钛夹或组织闭合夹。

3.仪器

腹腔镜显示系统、高频电刀主机。

(二)麻醉方法

静脉复合全身麻醉。

(三)手术体位

仰卧位(术中：头高脚低位 30°、手术床向左侧倾斜 30°)。

(四)手术步骤

(1)消毒铺单，建立观察孔(置入 10 mm Trocar)经脐下穿刺建立人工气腹后，压力设定为 1.3～2.0 kPa(10～15 mmHg)，建立主操作孔(置入 10 mm Trocar)，位于剑突下，建立辅助操作孔(置入 5 mm Trocar)位于肋缘下和腋前线交界处。

(2)置入腹腔镜后，首先要探查整个腹腔，如无异常发现，再按以下步骤完成腹腔镜胆囊切除术。

(3)显露 Calot 三角，助手从右侧套管置入胆囊抓钳(弹簧钳)夹住胆囊颈，连同肝脏向上牵引，尽量显露 Calot 三角。

(4)分离胆囊周围及 Calot 三角区的粘连,分离胆囊管及胆囊动脉,用生物钛夹或组织闭合夹夹闭近端胆囊动脉及胆囊管,再用钛夹钳夹闭胆囊管远端,用剪刀剪断胆囊动脉及胆囊管。

(5)分离胆囊床及胆囊,用电钩分离胆囊。

(6)取出胆囊(用标本袋)、止血、停气关腹腔。把手术床摇回水平位。

(五)手术配合注意事项

注意仪器使用性能,出现突发情况及时处理。

六、腹腔镜阑尾切除术

(一)术前准备

1.器械敷料

大器械包、剖腹包、手术衣包、腔镜镜头、腔镜器械包。

2.一次性物品

11 号刀片、4 号线团、长吸引器管、(6 cm×7 cm)手术敷贴若干、(9 cm×10 cm)手术敷贴 1 个、细橡皮引流管 1 条(备用)、引流袋、电钩(线)。

3.仪器

腹腔镜显示系统、高频电刀主机。

(二)麻醉方法

静脉复合全身麻醉。

(三)手术体位

仰卧位。

(四)手术步骤

(1)1 消毒铺单,建立观察孔,第 1 个主孔 10 mm 置于脐部。11 号尖刀在脐上缘做横向弧形切口,置入 10 mm Trocar,并连接 CO_2 输入管,建立气腹,维持腹压 1.6～2.0 kPa(12～15 mmHg)。

(2)在摄像系统监视下,分别于麦氏点、左侧腹部与麦氏点对应部位置入 2 个 5 mm Trocar。

(3)探查腹腔,取仰卧位,手术床向左倾斜 10°～15°,沿回盲部寻找阑尾。阑尾化脓穿孔形成腹膜炎者,手术床调至头高脚低并向右倾斜位,将脓液吸净后,再调至头低脚高、向左倾斜 10°～15°,阑尾系膜用电钩烧灼离断,阑尾动脉、静脉及阑尾根部用"Hemolok"夹闭离断,阑尾残端黏膜再用电钩烧灼,用标本袋取出阑尾。

(4)术野用生理盐水反复冲洗,阑尾穿孔脓液较多的备好引流管置于腹腔引流。

(五)手术配合注意事项

(1)超声刀在术中要及时去除烧焦的组织,超声刀不能空发使用、容易损坏。

(2)腔镜各种线要无角度盘旋放置,避免扭曲折叠。

(3)腔镜器械较精细,注意勿压,轻拿轻放。腔镜器械较长,放置在无菌台上时注意勿超过器械台的边缘。

七、腹腔镜空肠造口术

(一)术前准备

1.器械敷料

腔镜器械包、手术衣包、腹腔镜器械、腹腔镜镜头。

2.一次性物品

11 号刀片、板线（0 号、1 号、4 号）、长吸引器管、吸引器头、凡士林纱条、电钩（线）、2 把内镜抓钳或 2 把 5 mm 无损伤抓钳、1 把内镜剪刀、1 把 10 mm 的内镜自动缝合器、1 根 MIC 产的不带隧道装置的空肠造瘘管、1 根 Blake 引流管。

3.仪器

全套的腹腔镜设备、高频电刀主机。

（二）麻醉方法

静脉复合全身麻醉。

（三）手术体位

仰卧位。

（四）手术步骤

（1）消毒铺单，建立观察孔（置入 10 mm Trocar）经脐下穿刺建立人工气腹后，压力设定为 1.3～2.0 kPa（10～15 mmHg），建立两个操作孔（置入 10 mm Trocar），位于脐上及脐下约 5 cm 处，置入腹腔镜后，首先探查整个腹腔，无异常发现，再按以下步骤完成空肠造口术。

（2）用 2 把无损伤抓钳，沿空肠找到屈氏韧带。当确认了此韧带后，于韧带远端（30～48 cm 处）标记空肠切开处。术者选择好空肠造瘘管经过腹壁的位置（以上腹为好）。必须保证将所选空肠襻拉至前腹壁时没有张力存在。

（3）将空肠造瘘管置入腹腔，在预先选择的腹壁切入点处置入一个管径 5 mm Trocar。在下腹正中置入另外一个管径 5 mm Trocar，再通过此 Trocar 置入内镜抓持器。然后拔出 Trocar。在体外用内镜抓持器抓住 MIC 空肠造瘘管的腹内端，并将其送入腹腔。将涤纶环固定于腹膜水平。将造瘘管的体外端夹闭以免大量漏气。

（4）将造瘘管置入空肠腔内。

八、腹腔镜直肠癌根治术

（一）术前准备

1.器械敷料

大器械包、剖腹探查包、剖腹包、手术衣包、腹腔镜器械、腹腔镜镜头、深静脉包。

2.一次性物品

刀片（11 号、23 号）、板线（1 号、4 号、7 号）、长吸引器管、吸引器头、吸引器管（术中吸痰用）、5 mm 和 10 mm Troear 各 1 个（备用）、液状石蜡棉球、棉球、电钩（线）、电刀、钛夹钳、组织闭合夹、直线切割闭合器、闭合夹、超声刀（线）。

3.仪器

腹腔镜显示系统、超声刀主机、高频电刀主机。

（二）麻醉方法

静脉复合全身麻醉。

（三）手术体位

改良截石位（术中：头低脚高位 30°、右侧倾斜 10°）。

（四）手术步骤

（1）消毒铺单，建立观察孔（置入 10 mm Troear）经脐上穿刺建立人工气腹后，压力设定为 1.3～2.0 kPa(10～15 mmHg)，左右脐旁腹直肌外缘，各行 5 mm 穿刺孔安置器械，右锁中线平脐交点的下方8～10 cm，行 10 mm 或 12 mm 穿刺孔作为主操作孔，用于乙状结肠的分离解剖及更换 12 mm 套管后进行肠段的线性切割和消化道吻合重建。

(2)探查全腹腔，观察肿瘤位置，游离直肠、乙状结肠，用抓钳向上向左侧牵拉提起乙状结肠和直肠上端，用超声刀在右髂血管上方打开右侧侧腹膜，沿着腹主动脉的右前缘，从骶骨岬部向上至十二指肠空肠曲，游离结肠右侧系膜，注意右侧输尿管的位置及走向，加以保护。在骶骨岬部前方的分离容易损伤下腹神经，尤其是其交感支，特别是在直肠后方进行骶前间隙分离时容易发生。

(3)系膜血管处理，在直肠癌手术中，血管的处理与淋巴结的清扫是同时进行的。要清扫直肠上动脉和乙状结肠动脉根部淋巴结，并在其根部(距主动脉 1 cm 处)，用组织闭合夹或钛夹断离。

(4)骶前分离，将直肠向前、向左侧牵拉，同时需保持乙状结肠朝上，贴近左下腹部。用超声刀沿着直肠深筋膜与骶前筋膜的间隙，进行锐性分离，向前达骶骨岬水平。

(5)直肠前侧方分离，提起直肠，用超声刀打开直肠前腹膜返折，将直肠前壁与精囊分离。

(6)切除直肠肠段，取出标本，吻合。

(7)其他同开腹。

(五)手术配合注意事项

(1)手术体位的摆放：改良截石位(术中：头低脚高位 30°，右侧倾斜 10°)骶尾部要垫一软横枕。

(2)注意仪器使用性能，出现突发情况及时处理。

(3)超声刀在术中要及时去除烧焦的组织.超声刀不能空着使用，容易损坏。

(4)腔镜各种线要无角度盘旋放置，避免扭曲折叠。

(5)腔镜器械较精细，注意勿压。腔镜器械较长，放置在无菌台上时注意勿超过器械台的边缘。

(付海珍)

第二节　泌尿外科手术的护理

泌尿外科是处理和研究泌尿系统、男性生殖系统及肾上腺外科疾病的学科。其中主要涉及的脏器包括肾脏、肾上腺、输尿管、膀胱及前列腺等。下面以两个经典手术为例，介绍泌尿外科手术的护理配合。

一、单纯肾切除手术的护理配合

肾脏位置相当于第 12 胸椎至第 3 腰椎水平，右肾较左肾稍低 1～2 cm，右肾上极前方有肝右叶，结肠肝曲，内侧有下腔静脉，十二指肠降部；左肾前方与胃毗邻，前方有脾脏、结肠脾曲，脾血管和胰腺于肾的前方跨过。肾内侧缘有肾门，肾脏上内方有肾上腺覆盖。肾的被膜由外向内依次为肾筋膜、脂肪囊、纤维囊。

(一)主要手术步骤及护理配合

1.手术前准备

术前备肾切除器械包和常用敷料包,准备高频电刀和负压吸引装置。待患者行全身麻醉后,医护人员共同放置患者90°左侧卧位。手术医师进行切口周围皮肤消毒,范围为前后过腋中线,上至腋窝,下至腹股沟。手术划皮前巡回护士、手术医师和麻醉师三方进行 Time Out 核对患者身份、手术方式、手术部位等手术信息以及手术部位标识是否正确。

2.主要手术步骤

(1)经第12肋下切口进后腹膜:传递22号大圆刀切开皮肤;电刀切开各层肌层组织及筋膜,传递无损伤镊配合;传递解剖剪分离粘连组织。

(2)显露肾周筋膜,暴露手术野:传递湿纱布和自动牵开器,撑开创缘。

(3)暴露肾门:传递S拉钩牵开暴露;遇小血管或索带,传递长弯开来钳夹,解剖剪剪断,缝扎或结扎。

(4)处理肾动脉、静脉:传递长直角钳游离血管,7号慕丝线套扎两道;传递长弯开来3把,分别钳夹血管,长解剖剪剪断,7号慕丝线结扎,小圆针1号慕丝线再次缝扎(图11-5~图11-7)。

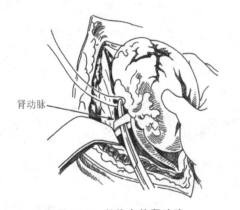

图 11-5　丝线套扎肾动脉

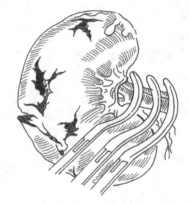

图 11-6　依次传递3把长开来钳夹肾血管

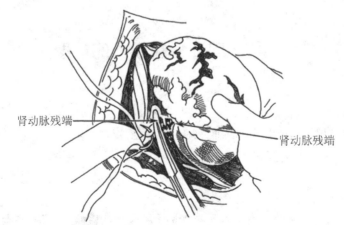

图 11-7　剪断后的肾动脉近段,用丝线缝扎

(5)分离肾脏和脂肪囊:传递长弯开来、长剪刀分离。

(6)处理输尿管上段,移除标本:传递长弯开来 3 把,分别钳夹输尿管,长解剖剪剪断,7 号慕丝线结扎,小圆针 1 号慕丝线再次缝扎。

(7)放置引流管:传递负压球,角针 4 号慕丝线固定。

(8)关闭切口:圆针慕丝线依次关闭各层肌肉层及皮下组织;角针慕丝线缝合皮肤。

3.术后处置

(1)术后皮肤评估:放置肾脏 90°左侧卧位的手术患者,术后巡回护士应及时与手术医师和麻醉师一同将患者由侧卧位安全翻转至仰卧位,重点检查受压侧的眼部和耳郭、手臂、肩部和腋窝、髂嵴、膝盖以及脚踝和足部的皮肤情况,该患者是女性患者,还应重点检查患者的乳房有无被压迫或损伤。

(2)导管护理:巡回护士协助麻醉师妥善固定气管导管;妥善固定负压球和导尿管,避免负压球管道受压或折叠于患者身下,同时观察负压球中引流液的色、质、量和通畅情况。

(3)术后常规工作:根据医嘱运送患者入麻醉恢复室;放置肾脏标本。

(二)手术中特殊情况及处理

1.肾脏 90°左侧卧位,肾脏 90°侧卧位与胸外科 90°侧卧位的区别

待手术患者麻醉后,手术团队将患者身体呈一直线转成 90°左侧卧位,使右侧朝上。放置凝胶头圈于手术患者头下,避免眼睛、耳朵受压。将手术患者右侧上肢放于搁手架上层,左侧上肢放于下层。同时于紧靠腋下处放置胸枕,防止臂丛神经受损。然后分别用安全带固定两侧上肢,松紧适宜,露出手指。注意保护手术患者的乳房,避免受压。将肾区(肋缘下 3 cm 左右)对准腰桥,放置凝胶腰枕于脐下。于尾骶部和耻骨联合处分别放置大小髂托固定,并用小方枕保护。手术患者上方的右下肢伸直,下方的左下肢屈曲,并于两下肢接触处放置软垫,在膝部和踝部放置软垫垫高,固定下肢。改变手术床的位置,同时放低床头和床尾,达到"折床"效果,使肾区逐渐平坦,便于手术操作。

与胸外科 90°侧卧位相比,在放置肾脏 90°侧卧位时,下肢的摆放为"上直下屈",而放置胸外科 90°侧卧位时下肢应为"上屈下直"。此外放置肾脏 90°侧卧位时尤其强调肾区必须对准腰桥。最后,在放置肾脏 90°侧卧位后,巡回护士须改变手术床使其达到"折床"效果。

2.术中手术方式改为肾部分切除术

术前,巡回护士应完善术前访视,与手术医师取得沟通,提前准备可能因手术方式临时调整而需要的特殊器械、缝针、止血物品等手术用物。同时手术室护士应熟悉肾部分切除术的适应证和禁忌证,掌握专科知识,提高临床判断能力。

术中,洗手护士应密切关注手术进展,及时与主刀医师沟通,获知手术方式改变时,第一时间告知巡回护士,后者则迅速将特殊用物传递给手术台上使用。

"单纯肾切除手术"改变为"肾部分切除术"时,应提供下列特殊器械、缝针等物品:血管阻断夹或Santisky钳,用于临时阻断肾动静脉血流;钛夹钳和钛夹,用于切除肿瘤时,夹闭小血管;2-0 或3-0 可吸收缝线,用于缝合肾实质、肾包膜;止血纱布、生物胶等,用于覆盖肾脏创面进行止血。

3.关闭切口前,发现缺少纱布

巡回护士应第一时间告知手术医师及麻醉师清点数量错误,并得到肯定回复,在手术患者情况允许下,暂停手术。洗手护士和手术医师共同在手术区域进行搜寻,包括体腔切口、无菌区以及视力可及范围。巡回护士在手术区域外围进行搜寻,包括地面、纱布桶、一次性物品丢弃桶、生

活垃圾桶等。

当遗失的物品找到时,巡回护士和洗手护士必须重新进行一次完整的清点,数量正确后告知手术团队,手术继续进行。

当遗失的物品未能找到时,巡回护士应汇报护士长请求支援,同时请放射科执行术中造影,并让专业放射学医师读片,确定患者体腔切口内无异物遗留,手术医师可关闭切口。

记录事件经过、所采取的所有护理措施以及最终搜寻结果,并根据相关流程制度上报事件。

二、前列腺癌根治手术的护理配合

前列腺位于耻骨后下方,直肠前,尿道生殖膈上方,由围绕尿道周围的腺体和其外层的前列腺腺体所组成。盆腔筋膜包裹前列腺形成前列腺筋膜,而前列腺实质表面有结缔组织和平滑肌构成前列腺固有囊。在前列腺筋膜鞘和囊之间还有前列腺静脉丛。

近年来,随着我国社会老龄化现象日趋严重以及食物、环境等改变,前列腺癌发病率迅速增加。前列腺癌多数无临床症状,常在直肠指检、超声检查或前列腺增生手术标本中偶然发现。前列腺增生手术时偶然发现的Ⅰ期癌可以不做处理严密随诊。局限在前列腺内的第Ⅱ期癌可以行根治性前列腺切除术。第Ⅲ、Ⅳ期癌以内分泌治疗为主,可行睾丸切除术,必要时配合抗雄激素制剂。

(一)主要手术步骤及护理配合

1.手术前准备

准备前列腺切除器械和常用敷料包。准备高频电刀、负压吸引装置和等离子 PK 刀。实施全身麻醉后,巡回护士为手术患者放置仰卧位,可根据手术要求于骶尾部垫一小方枕,腘窝处垫一方枕。手术医师进行切口周围皮肤消毒,范围为上至剑突,下至大腿上 1/3,两侧至腋中线。

2.主要手术步骤

(1)留置导尿管:传递无菌手套,留置双腔导尿管,并用小纱布固定。

(2)经下腹部正中切口进腹:传递 22 号大圆刀切开皮肤;电刀切开皮下组织,分离腹直肌,打开筋膜,传递解剖剪和湿纱布配合(图 11-8)。

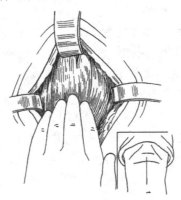

图 11-8　经下腹部正中切口进腹

(3)清扫髂外血管处的淋巴结:台式拉钩暴露,传递无损伤镊和解剖剪进行清扫,遇血管传递钛夹闭合。清扫取下的淋巴结送病理检验。

(4)暴露手术野、分离筋膜:传递湿纱布垫于切口两侧,传递前列腺拉钩和大 S 拉钩暴露;传递无损伤镊、解剖剪分离筋膜。

(5)切断耻骨前列腺韧带,暴露耻骨后间隙:传递长弯开来、长解剖剪或等离子 PK 刀切断韧带;传递拉钩或自制纱布包裹卵圆钳进行暴露。

(6)暴露、切断阴茎背深静脉:长弯开来、无损伤镊和解剖剪切断血管,可吸收缝线缝扎。

(7)切开尿道前壁,缝线悬吊备吻合:传递可吸收缝线于尿道远端悬吊 5 针。

(8)切断尿道,处理膀胱颈部及前列腺韧带和精囊,接取标本:传递 PK 刀进行离断。

(9)留置三腔导尿管,膀胱尿道吻合:传递持针器,配合将之前悬吊备用的无损伤缝针吻合尿道与膀胱颈相应的位置。

(10)冲洗膀胱:传递装有生理盐水的弯盘和针筒,冲洗膀胱内血块;与巡回护士一同连接膀胱冲洗液冲洗。

(11)放置负压引流管、关闭切口:传递负压球,角针慕丝线固定;传递圆针慕丝线依次缝合各层肌肉;角针慕丝线缝合皮肤。

3.术后处置

(1)导管护理:巡回护士协助麻醉师妥善固定气管导管;妥善固定负压球观察负压球中引流液的色、质、量和通畅情况;妥善固定三腔导尿管,轻轻向外牵拉,并牵引固定于大腿内侧,压迫膀胱颈部,同时观察集尿袋中尿液颜色是否变化。

(2)术后皮肤评估:进行前列腺癌根治术的患者往往为老年患者,术后须仔细检查患者的皮肤情况,尤其是骶尾部、足跟、肩胛骨、手臂、肘部和枕部皮肤。

(3)术后常规工作:根据医嘱运送患者入麻醉恢复室,并进行特殊交接;放置髂外血管处清扫的淋巴结以及前列腺标本。

(二)围术期特殊情况及处理

1.老年患者的围术期处理

(1)完善术前对老年手术患者的护理评估:术前护理评估包含三方面,分别是全身系统的基本指标(包括皮肤状况、心理状态、营养状态、日常活动能力等)、慢性疾病史(包括关节炎、白内障、老年性耳聋、尿路感染、循环系统疾病、骨质疏松、高血压、糖尿病等)和药物服用史(包括抗抑郁症药、阿司匹林、非甾体抗炎药、溴化物等)。

(2)防止老年手术患者坠床:年龄、慢性疾病、服用特殊药物、手术要求(摘除眼镜和助听器)、环境的陌生,均是引起老年手术患者围术期坠床的高危因素。因此手术室护士必须全程看护,包括麻醉准备室、手术通道、麻醉恢复室等。并且提供护栏、约束带等防坠床工具。

(3)预防围术期低体温的发生:由于减缓的新陈代谢和较低的基础体温,老年手术患者更易在围术期过程中发生低体温,因此一系列的预防低体温措施必须给予提供,包括术前预热、升高室温、被动性保温(盖被、添加袜子)、主动性升温(使用变温毯、热空气动力装置的使用)、加热补液等。

(4)预防压疮发生:老年手术患者的皮肤具有轻薄、干燥、容易起皱等特征,此外年龄、慢性疾病等都是引起老年手术患者发生围术期压疮的高位因素。因此手术室护士应对每一位老年患者进行压疮危险因素评估与皮肤检查。特殊体位使用的配件(软垫、凝胶垫)、适当按摩、维持皮肤干燥等。

(5)防止因手术体位造成损伤:由于老年手术患者多伴有骨质疏松症,在放置侧卧位或截石位的过程中,容易损伤腰椎或股骨头,引起骨折。因此手术室护士在放置侧卧位或俯卧位时,手术团队应协作使患者在体位更换过程中,始终保持整体躯干成一直线;在放置截石位时,应缓慢举起或放下双腿,同时避免髋关节过分的旋转。此外由于老年手术患者皮肤较为脆弱,手术室护士在放置体位过程中,应避免皮肤有压迫、触碰或损伤。

(6)防止深静脉血栓发生:由于减缓的循环血流、降低的心排血量、脱水以及低体温等,使老年患者成为围术期发生深静脉血栓的高危人群。手术室护士应在术前进行深静脉血栓风险评估,确定高危人群;术中预防性使用防深静脉血栓袜或使用连续压力装置主动防止血栓的形成。

(7)术后麻醉恢复室的关注点:老年手术患者术后生理与心理都随着年龄的增长而改变,因此麻醉护士应加强监测和护理,确保患者在恢复室中的安全与舒适,包括呼吸道的管理、循环系统改变的监测、出入量管理、正确评估意识和有效唤醒、疼痛管理与心理调适以及皮肤的再次评估。

2.等离子PK刀的使用和保养

(1)等离子PK刀的连接及操作步骤如下:正确放置机器及踏脚→连接电源→打开总开关,机器自检→出现"Power on test 19"→打开面板开关显示"Selt Test"→显示"Connect PK cable"→连接线插入插孔→连接PK刀刀头→机器自动调节功率(开放性手术为70～80)→正确使用判断效果→拆卸PK刀刀头,拔除连接线→关闭面板开关,关闭总开关。

(2)等离子PK刀术中及术后的保养:手术过程中,洗手护士应正确将等离子PK刀头的连接线传递给巡回护士连接;术中应随时保持PK刀头干净、无焦痂,可使用无菌生理盐水纱布在每次使用后对刀头进行擦拭。手术结束后,洗手护士应完全拆卸PK刀的通道阀及可张开钳夹部,将其浸没于含酶清洗剂中10～15分钟,再用柔软的刷子在流动水下擦洗表面血迹,用高压水枪冲洗各关节和内面部位,用柔软的布料擦干,压缩空气吹干。在运输、包装、灭菌期间防止PK刀的连接线扭曲或打折,应顺其弧度盘绕。等离子PK刀应由专人负责保管与登记,每次使用等离子PK刀结束,均应登记使用情况。如术中发生使用故障应及时联系工程师进行检验和修复。

3.携带心脏起搏器的患者电外科设备的使用

携带心脏起搏器入手术室的患者,可能由于术中电外科设备的使用干扰,引起心律失常、室颤甚至心脏停搏。

(1)术前咨询心脏起搏器生产商及心内科医师相关注意事项,并请专业人员将心脏起搏器调节为非同步模式。

(2)术前,巡回护士必须准备体外除颤仪于手术间,呈随时备用状态。

(3)术中提醒手术医师尽可能使用双极电凝;如果必须使用单极电刀,则尽可能使用最小功率,同时保证单极电刀与电极板放置的位置尽量接近,且两者在手术中使用位置尽量远离心脏起搏器,使电流回路不经过起搏器和心脏。术中严禁在接触患者之前触发单极电刀开关。术中手术团队应使电外科设备的连接线尽量远离心脏起搏器和起搏电极导线。

(4)术中巡回护士采取保暖措施,防止因环境温度低而出现寒战,使起搏器对肌电感知发生错误,导致心律失常。

(5)对于携带心脏起搏器的手术患者,巡回护士应该在单极电刀使用过程中密切监测心电图情况,包括心率、心律、心电波形等,发现异常情况立即和手术医师、麻醉师沟通。

(雷桂华)

第三节　骨科手术的护理

由于交通意外、工业和建筑业事故、运动损伤的增多,以及人口老龄化,各种自然灾害等因素,导致高危、复杂的创伤越来越多。如果伤者得不到及时、有效的处理和治疗,将导致患者的终身残疾,甚至死亡,这给患者本人、家庭、社会带来沉重的负担。骨科在解剖学、生物力学和生物材料学研究的基础上,对手术方式、内固定材料不断进行新的尝试;近年来国内外信息、学术交流频繁;同时,高清晰度的 X 线片、CT、MRI 在骨科领域被广泛应用,使得骨科手术技术不断更新、变化、提高。下面介绍两例常见骨科手术的护理配合。

一、髋关节置换手术的护理配合

股骨颈骨折、髋关节脱位、髋臼骨折、股骨头骺滑脱等髋关节骨折的病例中,最常见的并发症为创伤导致的血供中断,导致股骨头缺血性坏死。股骨头缺血性坏死进一步发展,会出现软骨下骨折、股骨头塌陷,最终导致严重的骨性关节炎。患者丧失生活和劳动能力。全髋关节置换术用于治疗股骨头缺血性坏死晚期继发严重的髋关节性关节炎患者,临床取得积极的效果,目前已成为治疗晚期股骨头坏死的标准方法。

(一)主要手术步骤及护理配合

1.手术前准备

手术患者取 90°侧卧位(图 11-9),行全身麻醉或椎管内麻醉。切口周围皮肤消毒范围为:上至剑突、下过膝关节,两侧过身体中线。按照髋关节手术铺巾法建立无菌区域。

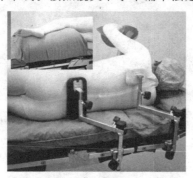

图 11-9　体位摆放

2.手术主要步骤

(1)显露关节囊:髋关节外侧切口(图 11-10),传递 22 号大圆刀切开皮肤,电刀止血,切开臀中肌,臀外侧肌(图 11-11),显露关节囊外侧(图 11-12)。

(2)打开关节囊(图 11-13):电刀切开,传递有齿血管钳钳夹,切除关节囊。传递 S 形拉钩和HOMAN 拉钩牵开,充分暴露髋关节并暴露髋臼。

(3)取出股骨头:股骨颈与大转子移行部用电锯离断股骨颈,用取头器取出股骨头,取下的股骨头用生理盐水纱布包裹保存,以备植骨。

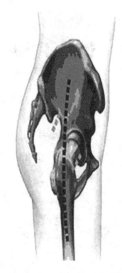

图 11-10　髋关节外侧切口

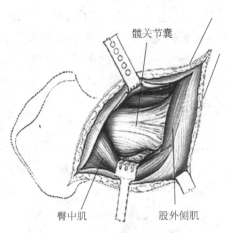

髋关节囊

臀中肌　　　　　股外侧肌

图 11-11　臀外侧肌

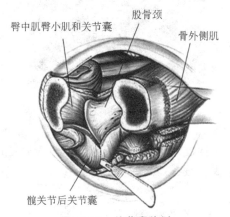

臀中肌臀小肌和关节囊　　　股骨颈　　　骨外侧肌

髋关节后关节囊

图 11-12　关节囊外侧

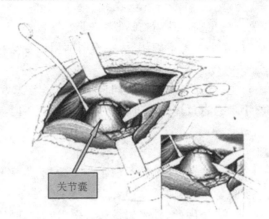

关节囊

图 11-13　关节囊

(4)髋臼置换。①削磨髋臼:将合适的髋臼磨与动力钻连接好递与术者,髋臼锉使用顺序为由小到大;削磨髋臼至髋臼壁周围露出健康骨松质为止,冲洗打磨的骨屑并吸引干净,使用蘑菇形吸引可有效防止骨屑堵塞吸引管路。②安装髋臼杯假体:选择与最后一次髋臼锉型号相同的髋臼杯,将髋臼杯安装底盘与螺纹内接杆连接,完成整体相连;将髋臼杯置于已锉好的髋臼中心,用 45°调整角度,将髋臼杯旋入至髋臼杯顶部使其完全接触;关闭髋臼杯底部三个窗口,用打入器将与髋臼杯型号一致的聚乙烯臼衬轻扣入内,并检查臼衬以确保其牢固性。

(5)股骨假体柄置换。①扩髓:内收外旋患肢,用 HOMAN 拉钩暴露股骨近端,用开髓器贴近股骨后方骨皮质开髓;将髓腔锉与滑动锤连接,用滑动锤打入髓腔锉,直至髓腔锉与骨皮质完全接触。在整个扩髓过程中,使用髓腔锉原则为由小到大,逐渐递增地进行使用。②安装假体柄:用轴向打入器将假体试柄打入股骨干髓腔内;安装合适的试头;复位器复位;确定假体柄、假体头的型号后逐一取出假体试头、假体试柄;冲洗髓腔并擦干。③安装假体:将与试柄型号相同的假体打入髓腔(方法同安装试柄、试头),假体进入后进行患肢复位,检查关节紧张度和活动范围。注意在置换陶瓷头的假体时必须使用有塑料垫的打入器,以免打入时损坏陶瓷头。④缝合伤口:缝合伤口前可根据实际情况在关节腔内和深筋膜浅层放引流管;然后对关节囊、肌肉层、皮下组织、皮肤等进行逐层缝合。

3.术后处置

为患者擦净伤口周围血迹并包扎伤口;检查皮肤受压情况,固定引流管,护送患者入复苏室进行交接。处理术后器械及物品。

(二)围术期特殊情况及处理

1.对全髋置换的手术患者进行风险评估

股骨头缺血性坏死的疾病有一个渐进的演变过程,患者大多为高龄老人,又有功能障碍或卧床史,术中可能出现各种并发症,甚至心跳呼吸骤停。所以要对患者进行风险评估,评估重点内容如下:①有无皮肤完整性受损的风险。②有无下肢静脉血栓形成的风险。③有无坠床的风险。④有无假体脱位的风险。

2.防止髋关节手术手术部位错误

髋关节为人体左右侧对称部位,易发生手术部位错误的事故。故在全髋关节置换手术前必须严格实施手术部位确认,具体措施如下。

(1)手术图谱:术前主刀医师根据影像诊断与患者及其家属共同确认手术部位,并在图谱的相应部位做好标识,让患者及家属再次确认后,在图谱的下方签名。

(2)标识部位:术前谈话时,在手术图谱确认后,主刀医师用记号笔在患者对应侧的手术部位画上标识。

(3)术前核对:巡回护士与主刀医师、麻醉师共同将手术图谱与患者肢体上手术部位标记进行核对,同时,让可以配合的手术患者口述手术部位。任何环节核对时如有不符,先暂停手术,必须核对无误后再行手术。

3.对外来器械进行管理

用于髋关节置换的特殊工具和器械由医疗器械生产厂家提供,不归属于医院,属于外来器械。如果对于外来器械疏于管理,必将造成手术患者术后感染等一系列严重的并发症,这对于手术患者和术者都无疑是"一场灾难"。因此,外来器械送入手术室后,必须严格按照外来器械使用流程进行管理,包括外来器械的准入、接受、清洗、包装、灭菌和取回。每一环节都应严格按照相关流程执行。

4.预防髋关节假体脱位

手术团队人员掌握正确的搬运方法是杜绝意外发生的关键。按常规搬运方法搬运全髋关节置换术后的手术患者,会因为搬运不当造成手术患者的假体脱位。

(1)团队分工:麻醉师负责头部,保证气管插管的通畅;手术医师负责下肢;巡回护士负责维持引流管路,防止滑脱;工勤人员负责平移手术患者至推床。

(2)要求:手术患者身体呈水平位移动,双腿分开同肩宽,双脚外展呈"外八字"。避免搬运时手术患者脚尖相对,造成假体脱位。

二、下肢骨折内固定手术的护理配合

骨折的患者往往有外伤史,详细了解患者受伤的时间、地点、受伤的力点、受伤的方式(如高空坠落、机器碾压、车祸撞击、运动损伤、跌倒等)、直接还是间接致伤、闭合性还是开放性伤口及伤口污染程度等可以协助诊断,对采取合适的治疗方法起着决定性作用。患者无论发生在骨、骨骺板或关节等处的骨折,都包含骨皮质、骨小梁的中断,同时伴有不同程度的骨膜、韧带、肌腱、肌肉、血管、神经、关节囊的损伤。骨折的诊断主要依据病史、损伤的临床表现、特有体征、X线片。在诊断骨折的同时要及时发现多发伤、合并伤等,避免漏诊。

(一)主要手术步骤及护理配合

1.手术前准备

(1)体位与铺单:患者采取全身麻醉,仰卧位,消毒范围为伤侧肢体,一般上下各超过一个关节,按下肢常规铺巾后实施手术。

(2)创面冲洗:为防止感染,必须对创面进行重新冲洗,常规采用以下消毒液体:①0.9%生理盐水:20 000~50 000 mL,冲洗的液体量视创面的洁净度而定,不可使用低渗或高渗的液体冲洗,以免引起创面组织细胞的水肿或脱水。②过氧化氢(H_2O_2):软组织、肌肉层用 H_2O_2 冲洗,使 H_2O_2 与肌层及软组织充分接触,以杀灭厌氧菌。③灭菌皂液:去除创面上的油污。

(3)使用电动空气止血仪:正确放置气囊袖带,并操作电动空气止血仪,压迫并暂时性阻断肢体血流,达到最大限度制止创面出血并提供清晰无血流的手术视野,同时防止电动空气止血仪使用不当造成手术患者的损伤。

2.主要手术步骤

(1)暴露胫骨干:传递 22 号大圆刀切开皮肤,电刀切开皮下组织、深筋膜,暴露胫骨干。

(2)骨折端复位:清理骨折端血凝块,暴露外侧骨折端;点式复位钳 2 把提起骨折处两端,对齐进行骨折端复位。

(3)骨折内固定。①选择器械:备齐钢板固定需要的所有特殊器械。②选择钢板:选择合适钢板,折弯成合适的角度。③固定钢板:斜面骨折处上采用拉力螺钉起固定作用,依次采用钻孔、测深、螺丝钉转孔、上螺丝固定几个步骤。④固定钢板:依相同方法上螺钉固定钢板。⑤缝合伤口:冲洗伤口,放置引流,然后对肌肉层、皮下组织、皮肤等进行逐层缝合。

3.术后处置

为手术患者擦净伤口周围血迹并包扎伤口;检查皮肤受压情况,固定引流管,送回病房并进行交接。处理术后器械及物品。

(二)围术期特殊情况及处理

1.用空气止血仪减少伤口出血

空气止血仪具有良好的止血效能,如伤口依旧出血不止,则应按照上述规定,检查仪器的使用方法是否正确、运转是否正常等。

(1)袖带是否漏气:因为一旦漏气,空气止血仪的压力就会下降,止血仪将肢体浅表的静脉,但深层的动脉未被压迫,这样导致患者手术部位的出血要比不上止血带时更多。此时,应该更换空气止血仪的袖带,重新调节压力、计算时间。

(2)开放性创伤时袖带是否正确使用:开放性创伤的肢体在使用空气止血带前一般不用橡胶弹力驱血带,因此手术开始划皮后切口会有少量出血,这是正常的。为了减少出血,可先抬高肢体,使肢体静脉血回流后再使用空气止血带。

2.术中电钻发生故障的原因

电钻发生故障的原因较多,手术室护士可采取以下方法进行排除,必要时更换电池或电钻,以便手术顺利进行。

(1)电池故障:①电池未及时充电或充电不完全。②电池使用期限已到,未及时更换以至于无法再充电。③电池灭菌方法错误造成电池损坏。

(2)电钻故障:①钻头内的血迹未及时清理,灭菌后形成血凝块,增加电钻做功的阻力,降低钻速。②操作不当,误碰到保险锁扣,电钻停止转动。③电钻与电池的接触不好。

3.有效防止螺旋钻头意外折断

手术医师在使用电钻为固定钢板的螺钉钻孔时,可能会出现螺旋钻头断于患者体内的情况,这不仅会损伤手术患者,也浪费手术器材。为防止此类事件,洗手护士应该做到以下几点。

(1)术前完成钻头的检查:①钻头的锋利程度。②钻头本身是否有裂缝或损坏。③钻头是否发生弯曲变形。

(2)使用套筒:使用钻头钻孔时必须带套筒,防止钻头与手术患者的骨皮质成角而发生断裂。

(3)防止电钻摩擦生热:使用电钻钻孔时,洗手护士应及时注水,以降低钻头与骨摩擦产生的热量,这样既可有效防止钻头断裂,又可降低钻孔处骨的热源性损伤。

(雷桂华)

第四节　妇产科手术的护理

妇产科是临床医学四大主要学科之一,主要研究女性生殖器官疾病的病因、病理、诊断及防治,妊娠、分娩的生理和病理变化,妇科手术主要包括治疗女性生殖系统的疾病即为妇科疾病,如外阴疾病、阴道疾病、子宫疾病、输卵管疾病、卵巢疾病等;产科包括高危妊娠及难产的预防和诊治,女性生殖内分泌,计划生育及妇女保健等。下面以几个经典的手术为例,介绍手术的护理配合。

一、剖宫产手术的护理配合

剖宫产是指妊娠 28 周后切开腹壁及子宫,取出胎儿及胎盘的手术。剖宫产术式有子宫下段剖宫产(横切口)、子宫体部剖宫产(纵切口)。由于某种原因,绝对不可能从阴道分娩时,如头盆不称、宫缩乏力、胎位异常、瘢痕子宫、胎儿窘迫等,应及时施行剖宫产手术以挽救母婴生命。如果施行选择性剖宫产,于宫缩尚未开始前就已施行手术,可以免去母亲遭受阵痛之苦。剖宫产是一种手术,有相应的危险性,如出血、膀胱损伤、损伤胎儿、宫腔感染、腹壁切开感染等,故施术前必须慎重考虑。

(一)主要手术步骤及护理配合

1.手术前准备

(1)手术患者接入手术室后,护士应在第一时间给予心理护理支持,缓解其紧张情绪以及可能因宫缩导致的疼痛。

(2)协助手术患者转移至手术床,并固定扎脚带予以解释,防止坠床意外的发生。

(3)核对缩宫素等子宫兴奋类药物以及剖宫产特殊用物,如产包、婴儿吸痰管等是否携带齐全。

(4)手术患者取侧卧位行腰麻即蛛网膜下腔麻醉或持续硬膜外腔阻滞麻醉,手术室护士站于患者身前,防止其坠床的同时,指导其正确放置麻醉体位。麻醉完毕起效后,患者改体位为仰卧位,巡回护士置导尿管并固定。

(5)手术切口周围皮肤消毒范围为:上至剑突、下至大腿上 1/3,两侧至腋中线。按照腹部正中切口手术铺巾法建立无菌区域。

2.主要手术步骤

(1)经下腹横切口开腹:传递 22 号大圆刀切开皮肤及皮下组织,传递中弯血管钳、组织剪剪开筋膜,钝性分离腹直肌,遇有血管应避开或用慕丝线做结扎。

(2)暴露子宫下段:传递解剖剪剪开腹膜,同时传递长平镊,配合剪开一小口,然后术者将左手中指或示指伸入切口,在左手的引导下剪开腹膜至适当长度;传递双头腹腔拉钩牵开,暴露子宫。

(3)切开子宫:传递新的一把 22 号大圆刀,于子宫下段切开一小口,递中弯血管钳刺破胎膜,吸引器吸净羊水,钝性撕开或传递子宫剪剪开切口 10～12 cm。

(4)娩出胎儿:移除切口周围的金属器械及电刀,防止意外损伤娩出的胎儿。手术医师一人手压宫底,一人手伸入宫腔将胎儿娩出。如胎儿过大无法娩出时,传递产钳协助娩出胎儿(图 11-14)。

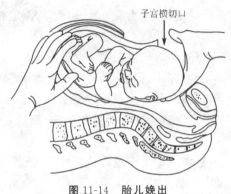

图 11-14 胎儿娩出

(5)胎儿脐带处理:传递中弯血管钳 2 把依次钳夹脐带,传递组织剪剪断,同时传递组织钳夹闭子宫壁静脉窦。

(6)胎盘娩出:传递抽配有 20 U 缩宫素的 10 mL 注射针筒,注射于子宫壁肌层;娩出胎盘,传递弯盘接取;传递纱垫清理宫腔。将置有胎盘的弯盘放于无菌桌,防止污染,以备手术医师检查胎盘的完整性。

(7)缝合子宫:子宫进行两层缝合,传递可吸收缝线,第一次全层连续缝合,第二次缝合浆膜肌层包埋缝合。

(8)缝合切口:首先缝合腹膜,间断缝合筋膜及肌肉,间断缝合皮下组织,最后用皮内缝线缝皮肤,缝皮肤时要将创缘内翻,否则会影响创口愈合,使疗程延长。

3.术后处置

术后注意保护患者的隐私,更换潮湿的床单位,同时做好保暖工作。待手术患者情况稳定后,送入病房,对未使用的子宫兴奋类药物进行交接。

(二)围术期中特殊情况及处理

1.防止子宫切口污染

胎儿如术前发生宫内窘迫,则会由于缺氧引起迷走神经兴奋,肠蠕动亢进,肛门括约肌松弛,导致娩出时会有胎粪排出。因此在切开子宫、吸净羊水、暴露胎儿后,洗手护士应准备一块无菌大布垫给手术医师备用,在胎儿娩出前将布垫覆盖胎儿臀部,防止胎粪排出污染。如术中怀疑有手术器械、纱布或无菌巾沾染到胎粪应立即更换,并更换手套,防止发生切口污染。

2.手术区域无菌和干燥的保持方法

巡回护士在术前物品准备时要检查负压吸引器的负压状况,保证吸引器正常工作。手术医师准备切开子宫时,巡回护士再次查看吸引器的连接是否良好,洗手护士查看负压吸引是否正常,如吸引器出现故障,应立即告知医师,暂缓切开子宫,并马上处理故障。切开子宫后,应尽量先将羊水吸净后再娩出胎儿,胎儿娩出时,洗手护士配合将残留的羊水吸净,如手术区域上无菌巾潮湿应加铺无菌巾,保证手术区域无菌和干燥。

3.剖宫产术中大出血

在剖宫产术中,产妇出现头晕,乏力,畏寒等症状时,极有可能是因为术中子宫大量出血所致。巡回护士应及时发现产妇体征,准确配合手术医师处理出血症状,具体步骤如下。

(1)观察手术患者情况:做好心理护理,注意保暖,室温应保持在 26～28 ℃,巡回护士做好各类手术用物如药品、器械、血制品的协调与供给。

(2)按摩子宫、进行热敷:备热盐水纱布(水温 60～70 ℃),覆盖在宫体上,手术医师均匀、有节律地按摩子宫,随时更换热盐水纱布,保持有效热敷。

(3)保持胎盘无菌:洗手护士将胎盘放于无菌手术台的弯盘内,以备医师检查胎盘的完整性。

(4)遵医嘱正确用药:巡回护士备好子宫兴奋药物如缩宫素、卡孕栓等,缩宫素为子宫壁肌层注射或静脉点滴,卡孕栓为舌下含服,巡回护士应指导手术患者正确服用卡孕栓。术中执行口头医嘱时,巡回护士应复述一遍,包括药名、浓度、剂量和用法,确认后执行,执行完后应告手术医师,以便查看疗效。

(5)及时提供所需手术物品:手术医师迅速缝合子宫切口,恢复子宫的完整性,有利于子宫收缩止血,护士必须积极主动地提供所需物品,保证吸引器的正常使用,吸引瓶满及时更换。

(6)积极配合抢救:对于难以控制并危及产妇生命的术中大出血,在积极输血、补充血容量同时施行子宫切除术或子宫次全切除术,巡回护士需及时准备各类抢救器械及物品。

(7)评估出血量:巡回护士必须准确评估出血量,及时告知医师。

(8)做好护理记录:认真清点物品,术中添加纱布、器械等须及时清点记录;术中输血应按流程核对并签名,同时记录在手术护理记录单上;术中遇口头医嘱,巡回护士应于术后第一时间要求手术医师补全医嘱。

4.评估手术患者出血量

通常,手术过程中出血量包括负压吸引瓶内的血量及纱布所含血量,吸引瓶内的血量＝吸引瓶内总量－冲洗液量－其他液体量。剖宫产胎儿娩出时,大量的羊水被吸引器吸至吸引瓶内,而术中子宫出血多在胎儿娩出后,因此巡回护士应在胎儿娩出后开始计算负压吸引瓶内液体量。术中计算出血量时,应尽量使用干纱布,纱布所含血量＝使用后纱布的重量－干纱布的重量,重量单位为 g,1 mL 血液约以 1 g 计算。

二、全子宫切除术的护理配合

子宫是女性生殖器中的一个重要器官,其产生月经和孕育胎儿。子宫位于骨盆腔中央,在膀胱与直肠之间,宫腔呈倒置三角形,深约 6 cm,上方两角为"子宫角",通向输卵管和卵巢。全子宫切除术多用于子宫肌瘤、子宫恶性肿瘤及某些子宫出血和附件病变等。

(一)主要手术步骤及护理配合

1.手术前准备

患者行全身麻醉,取膀胱截石位。切口周围皮肤消毒范围为:上至剑突、下至大腿上 1/3,两侧至腋中线。手术铺巾,建立无菌区。

2.主要手术步骤

(1)切口:传递 22 号大圆刀,取下腹正中切口,从脐下至耻骨联合上缘。

(2)暴露子宫:传递两把中弯血管钳夹持宫角,上提子宫。

(3)切断子宫韧带及子宫动静脉:传递中弯血管钳 2 把钳夹,组织剪剪断,常规传递 7 号慕丝线缝扎或结扎子宫阔韧带及圆韧带。

(4)游离子宫体:传递解剖剪,剪开子宫膀胱腹膜反折,传递中弯血管钳 2 把钳夹,主韧带组织剪剪断,7 号慕丝线缝扎。

（5）环切阴道，移除子宫：传递条形纱布围绕子宫颈切口下方，传递22号大圆刀片切开阴道前壁，传递组织剪将阴道穹隆剪开，切除子宫。

（6）消毒阴道残端并缝合：递碘伏棉球消毒阴道残端，传递组织钳钳夹阴道边缘，传递可吸收缝线连续缝合阴道残端。

（7）关腹：递生理盐水冲洗盆腔，止血，关腹。

3.术后处置

手术结束巡回护士检查手术患者皮肤，待患者情况稳定后，送入病房，进行交接；处理术后器械及物品。

（二）围术期特殊情况及处理

1.放置截石位

护士在术前协助医师，麻醉师摆放患者体位时，不仅需注意摆放的体位要利于手术区域的充分暴露，同时，也应注意保护患者的隐私及舒适度。具体操作步骤如下。

（1）术前手术患者准备：手术患者平卧于手术床，巡回护士协助脱去长裤，穿上腿套。向手术患者说明由于手术需要需放置截石位，为了保护皮肤及神经、关节，要脱去长裤，穿上腿套。同时护士应注意保护患者的隐私，及时为其盖好被子。

（2）放置搁脚架：在近髋关节平面放置搁脚架，支架高低角度调节关节和腿托倾斜角度调节关节要确保固定。

（3）放置体位：待手术患者麻醉后将其双手交叉放于胸前，注意不要压迫或牵拉输液皮条，麻醉医师保护好患者的头、颈部，固定好气管导管，防止移动时气管插管与氧气管脱离，手术医师站手术患者臀部位置，护士站床尾，一起将手术患者抬起并下移，使骶尾部平于背板下缘；将患者两腿曲髋、膝放在搁脚架上；要求腿托应托在小腿处，大腿与小腿纵轴应成 $90°\sim100°$，两腿外展，放置成 $60°\sim90°$。

（4）固定：约束带固定两侧膝关节，保持约束带平整，松紧适宜。

（5）铺巾：手术切口在腹部，切口铺巾的方法同腹部手术铺巾，洗手护士依次递3块无菌巾，折边朝向手术医师，分别铺盖切口的下方、对方、上方；第四块无菌巾折边朝向自己，铺盖切口同侧，4把巾钳固定；患者会阴部不进行手术，铺巾时遮盖会阴；然后递中单垫臀下，双脚套无菌脚套，从脚遮盖到腹股沟；再铺整块大孔巾遮盖全身；巡回护士协助套托盘套，将托盘置于患者右膝上方。

2.防止术中感染

子宫残端与外界相通，视为污染区域。因此，洗手护士应配合手术医师做好管理工作，防止污染播散：①在切开阴道前壁前，先递条形纱布给手术医师，将其围绕子宫颈切口下方，以防止阴道分泌物污染创面。②备碘伏（含 $0.02\%\sim0.05\%$ 聚维酮碘）棉球，待子宫移除后，递给医师消毒宫颈残端。③接触宫颈残端的器械均视为污染器械，包括切开阴道前壁的22号大圆刀、剪开阴道穹隆组织剪、钳夹阴道边缘的组织钳及缝合残端的持针器，都必须与无菌器械分开放置、不再使用，但必须妥善放置以备清点。④宫颈残端缝合后，温生理盐水冲洗盆腔，手术医师、洗手护士更换手套，再行关腹。

（雷桂华）

参考文献

[1] 张晓霞,于丽丽.外科护理[M].济南:山东人民出版社,2021.

[2] 王玉春,王焕云,吴江,等.临床专科护理与护理管理[M].哈尔滨:黑龙江科学技术出版社,2022.

[3] 刘楠楠.内科护理[M].北京:人民卫生出版社,2021.

[4] 杨青,王国蓉.护理临床推理与决策[M].成都:电子科学技术大学出版社,2022.

[5] 张晓艳.临床护理技术与实践[M].成都:四川科学技术出版社,2022.

[6] 程宁宁.临床专科护理实践[M].沈阳:沈阳出版社,2020.

[7] 任丽,孙守艳,薛丽.常见疾病护理技术与实践研究[M].陕西:陕西科学技术出版社,2022.

[8] 丁明星,彭兰,姚水洪.基础医学与护理[M].北京:高等教育出版社,2021.

[9] 肖娟.实用护理技术与专科护理规范[M].长春:吉林科学技术出版社,2020.

[10] 李艳.临床常见病护理精要[M].西安:陕西科学技术出版社,2022.

[11] 李庆印,张辰.心血管病护理手册[M].北京:人民卫生出版社,2022.

[12] 万霞.现代专科护理及护理实践[M].开封:河南大学出版社,2020.

[13] 刘巍,王爱芬,吕海霞.临床妇产疾病诊治与护理[M].汕头:汕头大学出版社,2021.

[14] 潘红丽,胡培磊,巩选芹,等.临床常见病护理评估与实践[M].哈尔滨:黑龙江科学技术出版社,2022.

[15] 张秀萍.外科疾病临床护理[M].天津:天津科学技术出版社,2020.

[16] 张翠华,张婷,王静,等.现代常见疾病护理精要[M].青岛:中国海洋大学出版社,2021.

[17] 华苓.产前产后护理百科[M].成都:四川科学技术出版社,2022.

[18] 张薇薇.基础护理技术与各科护理实践[M].开封:河南大学出版社,2021.

[19] 邢爱红,王君华.基础护理技术[M].北京:科学出版社,2020.

[20] 马普红,王艳娟.护理临床与实践[M].长春:吉林科学技术出版社,2020.

[21] 刘端海,洪珍兰.护理心理学[M].武汉:华中科技大学出版社,2020.

[22] 刘峥.临床专科疾病护理要点[M].开封:河南大学出版社,2021.

[23] 赵衍玲,梁敏,刘艳娜,等.临床护理常规与护理管理[M].哈尔滨:黑龙江科学技术出版社,2022.

[24] 崔杰.现代常见病护理必读[M].哈尔滨:黑龙江科学技术出版社,2021.

[25] 王丽.常见护理疾病诊疗学[M].昆明:云南科技出版社,2020.

[26] 刘爱杰,张芙蓉,景莉,等.实用常见疾病护理[M].青岛:中国海洋大学出版社,2021.

[27] 陈晓.临床实用护理操作[M].北京:科学技术文献出版社,2020.

[28] 吴宣,朱力,李尊柱.临床用药护理指南[M].北京:中国协和医科大学出版社,2022.

[29] 刘敏,刘树淼.外科护理技术[M].上海:上海科学技术出版社,2020.

[30] 吴雯婷.实用临床护理技术与护理管理[M].北京:中国纺织出版社,2021.

[31] 邓雄伟,程明,曹富江,等.骨科疾病诊疗与护理[M].北京:华龄出版社,2022.

[32] 吴欣娟.临床护理常规[M].北京:中国医药科技出版社,2020.

[33] 郝翠平.临床疾病基础护理[M].北京:科学技术文献出版社,2020.

[34] 肖芳,程汝梅,黄海霞,等.护理学理论与护理技能[M].哈尔滨:黑龙江科学技术出版社,2022.

[35] 潘洪燕,龚姝,刘清林,等.实用专科护理技能与应用[M].北京:科学技术文献出版社,2020.

[36] 王朝阳,于静,舒玲,等.手术室专科护理质量指标体系的构建及应用[J].齐鲁护理杂志,2020,26(10):131-133.

[37] 冯笑.内科护理沟通中存在的问题及解决措施[J].世界最新医学信息文摘,2021,21(30):164-165.

[38] 林红.舒适护理在阑尾炎手术护理中的应用[J].中国医药指南,2020,18(3):337-338.

[39] 韦丽艳,罗婷.甲状腺功能5项在甲状腺疾病鉴别诊断中的应用价值[J].现代医学与健康研究电子杂志,2020,4(1):150-151.

[40] 邹丹.妇产科护理的主要感染问题及应对措施[J].基层医学论坛,2021,25(2):281-283.